临床医学专业"十三五"规划教材/多媒体融合创新教材

供临床医学类、护理学类、药学类、相关医学技术类等专业使用

医学化学

YIXUE HUAXUE

主编⊙李　省　张付利

郑州大学出版社

郑　州

图书在版编目(CIP)数据

医学化学/李省,张付利主编. —郑州:郑州大学出版社,2018.8(2020.11 重印)
ISBN 978-7-5645-5422-4

Ⅰ.①医…　Ⅱ.①李…②张…　Ⅲ.①医学化学-教材
Ⅳ.①R313

中国版本图书馆 CIP 数据核字（2018）第 076923 号

郑州大学出版社出版发行

郑州市大学路 40 号　　　　　　　　　邮政编码:450052
出版人:孙保营　　　　　　　　　　　　发行电话:0371-66966070
全国新华书店经销
郑州龙洋印务有限公司印制
开本:850 mm×1 168 mm　1/16
印张:20
字数:486 千字
版次:2018 年 8 月第 1 版　　　　　　　印次:2020 年 11 月第 2 次印刷

书号:ISBN 978-7-5645-5422-4　　　　定价:43.00 元
本书如有印装质量问题,由本社负责调换

作者名单

主　编　李　省　张付利

副主编　时惠敏　王守斌　李　姗
　　　　贺东霞

编　委　（按姓氏笔画排序）
　　　　王守斌　李　姗　李　省
　　　　李　锦　时惠敏　张付利
　　　　张晓千　贺东霞

临床医学专业"十三五"规划教材／多媒体融合创新教材
建设单位

（以单位名称首字拼音排序）

安徽医学高等专科学校	漯河医学高等专科学校
安徽中医药高等专科学校	南阳医学高等专科学校
安阳职业技术学院	平顶山学院
达州职业技术学院	濮阳医学高等专科学校
汉中职业技术学院	商丘医学高等专科学校
河南大学	三门峡职业技术学院
河南护理职业学院	山东医学高等专科学校
河南医学高等专科学校	邵阳学院
河南科技大学	襄阳职业技术学院
湖南医药学院	新乡医学院
黄河科技学院	新乡医学院三全学院
嘉应学院	信阳职业技术学院
金华职业技术学院	邢台医学高等专科学校
开封大学	永州职业技术学院
临汾职业技术学院	郑州澍青医学高等专科学校
洛阳职业技术学院	郑州大学

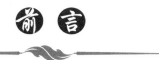

前　言

医学化学课程是根据高等专科学校培养应用型人才的总体目标和课程设置的规定,为医学各专业高职高专层次开设的一门基础课。通过本课程的学习,使学生打下比较广泛和必备的化学理论知识基础,以利于后续课程的学习。本教材本着培养科学素养、创新精神、职业道德等教书育人的理念,为培养高素质应用型医学专业人才服务。在教材的知识结构体系中,按照"必备、够用"的原则,内容上突出专业的实用性,适当兼顾学科的完整性和系统性。本教材在结构方面设置了学习目标、小结、拓展阅读、同步练习、笔记栏等栏目,力求形式多样、结构活跃,充分调动学生的学习积极性和主动性。

本书共十八章,内容包括基础化学和与医学密切相关的有机化学两大部分。前者主要介绍化学的基本原理和基本理论,后者主要介绍与医学密切相关的碳氢化合物及其衍生物。其主要内容是溶液,化学反应速率和化学平衡,电解质溶液,胶体,配位化合物,氧化还原与电极电势,有机化合物概述,链烃,环烃,醇、酚、醚,醛和酮,羧酸和取代羧酸,对映异构,含氮有机化合物,脂类,糖类,氨基酸和蛋白质。理论课教学参考学时数为 60 学时,选学内容和医学化学实验部分,各专业可根据具体需要选用。

本书主要供高职高专层次临床医学类、护理类、医学技术类等专业作为医学化学教材使用,亦可作为成人教育相关专业的教学用书和自学用书。

本书由李省和张付利担任主编,各位编者的具体编写内容如下:王守斌(郑州澍青医学高等专科学校)编写第一、七章,时惠敏(郑州澍青医学高等专科学校)编写第二、四、五章,李姗(河南中医药大学)编写第三、十一、十二、十三章,贺东霞(南阳医学高等专科学校)编写第六、十、十四、十五章及无机化学实验部分,李省(郑州澍青医学高等专科学校)编写第八章,张付利(河南大学基础医学院)编写第九章,张晓千(郑州澍青医学高等专科学校)编写第十六、十七、十八章,李锦(河南应用技术职业学院)编写有机化学实验部分。由于编者水平有限,教材中不当或错误之处,请广大读者批评指正。

编者

2018 年 3 月

目 录

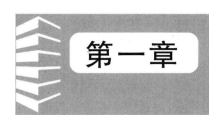

第一章

绪　论

一、化学及其研究的对象

自然界是由物质组成的，物质是人类生存和生活的基础。物质包括实物和场两种基本形态。通常所说的物质是指具有静止质量的实物，如分子、原子和电子等。自然科学就是研究物质及其运动之间的相互关系的科学。化学是在原子和分子水平上研究物质的组成、结构、性质、变化规律及其应用的一门自然科学。

人类在长期的生产、生活实践中，逐步认识了化学现象，阐明了化学变化的本质和规律。化学作为一门历史悠久而又充满活力的学科，目前还在不断地发展之中。从17世纪后半叶到19世纪末，科学元素论和经典原子分子论相继提出，门捷列夫发现了化学元素周期律，古尔德贝格和瓦格提出了化学反应的质量作用定律，化学实现了从经验到理论的重大飞跃。20世纪化学也取得了三大理论成就：化学热力学，可以判断化学反应的方向，提出化学平衡和相平衡理论；量子化学和化学键理论，以及结构和性能关系的初步规律；化学动力学和分子反应动态学的研究及合成化学的建立。进入21世纪，科学家又提出了化学面临的四大课题：化学反应理论（建立精确有效而又普遍适用的化学反应的量子理论和统计理论）、结构和性能的定量关系、生命现象的化学机制、纳米尺度问题。这些问题的解决，将给我们的生活带来更加美好的前景。

根据研究的对象、目的、任务和手段的不同，化学学科相继建立了研究所有元素单质和化合物的组成、结构、性质及应用的无机化学；研究碳氢化合物及其衍生物的有机化学；研究物质的化学组成、含量及结构确定的分析化学；运用物理学原理和实验方法研究物质化学变化基本规律的物理化学。随着科学技术的迅猛发展，化学又衍生出许多新的分支，如高分子化学、结构化学、量子化学、核化学、放射化学和生物化学等。化学在其发展的过程中,直接或间接地促进了相关学科的发展,并几乎与所有学科相互渗透,形成越来越多的交叉学科、边缘学科,如医学化学、农业化学、环境化学、地球化学、海洋化学、计算机化学等。因此,20世纪末,国际纯粹与应用化学联合会提出:"化学是21世纪的中心学科"。化学与其他所有学科分担着生命、材料、能源和环境科学等一系列高技术的任务。

二、化学与医学的关系

化学不仅与社会发展各个方面的需求都有密切的关系,而且与自然科学的各个门类也都有密切的关系。化学是医学的基础,它们之间的关系密不可分。医学的主要任务是通过研究人体中生理、心理和病理现象的规律,寻求预防和治疗疾病的有效途径,从而保障人类健康,而认识这些生理、病理现象及疾病的预防和治疗都离不开化学。药物是人类战胜疾病的重要武器,利用药物治疗疾病是化学对医学和人类文明的重大贡献之一。现代化学的发展,为药物的发展开辟了一个崭新的天地,依靠化学,可以研究药物的组成、结构,从本质上认识药物,进而在工厂里大规模地合成药物。当今,合成药物已达几千种,95%来自化学合成。可以毫不夸张地说,没有化学就没有现代药物,就不会有现代医学。

1800年,英国化学家戴维发现了氧化亚氮的麻醉作用,药物化学家后来又发现了更多、更有效的麻醉药物,如乙醚、盐酸利多卡因等,使无痛外科手术成为可能。

20世纪人类的平均寿命从40岁提高到70多岁,主要的功臣被认为是药物化学家,最重要的药物就是抗生素。1932年,德国科学家多马克发现了一种能有效治愈细菌性致命感染的偶氮磺胺药物,使一位患细菌性败血症的孩子得以康复,他因此获得诺贝尔生理学或医学奖。此后,化学家先后研究出许多新型的磺胺类药物,作为抗生素、抗病毒药物及抗肿瘤药物,使许多长期危害人类健康和生命的疾病得到控制。

20世纪初,化学家开始研究糖、血红素、维生素等生物小分子,20世纪50年代又对核酸、蛋白质等生物大分子的研究取得了重大突破。化学家对基因的研究为人类根治疾病、延长寿命展现了光明的前景。1956年美国生物化学家科恩伯格发现了DNA多聚酶,为研究DNA的离体合成提供了重要条件。1959年他因此获得诺贝尔生理学或医学奖。在21世纪,一些遗传疾病、癌症、艾滋病等,或许将不再是不治之症。

化学与医学的关系主要表现在以下几个方面。

1. 化学是研究人体内一切生理现象和病理现象的重要基础　从化学角度上讲,人体是一个复杂的化学系统,时刻都在发生着各种各样的化学反应。人体的各种组织是由蛋白质、脂肪、糖类、维生素、无机盐和水等上万种物质组成的,这些物质由60多种化学元素构成。整个生命活动过程包含着极其复杂的化学变化,从出生、成长到衰老,包括疾病和死亡等所有生命过程,都是化学变化的表现。人体的生命活动如呼吸、消化、循环、排泄及各种器官的生理活动,都是以体内的化学反应为基础的。人体的基本营养物质包括糖类、蛋白质、脂肪、维生素、无机盐等,在体内的代谢也同样遵循着化学基本原理和规律。生物化学就是在化学和生理学的基础上发展起来的,它运用化学的原理和方法,研究人体的物质组成、物质结构与功能、物质代谢与能量变化等生命活动。

最新发展起来的化学生物学是由化学与生物学、医学相互交叉和相互融合而成的新兴前沿学科,它的研究范畴可以分为两个方面:一是通过对生物机制,特别是对人类疾病发病机制的理解和操控,为医学研究提供严格的证据并使之发展成为有前景的诊断和治疗方法;二是通过分离和微型化的模拟手段,理解和探索生物医学科学中的一些特殊现象。该学科的深入研究具有深远的科学意义和广阔的应用前景。

2.物质的化学结构及性质决定药物的作用和疗效　疾病的预防和治疗需要广泛地使用药物。药物的主要作用是调整因疾病而引起的机体的种种异常变化,抑制或杀死病原微生物,帮助机体战胜感染。药物的药理作用和疗效与其化学结构及性质密切相关。例如,氯化钾可用于治疗低钾血症;老年人与儿童常需要服用葡萄糖酸钙、乳酸钙等药物以防止钙的缺乏;碳酸氢钠、乳酸钠在水溶液中水解呈碱性,所以是临床上常用的抗酸药,用于治疗糖尿病及肾炎等引起的代谢性酸中毒;药物多巴分子存在一对对映异构体——右旋多巴和左旋多巴,右旋多巴对人无生理效应,而左旋多巴却被广泛用于治疗帕金森病;枸橼酸钠能通过将体内的铅转变为稳定的无毒的 $[Pb(C_6H_5O_7)]^-$ 配位离子,使之经肾排出体外,以治疗铅中毒;顺式二氯二氨合铂(Ⅳ)是第一代抗癌药物,能破坏癌细胞 DNA 的复制能力,抑制癌细胞的生长。此外,药物的研制、生产、鉴定、保存及新药的合成等,都有赖于丰富的化学知识。

3.化学原理和方法是诊断疾病的主要手段　化学在诊断疾病方面起着核心的作用。在临床上,经常运用化学原理和方法对各种人体组织和体液进行分析检验,为诊断疾病提供科学的依据。血液和尿液的检查是体检中不可缺少的常规项目,它就是药物化学家发明的。要确诊糖尿病,需要用化学方法测定尿液中葡萄糖、丙酮等的含量;测定血液中转氨酶活性的变化,就能判断肝和心肌的功能。核磁共振成像技术的发明是核磁共振光谱应用于化学研究的结果,利用该方法可得到人脑断层成像,它可以帮助医生找到病变部位,指导医生的手术工作。

近年来开发的光纤化学传感器体积小,生物兼容性好,化学和热稳定性好,无毒,绝缘及低光功率,加之良好的柔韧性和不带电的安全性,使之尤其适合于临床医学上的实时、在体检测。光纤化学传感器常用来测量人体和生物体内部有关医疗诊断等医学参量,在医学领域中将取代许多传统的检测方法,为医疗诊断技术提供一个全新的角度。

随着医学科学的飞速发展,人造器官、血管、皮肤和代血浆等在临床上的使用,以及放射性核素疗法和放射性同位素疗法在临床上的广泛应用,分子生物学、分子生理学、分子遗传学不断取得的新进展,更加充分地证明了化学对于医学研究和发展的重要性。

三、医学化学的内容及其特点

医学化学是高等医学院校学生的一门重要基础课,它的内容是根据医学专业的特点及需要选定的,主要包括医学院校学生必须掌握的基础化学、有机化学两部分内容。基础化学部分主要介绍化学的基本概念、基本理论和基本原理,元素及其化合物的性质和应用,有关化学的基本计算等。有机化学部分主要讨论与医学密切相关的碳氢化合物及其衍生物的有关知识及应用,包括有机化合物的基本概念、结构、官能团、分类、命名、同分异构现象、合成、性质、反应、鉴别、应用等。对高等医学院校的学生来说,学好医学化学这门课程十分重要,它可以为学习后续课程及从事医学研究打下必备的基础。

笔记栏

医学化学具有以下几方面的特点:在内容的选择上,体现在为相关医学专业服务,与医学人才培养目标相匹配,做到理论知识以"必备、够用"为度;医学化学知识与医学联系密切,例如,溶液的渗透压、电解质溶液、有机酸、糖类、蛋白质和氨基酸等化合物知识,它们是后续的生物化学、生理学及临床课程的基础,是必须掌握的理论知识;医学化学涉及面广、理论性强,学习起来有一定的难度,必须下功夫才能全面、扎实地掌握。

四、学习医学化学的方法及要求

本书基础化学部分重点是基本概念、基本理论和基本原理,以及有关化学的基本计算等,这是化学学科的基本内容。学习基础化学之后,应具备运用化学语言表述有关化学问题的能力。有机化学包括概念、结构、官能团、分类、命名、同分异构体、性质、鉴别、应用等,知识点比较多,必须掌握一定的学习规律,才能学好它。要学好有机化学,最根本的方法就是理解概念、学会命名,抓住有机化合物结构特点这个关键知识点,去归纳总结。只要掌握了物质结构、理化性质、化学反应之间的相互联系,就会达到事半功倍的效果。

大学学习与高中学习有很大的差别,主要是内容多、课堂授课容量大,要求学生有较强的接受能力和独立思考能力,学生需要尽快适应新的要求,调整学习方法。首先,上课专心听讲,积极思考;课后认真阅读教材,加深理解,对大量的新知识及时消化吸收。其次,注意归纳对比,学会总结,切忌死记硬背。再次,注意养成良好的自学习惯,为终身学习奠定扎实的基础。

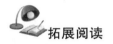
拓展阅读

纳米化学与健康

神奇的纳米世界已展现在人们面前。当物质的尺度小到纳米级时,会表现出许多奇妙的性质:一根直径为几个纳米的碳纳米管,强度是钢的100倍,而密度仅是钢的1/6;由纳米超细颗粒压制成的陶瓷材料具有良好的韧性,变成摔不碎的纳米陶瓷;金属是电的良导体,但金属纳米颗粒在低温时会变成绝缘体⋯⋯

纳米化学不仅与人们的生活密切相关,而且在医学领域的应用也相当广泛,其中一个代表性的研究方向就是"功能化纳米颗粒"的设计。这种功能化的纳米颗粒可以用于疾病的早期检测、药物的定向输送及药物的缓释等。利用纳米化学合成手段,能够制备出尺寸非常小的纳米颗粒,并且可以对纳米颗粒实施各种各样的分子设计,使其具有特定功能,这是物理方法无法比拟的。这些功能化纳米颗粒由于尺寸上的优势,可以在体内畅通无阻。其功能性可以使其具有识别能力和定向能力,因此为疾病的治疗提供了广阔的前景。例如,有人研究用四氧化三铁磁性纳米颗粒进行药物的定向输送。这种磁性纳米颗粒表面涂覆一层高分子,并携带蛋白质、抗体和药物,通过外加磁场的磁性导航,到达病变部位,从而实现定向治疗的目的。从原理上讲,还可以对纳米颗粒进行精密的分子水平的表面设计,使其识别癌细胞与正常细胞表面糖链的细微差异,专门进攻癌细胞。显然,纳米化学方法在了解这些细微差异、筛选适当的识别基团方面具有无与伦比的优势。此外,从20世纪80年代开始,人们还尝试利用纳米颗粒进行细胞的分离,将血样中极少量的目标

笔记栏

细胞分离出来,以实现进一步的诊断目的。例如,二氧化硅纳米颗粒已被用于此用途,其尺寸一般控制在 15~20 nm,表面包覆有单分子层。包覆层的选择至关重要,根据分离的细胞种类而定,要求目标分子有很好的亲合力。将这种功能化的纳米颗粒加入含有特定分离细胞的母液中,利用离心技术,即可将目标细胞分离出来。

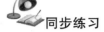

同步练习

1. 化学研究的对象是什么?
2. 简述化学与医学的关系。

第二章

溶　液

溶液是由溶质和溶剂两部分组成的分散体系。溶液不仅在工农业生产、日常生活和医疗卫生事业中应用广泛,而且与生命过程密切相关。人体的组织液、血液、淋巴液及各种腺体的分泌液等都是溶液,体内的许多反应都是在溶液中进行的。人体的体液不仅有一定的组成,而且有一定的分布和含量,这对于维持人体正常的生理功能是十分重要的。本章主要介绍溶液的浓度和溶液的渗透压。

第一节　溶液的浓度

一、溶液浓度的表示方法

溶液的浓度是指一定量的溶剂或溶液中所含溶质的量。表示溶液浓度的方法有多种,医学上常用的有以下几种。

(一)物质的量浓度

1.物质的量　物质的量是国际单位制(SI)规定的 7 个基本物理量之一,是表示物质所含微粒数目多少的物理量。物质的量的符号是 n,单位是摩尔,单位符号为 mol。1 摩尔任何物质所含的基本单元数与 0.012 kg ^{12}C 的原子数相等。在使用物质的量时,应指明基本单元,它可以是原子、分子、离子、电子或其他粒子,或是这些粒子的特定组合。如水的物质的量为 1 mol,可记为 $n_{H_2O} = 1$ mol 或 $n(H_2O) = 1$ mol。

2. 物质的量浓度 物质 B 的物质的量浓度的定义:B 的物质的量 n_B 除以混合物的体积 V,用符号 c_B 或 $c(B)$ 表示。

$$c_B = n_B/V \quad 或 \quad c_B = n(B)/V \qquad (2-1)$$

公式(2-1)中:n_B 是溶质 B 的物质的量,其单位是摩尔(mol);V 是溶液的体积。物质的量浓度的基本单位是摩尔每立方米,符号为 mol/m^3。由于立方米(m^3)单位太大,医学上常用的物质的量浓度的单位是摩尔每立方分米(mol/dm^3)、摩尔每升(mol/L)、毫摩尔每升($mmol/L$)和微摩尔每升($\mu mol/L$)等。在使用物质的量浓度时,必须指明物质的基本单元。例如,$0.10\ mol/L\ H_2SO_4$ 溶液中,H_2SO_4、H^+、SO_4^{2-} 的物质的量浓度分别为 $c(H_2SO_4) = 0.10\ mol/L$、$c(H^+) = 0.20\ mol/L$、$c(SO_4^{2-}) = 0.10\ mol/L$。又例如,$c(KMnO_4) = 0.10\ mol/L$ 与 $c(1/5\ KMnO_4) = 0.10\ mol/L$ 的两种溶液,它们浓度数值虽然相同,但是,它们所表示 1 L 溶液中所含 $KMnO_4$ 的物质的量是不同的,分别为 0.10 mol 与 0.02 mol。

溶质 B 的物质的量 n_B、质量 m_B 和摩尔质量 M_B 之间的关系如下。

$$n_B = m_B/M_B \qquad (2-2)$$

例 2-1 正常人每 100 mL 血浆中含 K^+ 19.5 mg、Ca^{2+} 10.0 mg,这些离子的物质的量浓度(mmol/L)分别为多少?

解:已知 K^+ 的摩尔质量为 39 g/mol(39 mg/mmol),则:

$$n(K^+) = 19.5/39 = 0.50(mmol)$$

故 K^+ 的物质的量浓度:

$$c(K^+) = n(K^+)/V = (0.50/100) \times 10^3 = 5(mmol/L)$$

类似地,可得:

$$n(Ca^{2+}) = 10.0/40 = 0.25(mmol)$$

$$c(Ca^{2+}) = (0.25/100) \times 10^3 = 2.5(mmol/L)$$

(二)质量浓度

物质 B 的质量浓度的定义:B 的质量 m_B 除以溶液的体积 V,用符号 ρ_B 或 $\rho(B)$ 表示。如氯化钠溶液的质量浓度,记为 ρ_{NaCl} 或 $\rho(NaCl)$,其定义式如下。

$$\rho_B = m_B/V \qquad (2-3)$$

公式(2-3)中:质量浓度的基本单位是 kg/m^3,在医学中质量浓度的单位多用 g/L、mg/L 或 $\mu g/L$ 等表示。

例 2-2 按照我国药典规定,注射用生理盐水的规格是 0.5 L,生理盐水中含 NaCl 4.5 g,求生理盐水的质量浓度。

解:已知 $m(NaCl) = 4.5\ g$,$V = 0.5\ L$,故:

$$\rho(NaCl) = m(NaCl)/V = 4.5/0.5 = 9(g/L)$$

即生理盐水的质量浓度是 9 g/L。

(三)质量分数和体积分数

1. 质量分数 物质 B 的质量分数用符号 ω_B 表示,它的定义是 B 的质量 m_B 与混合物的质量 m 之比。

$$\omega_B = m_B/m \qquad (2-4)$$

公式(2-4)中:m_B 为 B 的质量;m 为混合物的质量。质量分数单位为 1,可以用小数或百分数表示。

例2-3 5.0 g 阿司匹林(乙酰水杨酸)试样中含 4.5 g 阿司匹林($C_9H_8O_4$),计算此试样中阿司匹林的质量分数。

解:试样中阿司匹林的质量分数如下。

$$\omega(C_9H_8O_4) = \frac{m(C_9H_8O_4)}{m} = 4.5/5.0 = 0.9$$

2.体积分数 物质 B 的体积分数用符号 φ_B 表示,它的定义为在相同温度和压力时,混合前 B 的体积 V_B 与混合前所有组分的体积总和 V 之比。

$$\varphi_B = V_B/V \tag{2-5}$$

公式(2-5)中:V_B 为混合前 B 的体积;V 为混合前所有组分的体积总和。体积分数的单位为1,可以用小数或百分数表示。

例2-4 20 ℃时,将 70.0 mL 乙醇(酒精)与 30.0 mL 水混合,计算所得乙醇溶液中乙醇的体积分数。

解:乙醇溶液中乙醇的体积分数如下。

$$\varphi(C_2H_5OH) = \frac{V(C_2H_5OH)}{V(C_2H_5OH) + V(H_2O)} = \frac{70.0}{70.0 + 30.0} = 0.7$$

二、溶液浓度的换算

溶液浓度的换算,实际上是不同的浓度表示方法之间的单位变换。

(一)物质的量浓度 c_B 与质量浓度 ρ_B 的换算

例2-5 生理盐水的物质的量浓度为 0.154 mol/L,密度为 1.0 kg/L,试计算生理盐水的质量浓度。

解:根据题意,生理盐水的物质的量浓度 $c(NaCl) = 0.154$ mol/L,

所以 1 L 生理盐水中所含 NaCl 的物质的量为:

$$n_B = c_B \cdot V = 0.154 \times 1 = 0.154 \text{(mol)}$$

代入公式(2-2)得:

$$m_B = n_B \cdot M_B = c_B \cdot V \cdot M_B = 0.154 \times 1 \times 58.5 = 9.0 \text{(g)}$$

根据公式(2-3)得:

$$\rho_B = m_B/V = c_B \cdot V \cdot M_B/V = c_B \cdot M_B = 9.0/1 = 9.0 \text{(g/L)}$$

从此题可归纳得出物质的量浓度(c_B)与质量浓度(ρ_B)换算的近似关系式:

$$\rho_B = c_B M_B \tag{2-6}$$

(二)质量分数 ω_B 与物质的量浓度 c_B 的换算

例2-6 市售浓盐酸的质量分数 $\omega(HCl) = 0.36$,密度 $\rho = 1.180$ kg/L,求 HCl 的物质的量浓度。

解:由题意可知,1 L 浓盐酸的质量 $m = \rho \cdot V = 1.180 \times 1 = 1.180 \text{(kg)}$

则 1 L 盐酸所含溶质 HCl 的质量为:

$$m(HCl) = m \cdot \omega(HCl) = 1.180 \times 0.36 = 0.424\ 8 \text{(kg)} = 424.8 \text{(g)}$$

因为 $M(HCl) = 36.5 \text{(g/mol)}$,

故 1 L 盐酸中含溶质 HCl 的物质的量为:

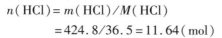

$$n(HCl) = m(HCl)/M(HCl)$$
$$= 424.8/36.5 = 11.64(mol)$$

则 $c(HCl) = n(HCl)/V = 11.64/1 = 11.64(mol/L)$

由此可归纳得出质量分数（ω_B）与物质的量浓度（c_B）进行换算的关系式：

$$c_B = 1\,000\rho \cdot \omega_B/M_B(\rho \text{ 的单位：kg/L}) \tag{2-7}$$

三、溶液的配制和稀释

配制具有一定组成的某物质的溶液，可由某纯物质加入溶剂，或将其浓溶液稀释，也可用不同浓度的溶液相混合。无论用哪一种方法，都应遵守"配制前后溶质的量不变"的原则。主要公式如下。

$$m_B/M_B = c_B V \tag{2-8}$$
$$c_1 V_1 = c_2 V_2 \tag{2-9}$$

公式（2-8）、（2-9）中：m_B 为溶质的质量；M_B 为溶质的摩尔质量（g/mol）；c_B 为溶质的物质的量浓度（mol/L）；V 为溶液的体积（L）；c_1、c_2 分别为溶液稀释前后的物质的浓度；V_1、V_2 分别为稀释前后的体积。

必须注意以下几个方面的问题。

（1）公式（2-9）中：c_1、c_2 为广泛意义上的浓度，可以是 c_B、φ_B、ρ_B 等，但不能是质量分数 ω_B。若浓度用质量分数 ω_B 表示，则稀释公式为：

$$\omega_{B1} m_1 = \omega_{B2} m_2 \tag{2-10}$$

公式（2-10）中：ω_{B1}、ω_{B2} 是稀释前后溶液中 B 的质量分数；m_1、m_2 是稀释前后溶液的质量。

（2）稀释前后的浓度 c_1 与 c_2、体积 V_1 与 V_2 的单位必须一致。

（一）溶液配制与稀释的计算

1. 纯物质溶解法配制溶液　要配制某种溶液，可准确称取一定量的纯净物质加入一定量的溶剂中，溶解后即得到所需浓度的溶液。

例 2-7　配制 0.1 mol/L Na_2CO_3 溶液 500 mL，应称取 Na_2CO_3 多少克？

解：设称取 Na_2CO_3 为 m g；根据公式（2-8）得：

$$m/106 = (0.1 \times 500)/1\,000$$
$$m = 5.3(g)$$

故配制 0.1 mol/L Na_2CO_3 溶液 500 mL，应称取 Na_2CO_3 5.3 g。

2. 浓溶液稀释法配制稀溶液　稀释就是在浓溶液中加入溶剂使浓溶液浓度变小的过程。因此稀释的特点是溶液的量改变，但溶质的量不变。

例 2-8　配制 1/6 mol/L 乳酸钠（$NaC_3H_5O_3$）溶液 600 mL，需要 1 mol/L 乳酸钠溶液多少毫升？

解：已知 $c(NaC_3H_5O_3)_1 = 1(mol/L)$，$c(NaC_3H_5O_3)_2 = 1/6(mol/L)$，$V_2 = 600(mL)$，根据公式（2-9），则有：

$$V_1 = c_2 V_2/c_1 = (1/6 \times 600)/1 = 100(mL)$$

因此，配制 1/6 mol/L 乳酸钠溶液 600 mL，需要 1.0 mol/L 乳酸钠溶液 100 mL。

（二）溶液的配制与稀释方法

1. 配制方法　如果溶液的浓度用质量分数表示，这种溶液的配制是将定量的溶质和溶剂混合均匀。具体配制过程为:首先计算所需溶质 B 和溶剂 A 的质量 m_B 和 m_A,然后称取溶质 m_B g,加入 m_A g 溶剂中溶解、混匀。

如配制 100 g,$\omega(NaCl)=0.1$ 的 NaCl 溶液,先称取 10 g 干燥的 NaCl,再加 90 g H_2O,溶解后搅拌均匀即可。

如果溶液的浓度用体积分数、物质的量浓度等来表示,由于溶质和溶剂混合后的体积往往与溶质和溶剂单独存在的体积之和不同,所以配制这些溶液时,先将一定量的溶质与适量的溶剂混合,使溶质完全溶解,然后再加溶剂到所需体积,混匀即可。其配制过程可根据溶质的不同分为以下两种:若为固体溶质,则称取质量为 m_B 的溶质,加适量溶剂溶解,转移至一定容积的量器,加溶剂定容到所需体积,混匀;若为液体溶质,则量取体积为 V_B 的溶质转移至一定容积的量器,加溶剂定容到所需体积,混匀。

2. 注意事项　若配制的溶液浓度要求十分精确,则不能用台秤称量物质和用量杯(量筒)量取溶液进行配制,需要用分析天平称量,用移液管量取并用容量瓶配制。另外,在称量(量取)、转移溶液的过程中,应尽量减少溶质的损失。对于稀释过程中热效应大的溶液,如浓硫酸,应先在小烧杯中加适量水稀释,冷却后,再转移至一定体积的量器中定容、混匀。

例 2-9　配制 3.5 mol/L 的 H_2SO_4 溶液 500 mL,需要 $\omega(H_2SO_4)=0.98$、$\rho=1.84$ g/mL 的市售浓 H_2SO_4 多少毫升? 如何配制?

解:设所需浓 H_2SO_4 的体积为 V_1 mL。

已知 $c_2=3.5$ mol/L,$V_2=500$ mL,$\omega(H_2SO_4)=0.98$,$\rho=1.84$ g/mL

由公式(2-7)可得:

$$c_1=1\,000\times1.84\times0.98/98=18.4(mol/L)$$

又由公式(2-9)得:

$$V_1=(3.5\times500)/18.4=95.1(mL)$$

配制方法:用 100 mL 干燥量筒量取浓 H_2SO_4 95.1 mL,慢慢加入到盛有 200~300 mL 蒸馏水的烧杯中,边加边搅拌;冷却后,转移至 500 mL 量杯或量筒中,再加蒸馏水使溶液总体积为 500 mL,搅拌均匀。

必须指出的是,用浓 H_2SO_4 配制稀 H_2SO_4 时,一定要把浓 H_2SO_4 慢慢地加入水中,边滴加边搅拌,不能把水加入浓 H_2SO_4 中;量取浓 H_2SO_4 的量筒或量杯应干燥。医用高效化学消毒剂过氧乙酸的配制方法与浓 H_2SO_4 类似。

第二节　溶液的渗透压

用蒸馏水冲洗伤口,会感觉到胀痛;因干旱发蔫的植物,雨后又恢复原样;海水鱼不能生活在淡水里……这些现象都与溶液的渗透作用有关。渗透作用是自然界的一种普遍现象,它对人体保持正常的生理功能有着特别重要的意义。下面介绍渗透作用的基本原理、渗透压及其在医学上的意义。

一、渗透现象和渗透压

在溶液中,溶剂分子、溶质质点处于不停的运动中。如将几滴红墨水滴入一杯清

渗透现象

水中,很快就会使整杯水染成红色;在盛有浓蔗糖水的杯子中,向液面上小心地加入一层清水,过一会儿,上层的水也有甜味了,最后得到浓度均匀的糖水。以上现象是由于在无阻隔情况下溶质和溶剂分子相互扩散的结果。当两种不同浓度的溶液直接接触时,同样也会发生这种扩散现象。

如果用一种只让溶剂分子透过而溶质质点不能透过的理想薄膜将蔗糖溶液和水隔开,并使膜两侧溶液的液面相平,如图2-1(a)所示,则水分子将通过半透膜进入蔗糖溶液,使膜内溶液的体积增大,玻璃管内液面上升,而膜外的液面下降,如图2-1(b)所示。若用这种薄膜把浓度不同的两种溶液隔开,也会有同样的现象发生。

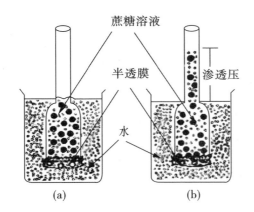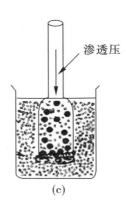

图 2-1　渗透现象

我们把这种只允许溶剂分子透过而溶质质点不能透过的薄膜称为半透膜。常用的半透膜有硫酸纸、玻璃纸、火棉胶等。动物体的细胞膜、毛细血管壁、膀胱膜等都是生物半透膜,其通透性不完全相同。在上述实验中,溶剂分子通过半透膜由纯溶剂进入溶液或由稀溶液进入浓溶液的扩散现象,称为渗透现象,简称为渗透。

产生渗透现象的原因,是由于半透膜两侧单位体积内水分子数目不相等,相同体积的纯水内水分子数比溶液中水分子数多,因此,在相同时间内,由纯水通过半透膜进入溶液的水分子数多,而由溶液通过半透膜进入纯水的水分子数少,其表观结果是水分子通过半透膜从纯溶剂进入溶液,使玻璃管内液面升高。可见渗透现象的产生实际上是由于半透膜两侧水分子互相扩散的不平衡所致。若将半透膜一侧的纯水换为稀蔗糖溶液,另一侧换为浓蔗糖溶液,结果相似。

综上所述,半透膜的存在和半透膜两侧单位体积内溶剂分子数不相等是产生渗透现象的两个必要条件。渗透的方向总是溶剂分子从纯溶剂进入溶液,或从稀溶液进入浓溶液。

渗透现象不会无止境地发生,随着玻璃管内液面的上升,开始产生静压力,并逐渐增大,它将阻止溶剂分子从纯溶剂一侧向溶液中渗透,同时驱使溶液中溶剂分子加速向纯溶剂一侧渗透。当液面上升到一定高度时,溶剂分子进出半透膜的速率就会相等,玻璃管内液面不再上升。此时玻璃管内外液面高度差所产生的压力恰好阻止了渗透现象继续发生而达到动态平衡。

用半透膜将溶液与溶剂隔开时,渗透现象必然发生。为了阻止渗透现象发生,在溶液一侧液面上施加一额外压力,如图2-1(c)所示,这种恰好能阻止渗透现象进行而施加于溶液液面上的额外压力称为该溶液的渗透压力,简称为渗透压,用 Π 表示。渗透压的单位为帕(Pa)或千帕(kPa)。必须注意的是,当两种浓度不等的溶液用半透膜隔开时,为维持膜内外渗透平衡,在浓溶液一侧施加的额外压力实际上是两溶液的渗透压之差。

二、渗透压与浓度、温度的关系

渗透压是溶液的一种重要性质,凡是溶液都具有一定的渗透压。渗透压的大小与溶液的浓度和温度有关。

1886年,范特荷甫根据实验结果提出了反映难挥发性非电解质稀溶液的渗透压与溶液的浓度和温度之间关系的规律:对难挥发性非电解质稀溶液来说,溶液的渗透压与溶液的浓度和温度成正比,它的比例常数就是气体状态方程式中的常数 R。这条规律称为范特荷甫定律,用方程式表示如下。

$$\Pi V = n_B R T \tag{2-11}$$

$$\Pi = c_B R T \tag{2-12}$$

公式(2-11)、(2-12)中:Π 为非电解质稀溶液的渗透压;V 为溶液的体积;c_B 为非电解质溶液的物质的量浓度;R 为气体常数[8.314 J/(K·mol)];n_B 为非电解质溶质的物质的量;T 为绝对温度。

公式(2-11)称为范特荷甫公式,也称为渗透压公式。范特荷甫公式表明,在一定温度下,难挥发性非电解质稀溶液的渗透压仅与单位体积溶液中所含溶质的质点(分子)数成正比,而与溶质的性质无关。但该公式忽略了渗透过程中膜上的压强等因素对渗透的影响。

例2-10 将 2.00 g 蔗糖($C_{12}H_{22}O_{11}$)溶于水,配成 50.0 mL 溶液,求溶液在 37 ℃时的渗透压。

解:$M(C_{12}H_{22}O_{11}) = 342(g/mol)$

$$c(C_{12}H_{22}O_{11}) = \frac{n(C_{12}H_{22}O_{11})}{V} = \frac{2.00/342}{0.05} = 0.117(mol/L)$$

$$\Pi = c_B R T = 0.117 \times 8.314 \times (273+37) = 301.5(kPa)$$

从上例可以看出,0.117 mol/L 的蔗糖($C_{12}H_{22}O_{11}$)溶液在 37 ℃可产生 301.5 kPa 的渗透压。这表明溶液的渗透压具有强大的推动作用,这就要求半透膜要有很高的机械强度。

对于相同 c_B 的非电解质溶液,在一定温度下,因为单位体积溶液中所含溶质的质点(分子)数目相等,所以渗透压是相同的。如在相同温度下,0.3 mol/L 葡萄糖溶液与 0.3 mol/L 蔗糖溶液的渗透压相同。但是,在相同温度下,相同 c_B 的电解质溶液和非电解质溶液的渗透压就不同,如 0.3 mol/L NaCl 溶液的渗透压约为 0.3 mol/L 葡萄糖溶液渗透压的 2 倍。这是由于在 NaCl 溶液中,1 个 NaCl 分子可以解离成 1 个 Na^+ 和 1 个 Cl^-,溶液中溶质质点的浓度是 NaCl 溶液浓度的 2 倍;而葡萄糖是非电解质,在溶液中以分子状态存在。所以在相同温度下,0.3 mol/L NaCl 溶液的渗透压约为 0.3 mol/L 葡萄糖溶液的 2 倍。

因此,如果溶质是电解质,利用范特荷甫定律计算渗透压时必须引进一个校正系数 i。则公式(2-12)可写成:

$$\Pi = ic_B RT \qquad (2-13)$$

校正系数 i 是溶质的一个分子能在溶液中产生的平均质点数。如在稀溶液中,$i(\text{NaCl})=2$,$i(\text{CaCl}_2)=3$,$i(\text{C}_{12}\text{H}_{22}\text{O}_{11})=1$。

通过测定溶液的渗透压,可以计算出溶质的相对分子质量。如果溶质的质量为 m_B,摩尔质量为 M_B,实验测得溶液的渗透压为 Π,则该溶质的相对分子质量(数值等于摩尔质量)可通过下式求得。

$$M_B = \frac{im_B RT}{\Pi V} \qquad (2-14)$$

公式(2-14)主要用于测定高分子物质(蛋白质等)的相对分子质量。

渗透压公式在医疗工作中有重要的意义。人体血液的渗透压在正常体温(37 ℃)时约为 769.9 kPa。要配制与血液渗透压相等的溶液,即可由渗透压公式计算出溶液的浓度。

三、渗透压在医学上的意义

(一)医学中的渗透浓度

1.渗透浓度(c_{os})的定义 任何溶液都具有一定的渗透压。根据范特荷甫定律可知,稀溶液的渗透压的大小只与单位体积溶液中的溶质质点数成正比,而与溶质的性质无关,我们把溶液中产生渗透效应的溶质质点(分子、离子)称为渗透活性物质。这样就可以用渗透活性物质的物质的量浓度来衡量溶液渗透压的大小。医学上常用渗透浓度来表示溶液的渗透压。

溶液的渗透浓度定义:溶液中渗透活性物质总的物质的量除以溶液的体积。用 c_{os} 表示,其单位符号为 mol/m^3,常用单位符号为 mol/L 或 mmol/L,医学上常用 mmol/L。

2.渗透浓度的计算 对于只含一种溶质的溶液,可通过溶液的物质的量浓度 c_B 或质量浓度 ρ_B 求渗透浓度。即:

$$c_{OS} = ic_B \qquad (2-15)$$

或:

$$c_{OS} = (\rho_B/M_B) \times i \qquad (2-16)$$

例2-11 计算 0.1 mol/L 葡萄糖溶液的渗透浓度。

解:葡萄糖为非电解质,$i=1$,$c(\text{C}_6\text{H}_{12}\text{O}_6)=0.1$ mol/L,代入公式(2-15)得:

$$c_{OS}(\text{C}_6\text{H}_{12}\text{O}_6) = c(\text{C}_6\text{H}_{12}\text{O}_6) = 0.1 \ (\text{mol/L}) = 100 \ (\text{mmol/L})$$

故 0.1 mol/L 葡萄糖溶液的渗透浓度是 100 mmol/L。

例2-12 临床上使用的生理盐水的质量浓度为 9 g/L,计算生理盐水的渗透浓度。

解:NaCl 是强电解质,在溶液中全部电离:

$$\text{NaCl} = \text{Na}^+ + \text{Cl}^-$$

因此,$i=2$,代入公式(2-16)得:

$$c_{OS}(NaCl) = (9/58.5) \times 2 = 0.308(mol/L) = 308(mmol/L)$$

故生理盐水的渗透浓度是 308 mmol/L。

对于含多种溶质的溶液,渗透浓度应为溶液中所有溶质质点总的物质的量除以溶液总体积。即:

$$c_{OS总} = n_{总溶质}/V_{总} \qquad (2-17)$$

例 2-13 临床上使用的复方氯化钠注射液规格是指 1 L 溶液中含 NaCl 8.6 g、KCl 0.3 g、$CaCl_2$ 0.33 g,计算其渗透浓度。

解: $i(NaCl) = 2$,$i(KCl) = 2$,$i(CaCl_2) = 3$,代入公式(2-17)得:

$$c_{OS总} = [(8.6/58.5) \times 2 + (0.3/74.5) \times 2 + (0.33/111) \times 3] \times 1\,000 = 311(mmol/L)$$

故临床上使用的复方氯化钠注射液的渗透浓度是 311 mmol/L。

(二)等渗、低渗和高渗溶液

在相同条件下,渗透压或渗透浓度相等的两种溶液称为等渗溶液。对于渗透压或渗透浓度不相等的溶液,渗透压或渗透浓度较高的称为高渗溶液,渗透压或渗透浓度较低的称为低渗溶液。如在相同条件下,0.1 mol/L 的 NaCl 溶液与 0.1 mol/L 的葡萄糖溶液相比是高渗溶液,而与 0.1 mol/L 的 $CaCl_2$ 溶液相比却是低渗溶液,可见高渗、低渗是相对而言的。

医学上的等渗、高渗、低渗溶液是以正常人体血浆的渗透压力或渗透浓度作为比较标准来衡量的。正常人血浆的渗透浓度为 280~320 mmol/L。医学上规定,渗透浓度为 280~320 mmol/L 的溶液为等渗溶液;渗透浓度高于 320 mmol/L 的溶液为高渗溶液;渗透浓度低于 280 mmol/L 的溶液为低渗溶液。表 2-1 列出了正常人血浆中各种能产生渗透作用的质点的平均浓度。

表 2-1　正常人血浆中各种能产生渗透作用的质点的平均浓度

微粒	$c(mmol/L)$	微粒	$c(mmol/L)$
Na^+	144	SO_4^{2-}	0.5
K^+	5	氨基酸	2
Ca^{2+}	2.5	肌酸	0.2
Mg^{2+}	1.5	乳酸盐	0.12
Cl^-	107	葡萄糖	5.6
$HPOI_4^{2-}$	1	蛋白质	1.2
HCO_3^-	27	尿素	4

临床上常见的等渗溶液有 9 g/L NaCl 溶液、50 g/L 葡萄糖溶液、12.5 g/L $NaHCO_3$ 溶液和 19 g/L 乳酸钠($NaC_3H_5O_3$)溶液等。

临床上给患者大量输液时,使用等渗溶液是一个基本原则。若输液时大量使用高渗溶液或低渗溶液,由于渗透作用,可使细胞变形或破坏。这可通过红细胞在不同浓度的 NaCl 溶液中形状的变化来说明(图 2-2)。

将红细胞浸在 3 g/L NaCl 溶液中,在显微镜下观察,发现红细胞逐渐肿胀,最后破裂,如图 2-2（a）。这是由于 3 g/L NaCl 溶液的渗透浓度为 103 mmol/L,低于 280 mmol/L,为低渗溶液,细胞内液的渗透压高于 3 g/L NaCl 溶液的渗透压,导致 NaCl 溶液中的水分子透过细胞膜进入红细胞内,使红细胞胀破,这种现象在医学上称为溶血。

将红细胞浸在 15 g/L NaCl 溶液中,在显微镜下观察,可见到红细胞逐渐皱缩,这种现象在医学上称为胞质分离,如图 2-2（c）。皱缩的红细胞互相聚结成团,若此现象发生于血管内,将产生"栓塞"。产生这种现象的原因是 15 g/L NaCl 溶液的渗透浓度为 513 mmol/L,高于 320 mmol/L,为高渗溶液。这时细胞内液的渗透压低于 15 g/L NaCl 溶液的渗透压,红细胞内的水分子透过细胞膜进入 NaCl 溶液,使红细胞皱缩。

将红细胞置于生理盐水（9 g/L NaCl 溶液）中,在显微镜下观察,发现红细胞形态没有发生变化,如图 2-2（b）。这是因为生理盐水的渗透浓度为 308 mmol/L,在临床上是等渗溶液,等渗的生理盐水和细胞内液的渗透压相等,细胞内外溶液处于渗透平衡状态。

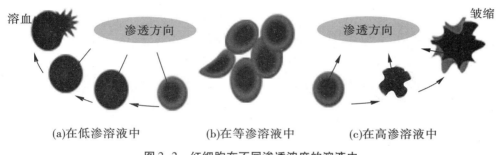

(a)在低渗溶液中　　　　(b)在等渗溶液中　　　　(c)在高渗溶液中

图 2-2　红细胞在不同渗透浓度的溶液中

等渗溶液在医疗上有重要意义。例如,给患者换药时,通常用与组织液等渗的生理盐水冲洗伤口,若用纯水或高渗盐水会引起疼痛;当配制眼药水时也必须考虑眼药水的渗透压要与眼黏膜细胞的渗透压相同,否则也会刺激眼睛而疼痛。临床上用质量浓度为 9 g/L 的生理盐水和质量浓度为 50 g/L 的葡萄糖溶液输液,是由于这些溶液与血浆具有相同的渗透压,不会使血细胞遭到破坏。但为了治疗上的某种需要,临床上有时也使用高渗溶液。如急需提高血糖时用 500 g/L 的葡萄糖溶液,但必须注意,注射量不宜太大,注射速度也不宜太快,因为少量的高渗溶液缓慢注入体内后将被体液稀释成等渗溶液,否则会造成局部高渗,使红细胞皱缩而互相聚结形成血栓。

（三）晶体渗透压和胶体渗透压

在医学上,习惯把电解质（如 Na^+、K^+、HCO_3^- 等）、小分子物质（如葡萄糖、尿素、氨基酸等）统称为晶体物质,把由晶体物质产生的渗透压称为晶体渗透压;而把高分子物质（如蛋白质、核酸等）称为胶体物质,由它们产生的渗透压称为胶体渗透压。血浆总渗透压为晶体渗透压和胶体渗透压的总和。37 ℃时,正常人血浆总渗透压约为 709 kPa,其中晶体渗透压约占 99.5%,胶体渗透压仅为 2.9 ~ 4.0 kPa。这是因为高分子物质的相对分子质量大,质点数目少,而溶液的渗透压只与单位体积溶液中溶质的质点数目成正比,与溶质种类无关,故其渗透压低;小分子物质的相对分子质量小,有的又可解离成离子,质点数目多,故其渗透压高。

由于人体内各种半透膜(如细胞膜和毛细血管壁)的通透性不同,晶体渗透压和胶体渗透压在维持体内水盐平衡作用上也不相同。这是由于间隔着细胞内液和细胞外液的细胞膜只允许水分子透过而不允许其他分子、离子自由透过,由于晶体渗透压远大于胶体渗透压,因此,水分子的渗透方向主要决定于晶体渗透压。所以在正常状态下,血浆晶体渗透压在调节细胞膜内外的水平衡、维持细胞的正常形态和生理功能方面起着重要作用。如果人体由于某种原因缺水,细胞外液的盐浓度相对升高,使晶体渗透压增大,引起细胞内液中的水分子向细胞外液渗透,造成细胞皱缩;反之,若体液中的水量增加过多,将使细胞外液的盐浓度降低,晶体渗透压减小,从而引起细胞外液中水分子向细胞内渗透,造成细胞膨胀,严重时,发生水中毒。

血浆胶体渗透压虽然小,但在调节血容量(人体血液总量)及维持血浆和组织液之间的水平衡方面却起着重要作用。这是由于毛细血管壁在体内也是一种半透膜,它隔着血浆和组织液,能让低分子的水、葡萄糖、尿素、氨基酸和各种小离子透过,所以,晶体渗透压在维持血浆和组织液之间的水平衡方面不起任何调节作用,而毛细血管壁对于蛋白质等高分子胶体物质不表现通透性,使蛋白质等高分子胶体物质产生的胶体渗透压在维持血浆和组织液之间的水平衡方面起着重要作用。如果由于某种原因造成血浆蛋白减少时,胶体渗透压就会降低,血浆中的水就会过多地通过毛细血管壁进入组织液,造成血容量降低、组织液增多而引起水肿。临床上对于大面积烧伤或由于失血过多而造成血容量降低的患者进行补液时,除补充生理盐水外,同时还要补充血浆或右旋糖酐等代血浆,以恢复血浆的胶体渗透压和增加血容量。

【想一想】

1. 什么叫渗透现象?产生渗透现象的条件是什么?

2. 什么是渗透压?影响渗透压大小的因素有哪些?

3. 为什么海水鱼不能生活在淡水中?

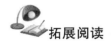拓展阅读

血液透析与人工肾

血液透析是一种血液净化技术,它可以有效地治疗急、慢性肾功能衰竭引起的尿毒症,各种外源性药物、毒物中毒,内源性中毒,免疫功能紊乱,肺水肿和顽固性的全身水肿,高钾血症,高胆红素血症,急性出血热,高尿酸血症等。

血液透析,俗称洗肾,是依赖于称为人工肾的透析设备来完成的。透析是溶质从半透膜的一侧透过半透膜至另一侧的过程。任何天然的半透膜(如腹膜)或人造的半透膜,只要该膜含有使一定大小的溶质通过的孔径,那么这些溶质就可以通过扩散和对流从膜的一侧移动到膜的另一侧。血液透析所使用的半透膜厚度为 $10\sim20~\mu m$,膜上的孔径平均为 3 nm,所以只允许分子量为 1.5 万以下的小分子和部分中分子量物质通过,而分子量大于 3.5 万的大分子物质不能通过。

血液透析的基本原理是扩散和对流。扩散就是半透膜两侧液体各自所含溶质浓度梯度及它所形成的不同渗透浓度,溶质从浓度高的一侧通过半透膜向浓度低的一侧移动。对流也称超滤,是指溶质和溶剂因透析膜两侧的静水压和渗透压梯度不同而跨膜转运的过程。如果把白蛋白和尿素的混合液放入透析器中,管外用水浸泡,这时透析器管内的尿素就会通过人工肾膜孔移向管外的水中,白蛋白因分子较大,不能通过膜孔。这种小分子物质能通过而大分子物质不能通过半透膜的物质移动现象在临床上称为弥散。临床上用弥散现象来分离、纯化血液使之达到净化目的。

将患者血液与透析液同时引进透析器人工肾内。透析器的膜内是血液通路,膜外是透析液的通路,在透析时血液与透析液在膜两侧呈反方向流动。血液透析包括溶质的移

动和水的移动,即血液和透析液在人工肾通过膜两侧的溶质梯度、渗透压梯度和静水压梯度进行物质交换,使血液中能通过半透膜微孔的物质(如钾离子、尿素、肌酐和水分)由血液侧向透析液侧移动,而人体内需要补充的物质(如钙离子、碱性物质和碳酸氢根等)由透析液侧向血液侧移动,这样使患者的电解质紊乱、酸碱失衡得以纠正,体内的代谢废物和过多的水分被排除。白蛋白因分子较大,不能通过膜孔。因此,蛋白质、致热原、病毒、细菌及血细胞等都是不可透出的。人体内的"毒物"包括代谢产物、药物、外源性毒物,只要其原子量或分子量大小适当,就能够通过透析清除出体外。

血液透析对清除因肾功能衰竭所产生的有害物质和纠正水、电解质、酸碱失衡有较好的效果。血液透析是治疗急、慢性肾功能衰竭的最有效措施之一,但血液透析只替代了肾的部分排泄功能,不能替代肾的内分泌功能和新陈代谢功能,是不完全的肾替代方法。

目前全世界每年有数十万肾功能衰竭患者在依赖透析维持生活,血液透析的长期存活率不断提高,5年存活率已达到70%~80%,其中约一半的患者可恢复劳动力。人工肾透析治疗急、慢性肾功能衰竭不失为一种好的方法。

小　结

(一)溶液的浓度

溶液的浓度有多种表示方法,常用的有物质的量浓度(c_B)、质量浓度(ρ_B)、质量分数(ω_B)和体积分数(φ_B)等。

物质的量浓度(c_B)计算公式:$c_B = n_B/V$,常用单位符号是 mol/L、mmol/L 和 μmol/L。

质量浓度(ρ_B)计算公式:$\rho_B = m_B/V$,常用单位符号为 g/L、mg/L 和 μg/L。

质量分数(ω_B)计算公式:$\omega_B = m_B/m$,单位为1。

体积分数(φ_B)计算公式:$\varphi_B = V_B/V$,单位为1。

(二)溶液浓度的换算

溶液浓度的换算,实际上是不同的浓度表示方法之间的单位变换。

(三)溶液的配制和稀释

欲配制具有一定浓度的某种物质的溶液,可将该纯物质加入溶剂中,或将该纯物质的浓溶液进行稀释,也可将几种不同浓度的溶液混合。无论用哪一种方法,都应遵守"配制前后溶质的量不变"的原则。主要公式:$m_B/M_B = c_B V$,$c_1 V_1 = c_2 V_2$。

(四)溶液的渗透压

溶剂(水)分子通过半透膜,由纯溶剂进入溶液或由稀溶液进入浓溶液的自发过程称为渗透现象。

产生渗透现象的条件:第一,要有半透膜存在;第二,半透膜两侧的溶液要存在渗透浓度差。渗透的方向总是溶剂分子从纯溶剂进入溶液,或从稀溶液进入浓溶液。

恰好能阻止渗透进行而施加于溶液液面上的额外压力称为该溶液的渗透压力,简称为渗透压,用 Π 表示。渗透压的单位为帕(Pa)或千帕(kPa)。

难挥发性非电解质稀溶液的渗透压与浓度、温度的关系为 $\Pi = c_B RT$,此式表明:在一定温度下,Π 只与单位体积内的溶质质点数成正比,而与溶质的性质(如大小、种类)无关。对于电解质溶液:$\Pi = ic_B RT$。

笔记栏

(五)渗透压在医学上的意义

医学上常用渗透浓度来表示溶液的渗透压。溶液中溶质分子或离子的总物质的量浓度除以溶液的体积称为溶液的渗透浓度,也是溶液中渗透活性物质的总物质的量浓度,用 c_{OS} 表示,常用单位为 mol/L 或 mmol/L。

在临床上把溶液分为等渗、低渗、高渗溶液。正常人血浆的渗透浓度为 280～320 mmol/L,渗透浓度在此范围内的溶液为等渗溶液;低于 280 mmol/L 的溶液为低渗溶液;高于 320 mmol/L 的溶液为高渗溶液。临床上大量输液的基本原则是应用等渗溶液(用溶血和血栓两现象解释)。血浆中的渗透压分为晶体渗透压和胶体渗透压两种。血浆总渗透压等于晶体渗透压与胶体渗透压之和。晶体渗透压对维持细胞内外的水盐平衡起着重要的调节作用;而胶体渗透压对维持血液与组织液之间的水盐平衡起调节作用。

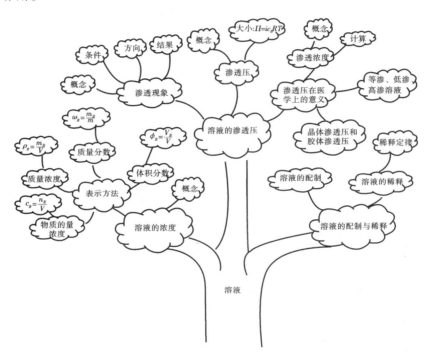

同步练习

一、名词解释

1. 物质的量浓度　　2. 物质的量　　3. 体积分数　　4. 半透膜

5. 渗透现象　　　6. 低渗溶液　　7. 渗透浓度　　8. 胶体渗透压

二、填空题

1. 10.0 g/L 的 $NaHCO_3$(M = 84 g/mol)溶液的渗透浓度为_____ mmol/L,红细胞在此溶液中将发生_____。

2. 晶体渗透压的主要生理功能是_____,胶体渗透压的主要生理功能是_____。

3. 在相同条件下,渗透压相等的两种溶液称为_____,对于渗透压不相等的溶液,渗透压较高的称为_____,渗透压较低的称为_____。

笔记栏

三、判断题(对的打√,错的打×)

1. 若两种溶液的渗透压相等,其物质的量浓度也相等。 ( )

2. 在相同温度下,0.2 mol/L 的 NaCl 溶液的渗透压不等于 0.2 mol/L 葡萄糖溶液的渗透压。 ( )

3. 将浓度不同的两种非电解质溶液用半透膜隔开时,水分子从渗透压小的一方向渗透压大的一方渗透。 ( )

4. c_{os}(NaCl)$=c_{os}$($C_6H_{12}O_6$),在相同条件下,两种溶液的渗透压相等。 ( )

四、选择题

1. 能使红细胞发生皱缩现象的溶液是 ( )

   A.1 g/L NaCl 溶液

   B.12.5 g/L NaHCO$_3$ 溶液

   C.112 g/L 乳酸钠(NaC$_3$H$_5$O$_3$)溶液

   D.0.1 mol/L CaCl$_2$ 溶液

2. 在相同条件下,下列溶液中渗透压最大的是 ( )

   A.0.2 mol/L 蔗糖(C$_{12}$H$_{22}$O$_{11}$)溶液

   B.50 g/L 葡萄糖($M_r=180$ g/mol)溶液

   C.生理盐水

   D.0.2 mol/L 乳酸钠(NaC$_3$H$_5$O$_3$)溶液

3. 会使红细胞发生溶血现象的溶液是 ( )

   A.9 g/L NaCl 溶液   B.50 g/L 葡萄糖溶液

   C.100 g/L 葡萄糖溶液   D. 生理盐水和等体积的水的混合液

五、计算题

某患者需要补 0.2 mol 葡萄糖,应输入葡萄糖注射液(50 g/L)多少毫升?

化学反应速率和化学平衡

◆掌握 影响化学反应速率的因素;化学平衡的概念。

◆熟悉 化学反应速率的表示方法;影响化学反应速率和化学平衡的因素及其规律。

◆了解 化学平衡常数的表示方法和意义。

◆能力 强化学生将化学知识应用于生产、生活实践的意识,培养学生判断问题、分析问题和解决问题的能力。

化学反应进行的快慢和完成程度是任何一个化学反应都会涉及的两个重要问题,它不仅是学习本课程其他章节必需的基础知识,也是今后学习生理学、生物化学等课程必备的化学知识。

第一节 化学反应速率

在我们周围,时刻发生着许许多多的化学反应。它们有的进行得很快,几乎瞬间完成,如炸药爆炸和酸碱中和反应等;有的却很长时间看不到变化,如常温下氢和氧化合成水的反应等。怎样表示反应进行的快慢,哪些因素影响反应的快慢,怎样才能按照需要去改变反应进行的快慢,就是本节的基本内容。

一、化学反应速率的表示方法

化学反应速率是定量描述化学反应快慢的物理量。化学反应速率以单位时间内某反应物的浓度(气体则是分压)的减小或某生成物的浓度(或分压)的增加来表示。

$$\bar{v} = \frac{|c_2 - c_1|}{t_2 - t_1} = \frac{|\Delta c|}{\Delta t} \tag{3-1}$$

公式(3-1)中:Δc 为 Δt 时间内反应物或生成物浓度的变化;Δt 为反应的时间间隔;$\bar{v}$ 为 Δt 时间内反应的平均速率,反应速率取正值,即 $v > 0$。

通常浓度的单位用 mol/L 表示,时间的单位用 s 或 min 表示,反应速率的单位就是 mol/(L·s)或 mol/(L·min)。

例3-1 某条件下,氮气(N_2)和氢气(H_2)在封闭容器中发生反应合成氨。反应开始前,N_2 和 H_2 的浓度分别为 1.0 mol/L 和 2.0 mol/L。反应进行 2 s 后,N_2 和 H_2 的浓度分别为 0.8 mol/L 和 1.4 mol/L。问:该反应的反应速率是多少?

解:已知 N_2 或者 H_2 反应前后浓度的数值,根据公式(3-1),用 N_2 或 H_2 浓度表示反应速率。

$$v_{N_2} = \frac{|1.0-0.8|}{2} = 0.1 \text{ mol/(L·s)}$$

$$v_{H_2} = \frac{|2.0-1.4|}{2} = 0.3 \text{ mol/(L·s)}$$

当已知某反应中任一反应物或产物的起始浓度和变化后的浓度,我们就可以计算出该化学反应的反应速率。但要注意以下两点。

(1)同一化学反应用不同反应物或产物表示反应速率,计算所得的数值不同,但各物质的反应速率之比等于化学方程式中各物质的化学计量数之比。

(2)化学反应速率随反应物或产物的浓度在不断变化,用某一时段中物质浓度变化计算所得的结果是该时段的平均反应速率。

二、影响化学反应速率的因素

影响化学反应速率的因素可以分为内因和外因。内因是反应物质的本性,它因物质的结构和化学性质不同而不同。对于同一化学反应,改变外界条件,反应速率将发生变化。影响化学反应速率的外因主要有浓度、温度和催化剂等。各因素对反应速率的影响,可用有效碰撞理论给予解释。有效碰撞理论要点如下。

(1)一个化学反应要发生,反应物分子(或原子、离子)间必须发生碰撞。

(2)不是所有的碰撞都能发生反应,只有那些具有较高能量的分子发生的碰撞才能够引起反应发生。

(3)具有较高能量的分子称为活化分子。活化分子发生的碰撞称为有效碰撞。

(4)活化分子具有的最低能量和反应物分子具有的平均能量之间的差值,称为活化能。用符号 E_a 表示,单位符号为 kJ/mol。

(一)决定化学反应速率的内因

相同条件下的化学反应,为什么会表现出不同的反应速率呢?决定一个化学反应的反应速率的因素是什么?

按照有效碰撞理论的观点,活化能是决定化学反应速率的根本因素。一个化学反应的活化能越大,活化分子数越少,发生有效碰撞的次数就越少,反应速率就越小;反之,反应的活化能小,活化分子数越多,发生有效碰撞的次数就越多,反应速率就越大。不同物质反应的活化能不同,所以就表现出不同的反应速率。

(二)影响化学反应速率的外因

按照有效碰撞理论,各因素对反应速率的影响通过增大反应物分子的有效碰撞次数来实现。

1.浓度对化学反应速率的影响 当其他条件一定时,增加反应物的浓度,反应分子总数增加,活化分子数相应增加,单位时间内的碰撞总次数随之增多,有效碰撞的次数也增多,反应速率加大。

一步可以完成的化学反应,称为基元反应。经多步骤才能完成的反应,称为非基元反应或复杂反应。某基元反应表示如下。

$$aA+bB \Longrightarrow cC$$

则其反应速率可直接用下式表示。

$$v = kc_A^a c_B^b \tag{3-2}$$

公式(3-2)为质量作用定律表达式。公式中:k 为反应速率常数;c_A、c_B 分别为反应物 A、B 的浓度;a、b 分别为反应式中反应物 A、B 的系数。

这里需要说明三点。

(1)此公式只适用于基元反应。对于非基元反应,则不能根据反应式直接写出反应速率表达式,而需要根据实验结果确定。

(2)反应中的固体和纯液体,其浓度可认为是常数,故不写入公式。若反应物是气体,公式中的浓度可以用该气体的分压来表示。

如化学反应:

$$C(s)+O_2(g) \longrightarrow CO_2(g)$$

反应速率则表示为:

$$v = kP_{O_2}$$

对气体反应来说,若其他条件不变,增大压强就是增加单位体积的反应物的物质的量,即增大反应物的浓度,因而可增大反应速率。

(3)一定温度下对指定的化学反应,速率常数 k 为定值,与反应物本性及温度、催化剂等因素有关,不随浓度改变。

2. 温度对化学反应速率的影响　温度对反应速率的影响最为显著。一般情况下,增加温度,反应速率增大。实验结果表明,温度每升高 10 ℃,化学反应速率增加 2~4 倍。

温度升高加快反应速率,主要是通过改变反应速率常数实现的。温度升高,分子吸收能量后其动能增加,活化分子百分数大大增加,有效碰撞次数增多;同时,温度升高,分子运动加速,分子间的碰撞总次数增加,也使有效碰撞次数增多。两者共同作用的结果是反应速率显著加大。

温度改变反应速率的例子比比皆是。如夏天的食物易腐败变质,冰箱保存食物可以延长其保存时间;氢气和氧气在常温下几乎不发生变化,而在 600 ℃ 高温下,则以爆炸的形式瞬间化合成水,等等。

3. 催化剂对化学反应速率的影响　催化剂是那些能够改变化学反应速率,而本身的组成、质量和化学性质在反应前后基本保持不变的物质。有的催化剂能加快反应速率,有的催化剂能减缓反应速率。加快反应速率的催化剂称为正催化剂,减缓反应速率的催化剂称为负催化剂。

催化剂在工业生产和生命体系中非常重要。生物体内许多的生物化学反应都是在特定催化剂的作用下进行的,这些生物体内的催化剂是一些蛋白质大分子,称为酶。它们对于维持生命体中正常的生理过程起着不可替代的作用。

笔记栏

催化剂改变化学反应速率的作用主要是因为催化剂改变了反应途径,降低了反应的活化能,从而使反应物中活化分子数增多,有效碰撞次数增加,从而导致反应速率加快。

实际上,除了浓度、温度、压强和催化剂4个主要因素外,光照、紫外线、超声波、磁场及固体物质的颗粒度等因素也会影响反应速率,而且随着科学技术的发展,还会发现或产生更多的影响因素,这里不再详述。

第二节　化学平衡

化学反应是否具有实用价值,不仅要考虑反应的速率问题,更重要的是反应完成的程度。本节将讨论一定条件下化学反应的最大限度及如何利用外界因素使化学平衡向着有利的方向进行。

一、可逆反应和化学平衡

(一)可逆反应与不可逆反应

按照反应进行的程度,化学反应可以分为可逆反应和不可逆反应两类。

不可逆反应是指几乎可以进行到底的反应。例如,氢氧化钠与盐酸发生的中和反应、二氧化锰催化下用氯酸钾制备氧气的反应等。它们的特点是反应一旦发生,就可以一直进行下去,直到反应物几乎全部转变成产物,此类反应不可能逆向进行。

而大多数反应是不能进行到底的反应。在同一条件下,能同时向两个相反方向进行的反应,称为可逆反应。为了区分,通常将可逆反应方程式中的等号用两个方向相反的双箭头"$\rightleftharpoons$"表示。例如,$N_2(g)+3H_2(g)\rightleftharpoons 2NH_3(g)$。

对于可逆反应,从左向右进行的反应称为正反应;从右向左进行的反应称为逆反应。

(二)化学平衡

一个可逆反应为什么不能进行到底呢? 以如下反应为例。
$$CO(g)+H_2O(g)\rightleftharpoons CO_2(g)+H_2(g)$$

在反应前,容器中只有反应物 $CO(g)$ 和 $H_2O(g)$,而没有产物 $CO_2(g)$ 和 $H_2(g)$。开始反应,此时只发生正反应($v_{正}>0,v_{逆}=0$),生成 $CO_2(g)$ 和 $H_2(g)$。经过一段时间,生成物浓度越来越大,反应物浓度不断减小,正反应速率不断减小,生成物浓度不断增加,逆反应速率不断加大。到一定时刻,容器中生成 $CO_2(g)$ 和 $H_2(g)$ 的反应速率和消耗 $CO_2(g)$ 和 $H_2(g)$ 的反应速率相等,也就是正、逆反应的反应速率相等时,反应体系中宏观上看不到物质浓度的变化,并且随着时间的推移,容器内各种物质的浓度不再改变。这种在一定温度下,正、逆反应速率相等时体系所处的状态称为化学平衡状态。

关于化学平衡,需要注意以下几点。

(1)化学平衡状态是封闭体系中可逆反应进行的最大限度,此时各物质的浓度保持恒定,这也是化学平衡的标志和特征。

(2)化学平衡是一种动态平衡。正、逆反应还在不断进行,只是正、逆反应速率相等,这是建立化学平衡的条件。

(3)化学平衡是暂时的、相对的、有条件的平衡。一旦外界条件发生变化,化学平衡将被破坏。

二、化学平衡常数

对于任一可逆反应:

$$aA+bB \rightleftharpoons cC+dD$$

正反应速率: $v_正 = k_正 \, c_A^a c_B^b$

逆反应速率: $v_逆 = k_逆 \, c_C^c c_D^d$

当达到化学平衡时: $v_正 = v_逆$

若用[A]、[B]、[C]、[D]分别代表反应物和产物的平衡浓度,代入上式,得:

$$k_正[A]^a[B]^b = k_逆[C]^c[D]^d$$

$k_正$ 和 $k_逆$ 在一定条件下均为常数,两个常数之比仍为一个常数,用 K_c 来表示,上式则可写成:

$$K_c = \frac{[C]^c[D]^d}{[A]^a[B]^b} \tag{3-3}$$

公式(3-3)表示:在恒温下,可逆反应达到平衡时,生成物浓度方次之积与反应物浓度方次之积的比值为一常数。这个常数称为该温度下此反应的平衡常数,平衡常数的大小可衡量反应进行的程度。对同类反应,K_c 值越大,表明反应朝正向进行的程度越大。

对于气相反应,也可用分压表示,即:

$$K_p = \frac{P_C^c P_D^d}{P_A^a P_B^b} \tag{3-4}$$

关于化学平衡常数表达式,需要说明以下几点。

(1)化学平衡常数表达式要与化学反应方程式相对应,化学反应方程式不同,表达式的写法不同。例如,NO 和 O_2 的反应可用下列两种方式表示。

$$NO(g) + \frac{1}{2}O_2(g) \rightleftharpoons NO_2(g)$$

则:

$$K_c = \frac{[NO_2]}{[NO][O_2]^{\frac{1}{2}}}$$

$$2NO(g) + O_2(g) \rightleftharpoons 2NO_2(g)$$

则:

$$K_c = \frac{[NO_2]^2}{[NO]^2[O_2]}$$

(2)与反应速率表达式类似,化学平衡常数表达式中,浓度项通常不包括固态和纯液体物质的浓度。对于气体参加的反应,平衡常数也可以用气体分压来表示。

$$CaCO_3(s) \rightleftharpoons CaO(s) + CO_2(g)$$

$$K_P = P_{CO_2}$$

(3)对于任一个化学反应,当条件一定时,平衡常数为一定值。不同的化学反应,平衡常数不同,其值的大小取决于反应中物质的本性。

(4)对于同一可逆反应,平衡常数 K_c 与温度有关,不随浓度的变化而变化。

例3-2 某温度下,在体积为 1 L 的容器中,将 5 mol/L 二氧化硫和 2.5 mol/L 氧气混合。达到平衡时,三氧化硫浓度为 3 mol/L,反应为 $2SO_2(g)+O_2(g)\rightleftharpoons 2SO_3(g)$,计算此反应的平衡常数。

解:

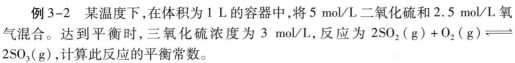

	$2SO_2(g)+O_2(g)\rightleftharpoons 2SO_3(g)$		
各物质的起始浓度(mol/L)	5	2.5	0
达平衡时,各物质消耗的浓度(mol/L)	3	1.5	3
各物质的平衡浓度(mol/L)	2	1	3

将各物质的平衡浓度代入平衡常数表达式,得:

$$K_c=\frac{[SO_3]^2}{[SO_2]^2[O_2]}=\frac{3^2}{2^2\times 1}=2.25\ L/mol$$

三、化学平衡的移动

一定条件下,一个化学反应达到了化学平衡,各物质浓度恒定不变,宏观上看不到体系的变化。但平衡是暂时的、有条件的。一旦外界条件发生变化,正、逆反应速率不再相等,平衡被打破,反应将向反应速率大的方向进行。经过一段时间,反应又会达到一个正、逆反应速率相等的状态——一个新的平衡状态。此时反应体系中各物质的浓度不再是原来的平衡浓度,而是一个新的平衡浓度。这种因外界条件变化,反应体系由一个平衡状态转变为另一个平衡状态的过程,称为化学平衡的移动。

影响反应平衡移动的因素主要有浓度、压强和温度。

(一)浓度对化学平衡的影响

达到平衡时,$v_{正}=v_{逆}$。对于化学反应:$aA+bB\rightleftharpoons cC+dD$。

定义任何时刻的生成物与反应物浓度比为:

$$Q=\frac{c_C^c c_D^d}{c_A^a c_B^b} \tag{3-5}$$

当增加反应物浓度时,导致 $v_{正}>v_{逆}$,反应正向进行,反应物减少、产物增加,因此平衡向正反应方向进行。

反之,增加产物浓度,分子项将增大,此时 $v_{正}<v_{逆}$。反应逆向进行,产物减少、反应物增加,因此平衡向逆反应方向进行。

综上所述,浓度对平衡的影响:增加反应物浓度,平衡向正反应方向移动;增加产物浓度,平衡向逆反应方向移动。减小物质浓度的影响,与增加物质浓度的结果正好相反。

这里需要注意以下两点。

(1)分压是物质浓度的一种表达方式,其作用与浓度变化相同。

(2)反应中物质浓度的变化只会使平衡发生移动,而不影响平衡常数的数值。

(二)压强对化学平衡的影响

压强对化学平衡的影响,与浓度不同之处在于它只影响有气体参加并且反应前后

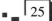

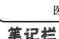

气体分子总数目不同的化学反应。

对于有气体参加的化学反应：

$$aA(g)+bB(g) \Longrightarrow cC(g)+dD(g)$$

当增加反应的总压，平衡向气体分子数减少的方向移动；当减小反应的总压，平衡向气体分子数增加的方向移动。

具体来说，对于反应后气体分子总数目增加的反应，即$(c+d)>(a+b)$：当增加反应的总压，平衡逆向移动；当减小反应的总压，平衡正向移动。

反之，对于反应后气体分子总数目减小的反应，即$(c+d)<(a+b)$：当增加反应的总压，平衡正向移动；当减小反应的总压，平衡逆向移动。

对于反应分子总数目不变的反应，即$(c+d)=(a+b)$，压强不影响平衡。

（三）温度对化学平衡的影响

化学反应通常伴随着能量的变化。按照能量变化的不同，化学反应分为吸热反应和放热反应。一般将反应热量变化的数值书写在化学方程式的产物一方，这种标示出热效应的化学反应方程式称为热化学方程式。热化学方程式举例如下。

$$H_2(g)+Cl_2(g) \Longrightarrow 2HCl(g)+Q$$

上式中：Q表示此反应的热量数值，此可逆反应的正反应方向是放热反应，而逆反应则为吸热反应。若反应式中为"$-Q$"，则正反应方向是吸热反应。

改变温度将使化学平衡发生移动。升高温度，化学平衡向吸热方向移动；降低温度，化学平衡向放热方向移动。

温度对化学平衡的影响与浓度和压强完全不同。浓度和压强的改变只能使平衡发生移动，而平衡常数不发生变化。而温度的改变，首先改变了反应的平衡常数。通过平衡移动，改变物质浓度而达到新的平衡常数，实现新的平衡。

使用催化剂不会使化学平衡移动。催化剂虽然影响反应速率，但由于其同等程度地影响正、逆反应的速率，因此，使用催化剂只缩短反应到达平衡的时间，而不会改变反应完成的程度。

（四）化学平衡移动原理

改变反应平衡体系的条件，化学平衡将发生移动。条件改变时，平衡移动的判断，可用化学平衡移动原理来高度概括：通常情况下，若改变平衡体系的条件（如浓度、压强和温度等）之一，平衡将向着能减弱这个改变的方向移动。这个规律又称为勒夏特列（Le Chatelier）原理。

例3-3 下列反应体系已达到平衡状态。

$$CaCO_3(s) \Longrightarrow CaO(s)+CO_2(g)-Q$$

请说明：增大压强、升高温度、减小生成物的浓度，平衡向何方向移动？

解：正反应是气体分子数增加的反应，增加压强，平衡向分子数减少的方向，即逆反应方向移动；反应为吸热反应，升高温度平衡向吸热方向，即正反应方向移动；减小生成物的浓度，平衡向正反应方向移动。

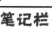
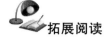拓展阅读

生物催化剂——酶

酶是一类由活细胞产生的生物大分子,是具有特殊性能的生物催化剂。从食物的消化、吸收、分解,到机体的生长、发育、分化和繁殖,以及其他的生理活动中,所发生的种种生物化学反应过程都离不开酶的催化作用。因此,酶在人体中起着其他物质不可替代的作用。没有或缺少了酶,生命现象就会发生畸变,甚至停止。酶催化作用除了一般催化剂的催化特性外,还具有如下特性。

(1)高选择性 一种酶往往只催化一种反应,甚至只作用于一种反应物,如脲酶能催化尿素水解成 NH_3 和 CO_2,但不能催化甲基尿素的水解。转氨酶只能催化氨基酸和酮酸间的转氨作用。

(2)高催化效率 酶的催化效率远远高于普通的催化剂。如在 37 ℃,蔗糖水解反应可以用酸催化,也可以用蔗糖转化酶催化,但后者的催化效率比酸作催化剂要高大约 10^{10} 倍。

(3)对外界条件敏感性 这里外界条件主要指温度和介质的 pH 值。酶对温度特别敏感,通常在生物体的正常温度下具有最高的催化效率。温度过高往往造成蛋白质变性而使其完全丧失活性。酶催化有一个最佳 pH 值范围,过高或过低都将影响酶的催化效率。因此,要达到酶的最佳催化效率,一定要选择适当的外界条件。21 世纪酶的生物催化技术不仅对于生命科学的发展极其重要,也将在大幅度降低化工生产的能耗、成本及对环境污染等领域发挥更大作用。

小 结

1.**化学反应速率** 化学反应速率以单位时间内某反应物浓度的减少或某生成物浓度的增加来表示。化学反应速率受浓度、温度和催化剂的影响。浓度增大,温度升高,化学反应速率加快。使用催化剂可以改变化学反应速率。

2.**化学平衡** 对于一定条件下的可逆反应,当正反应速率和逆反应速率相等,各反应物和生成物的浓度不随时间改变的状态称为化学平衡状态。化学平衡是动态平衡,在外界条件不变的情况下,各物质的浓度保持恒定。浓度、压强和温度的改变,将破坏可逆反应原有的平衡状态,使其发生反应,然后达到新的平衡,这个过程称为平衡的移动。

3.**影响化学反应速率的因素** ①浓度:当其他条件不变时,增大反应物的浓度,会增大反应速率;减小反应物的浓度,会减小反应速率。②压强:对于有气体参加的反应,增大压强,会增大反应速率;减小压强,会减小反应速率。③温度:升高温度,会增大反应速率;降低温度,会减小反应速率。一般温度每升高10 ℃,反应速率增加为原来的2~4 倍。④催化剂:催化剂是那些能够改变化学反应速率,而本身的组成、质量和化学性质在反应前后基本保持不变的物质。有的催化剂能加快反应速率,有的催化剂能减缓反应速率。

4.**影响化学平衡移动的因素** ①浓度:在其他条件不变时,增大反应物的浓度或减小生成物的浓度,平衡向正反应方向移动;增大生成物的浓度或减小反应物的浓度,平衡向逆反应方向移动。②压强:当其他条件不变时,增大压强,平衡向气体分子数减少即气体体积缩小的方向移动;减小压强,平衡向气体分子数增加即气体体积增大的方向移动。③温度:在其他条件不变时,升高温度,平衡向吸热反应的方向移动;降低温度,平衡向放热反应的方向移动。④平衡移动原理:如果改变处于平衡状态的条件,平衡将向减弱或消除这种改变的方向移动。

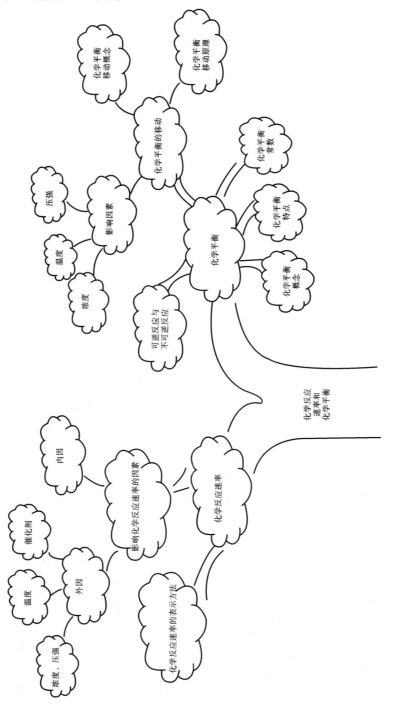

同步练习

一、填空题

1. 以下反应是基元反应，请写出其反应速率表达式。

（1）$NO_2 + CO \rightarrow NO + CO_2$ $v = $ _____

（2）$2A + B \rightarrow D$ $v = $ _____

2. 下述可逆反应已达到平衡：

$$2NO(g) + O_2(g) \rightleftharpoons 2NO_2(g) + Q$$

（1）升高温度，平衡向 _____ 移动。

（2）减小总压强，平衡向 _____ 移动。

（3）增大氧气的浓度，平衡向 _____ 移动。

（4）加入适当的催化剂，平衡向 _____ 移动。

二、选择题

1. 改变系统的总压强，下列平衡不移动的是　　　　　　　　　　　　　　（　　）

    A. $CO(g) + NO_2(g) \rightleftharpoons NO(g) + CO_2(g)$　　B. $C(s) + H_2O(g) \rightleftharpoons CO(g) + H_2(g)$

    C. $CaCO_3(s) \rightleftharpoons CaO(s) + CO_2(g)$　　D. $2SO_2(g) + O_2(g) \rightleftharpoons 2SO_3(g)$

2. 增大压强和降低温度，平衡移动方向一致的是　　　　　　　　　　　　（　　）

    A. $N_2(g) + O_2(g) \rightleftharpoons 2NO(g) - Q$　　B. $N_2(g) + 3H_2(g) \rightleftharpoons 2NH_3(g) + Q$

    C. $H_2(g) + I_2(g) \rightleftharpoons 2HI(g) + Q$　　D. $4NH_3(g) + 3O_2(g) \rightleftharpoons 6H_2O(g) + 2N_2(g) + Q$

3. $2NO + O_2 \rightleftharpoons 2NO_2 + Q$ 反应已达平衡状态，若要让平衡向左移动，可采用的方法是（　　）

    A. 增大压强　　　　　　　　　　　　B. 增加 O_2

    C. 升高温度　　　　　　　　　　　　D. 将 NO_2 引出体系

4. $2HI \rightleftharpoons I_2(气) + H_2 - Q$ 的反应达到平衡状态时，欲使平衡向右移动，可采取的措施是（　　）

    A. 升高温度　　　　　　　　　　　　B. 增大压强

    C. 加入催化剂　　　　　　　　　　　D. 增大 H_2 的浓度

5. 下列反应达到平衡后，增大压强或降低温度，都能使平衡向左移动的是（　　）

    A. $2NO(g) + O_2(g) = 2NO_2(g) + Q$　　B. $CO_2(g) + H_2(g) = CO(g) + H_2O(g) - Q$

    C. $C(s) + O_2(g) = CO_2(g) + Q$　　D. $CaCO_3(s) = CaO(s) + CO_2(g) - Q$

6. 对于一定条件下的可逆反应 $N_2 + 3H_2 \rightleftharpoons 2NH_3$，能说明反应已达到平衡状态的是（　　）

    A. N_2 和 H_2 不再反应　　　　　B. N_2 和 H_2 的浓度等于 NH_3 的浓度

    C. NH_3 的浓度为零　　　　　　　D. N_2、H_2 和 NH_3 的浓度不再变化

7. $2SO_2 + O_2 \rightleftharpoons 2SO_3(固) + Q$ 的反应达到平衡状态时，保持温度不变，若缩小反应容器的容积，物质的量增加多的是（　　）

    A. SO_2　　　　　　　　　　　　　　B. SO_2 和 O_2

    C. SO_3　　　　　　　　　　　　　　D. SO_2、O_2 和 SO_3

8. $CO + H_2O(气) \rightleftharpoons CO_2 + H_2 + Q$ 的反应达到平衡状态时，欲使平衡向右移动，可采取的措施是（　　）

    A. 升高温度　　　　　　　　　　　　B. 增大压强

    C. 加入催化剂　　　　　　　　　　　D. 增大 CO 的浓度

9. $2NO + O_2 \rightleftharpoons 2NO_2 + Q$ 的反应达到平衡状态时，欲使平衡向左移动，可采取的措施是（　　）

    A. 升高温度　　　　　　　　　　　　B. 增大压强

    C. 加入催化剂　　　　　　　　　　　D. 增大 NO 的浓度

三、计算题

蔗糖水解反应：$C_{12}H_{22}O_{11} + H_2O \rightleftharpoons C_6H_{12}O_6(葡萄糖) + C_6H_{12}O_6(果糖)$。

若蔗糖的起始浓度为 0.10 mol/L，反应达到平衡时蔗糖水解了一半，计算反应的平衡常数。

第四章

电解质溶液

学习目标

◆ **掌握** 弱电解质的解离平衡、解离平衡常数及水的离子积 K_W 的含义；缓冲溶液的组成、作用；酸碱质子理论要点；共轭酸碱的概念。

◆ **熟悉** 一元弱酸(碱)的解离平衡常数及 pH 值的计算；血液中的缓冲体系及缓冲溶液在医学中的意义。

◆ **了解** 缓冲溶液 pH 值计算和配制方法。

◆ **能力** 会配制一定 pH 值的缓冲溶液；能应用缓冲溶液的知识，理解机体维持 pH 值稳定的原理，分析酸碱平衡失调的原因。

电解质是溶于水中或熔融状态下能导电的化合物，这些化合物的水溶液称为电解质溶液。人体的体液(如血液、胃液、泪液和尿液等)和组织液中均含有多种电解质离子，如 Na^+、K^+、Ca^{2+}、HCO_3^-、Cl^- 等是维持体液渗透浓度、pH 值、缓冲作用和其他生理功能必要的成分。同时电解质离子的状态和含量对神经、肌肉等组织的生理活动、生化功能均有一定的影响。另外，人体内的化学反应需要在一定 pH 值的条件下才能顺利进行。若 pH 值超出一定范围，人的生理活动就无法正常进行，严重时甚至危及生命。因此，维持溶液和体液的酸碱度在医学上具有重要的意义。

第一节　弱电解质在溶液中的解离

电解质溶液之所以能够导电，是因为溶液中有能自由移动的离子。根据在溶液中解离程度的不同，可以把电解质分为强电解质和弱电解质。强电解质是指在水溶液中能够完全解离为离子的化合物，强酸、强碱和大多数的盐都是强电解质，如 HCl、NaOH、NaCl 等，它们的晶体在熔融状态下也能导电，同时因其在水溶液中是完全解离的，所以不存在解离平衡的问题；弱电解质则是指在水溶液中可部分解离成离子的化合物，弱酸、弱碱和极少数的盐是弱电解质，如 HAc、$NH_3 \cdot H_2O$ 等。弱电解质在水溶液中部分解离，存在解离平衡。

一、解离平衡和解离平衡常数

(一)解离平衡和解离平衡常数的定义

1. 解离平衡　弱电解质溶于水时,在水分子的作用下,弱电解质分子解离出离子,而离子又可以重新结合成分子,因此,弱电解质的解离过程是可逆的。在一定温度下,当弱电解质分子解离成离子的速率($v_{正}$)和离子重新结合成分子的速率($v_{逆}$)相等时,解离过程即达到动态平衡,称为解离平衡。

2. 解离平衡常数　在一定温度下,当弱电解质达到解离平衡时,溶液中已解离的离子浓度幂次方的乘积与未解离的弱电解质分子浓度的比值为一常数,称为解离平衡常数,简称解离常数,用 K_i 表示。

弱酸的解离平衡常数用 K_a 表示,如乙酸在水溶液中存在如下的解离平衡。

$$HAc \Longrightarrow H^+ + Ac^-$$

乙酸的解离平衡常数表达式如下。

$$K_a = \frac{[H^+][Ac^-]}{[HAc]} \tag{4-1}$$

公式(4-1)中:$[H^+]$、$[Ac^-]$、$[HAc]$分别表示它们的解离平衡浓度。

弱碱的解离平衡常数用 K_b 表示,如氨在水溶液中存在如下的解离平衡。

$$NH_3 \cdot H_2O \Longrightarrow NH_4^+ + OH^-$$

NH_3 的解离平衡常数表达式如下。

$$K_b = \frac{[NH_4^+][OH^-]}{[NH_3 \cdot H_2O]} \tag{4-2}$$

公式(4-2)中:$[NH_4^+]$、$[OH^-]$和$[NH_3 \cdot H_2O]$均为其解离平衡浓度。

解离平衡常数与弱电解质的本性及温度有关,而与其浓度无关,其大小可反映弱电解质解离程度的大小。K_a(或 K_b)值越大,表示弱电解质在水溶液中的解离程度越大,相应的酸性(或碱性)越强。部分弱酸和弱碱的解离平衡常数分别见表4-1和表4-2。

表4-1　一些常见一元弱酸的解离平衡常数 K_a(18~25 ℃)

	酸	K_a	$pK_a(-\lg K_a)$
由上至下酸的强度减弱	HNO_3	4.6×10^{-4}	3.37
	HF	3.53×10^{-4}	3.45
	HCOOH	1.77×10^{-4}	3.75
	$CH_3CHOHCOOH$	1.38×10^{-4}	3.86
	C_6H_5COOH	6.3×10^{-5}	4.20
	CH_3COOH	1.75×10^{-5}	4.75
	C_2H_5COOH	1.34×10^{-5}	4.87
	$C_5H_5NH^+$	6.2×10^{-6}	5.21
	HClO	2.95×10^{-8}	7.53
	H_3BO_3	7.3×10^{-10}	9.14
	NH_4^+	5.68×10^{-10}	9.25
	HCN	4.93×10^{-10}	9.31

表 4-2　一些常见一元弱碱的解离平衡常数 K_b（18～25 ℃）

	碱	K_b	$pK_b(-\lg K_b)$
由	$(CH_3)_2NH$	1.18×10^{-3}	2.93
上	$C_2H_5NH_2$	4.7×10^{-4}	3.33
至	NH_3	1.76×10^{-5}	4.75
下	$H_2BO_3^-$	1.37×10^{-5}	4.86
碱	ClO^-	3.38×10^{-7}	6.47
的	C_5H_5N（吡啶）	1.61×10^{-9}	8.79
强	Ac^-	5.68×10^{-10}	9.25
度	$C_6H_5NH_2$	4.0×10^{-10}	9.40
减弱	F^-	2.83×10^{-10}	10.25

（二）解离度

不同电解质在水溶液中的解离程度是不同的。通常用解离度来衡量电解质的解离程度。解离度是指在一定温度下，当弱电解质在溶液中达到解离平衡时，已解离的弱电解质分子数占弱电解质分子总数的百分数，通常用符号 α 表示。

$$\alpha=\frac{已解离的弱电解质分子总数}{弱电解质分子总数}\times100\% \qquad (4-3)$$

不同强度的电解质解离度的大小不同。电解质越弱，其解离度越小。一般将 0.1 mol/L 的电解质溶液中，解离度大于 30% 的电解质称为强电解质；解离度小于 5% 的电解质称为弱电解质；解离度介于 5%～30% 的电解质称为中强度电解质。

例如，在 25℃时，0.1 mol/L HAc 的 α 为 1.32%（表示在溶液中，每 10 000 个 HAc 分子中有 132 个分子解离为 H^+ 和 Ac^-），因此，乙酸属于弱电解质。

按照强电解质在水溶液中完全解离的观点，强电解质的解离度理论上应为 100%，但在强电解质的溶液中，离子浓度较大，离子间的相互作用力比较显著，制约了溶液中离子的自由运动，因此实验测得的解离度往往小于 100%。为了区别强电解质的真实解离度（100%），通常把实验测得的强电解质的解离度称为表观解离度，这种解离度并不能表示强电解质完全解离的情况，它只反映强电解质溶液中阴阳离子相互作用的强弱。常见电解质的解离度见表 4-3。

表 4-3　几种常见电解质在 0.1 mol/L 浓度时的解离度（298 K）

电解质	化学式	解离度（%）	电解质	化学式	解离度（%）
盐酸	HCl	92	氯化钠	NaCl	84
硝酸	HNO_3	92	氯化钾	KCl	86
硫酸	H_2SO_4	61	乙酸钠	NaAc	79
氢氧化钠	NaOH	84	硝酸银	$AgNO_3$	81

续表 4-3

电解质	化学式	解离度(%)	电解质	化学式	解离度(%)
氢氧化钾	KOH	89	硫酸铜	$CuSO_4$	40
乙酸	HAc	1.32	碳酸	H_2CO_3	0.17
氨水	$NH_3 \cdot H_2O$	1.33	磷酸	H_3PO_4	27

电解质溶液解离度的大小,主要取决于电解质的本性,同时也与溶剂、温度和电解质溶液的浓度有关。浓度越小,解离度越大;温度越高,解离度越大。所以在表示弱电解质的解离度时,应指明溶剂、温度和溶液的浓度。一般在不加说明时,溶剂通常指水。

(三)解离平衡常数与解离度的关系

解离平衡常数和解离度都可用来衡量电解质的解离程度,二者之间存在着必然的联系。下面以乙酸为例进行推导。

设在一定温度下,乙酸的起始浓度为 c,平衡时的解离度为 α,则:

$$HAc \rightleftharpoons H^+ + Ac^-$$

起始浓度(mol/L) c 0 0

平衡浓度(mol/L) $c-c\alpha$ $c\alpha$ $c\alpha$

$$K_a = \frac{[Ac^-][H^+]}{[HAc]}$$

$$= \frac{c\alpha \cdot c\alpha}{c-c\alpha} = \frac{c\alpha^2}{1-\alpha}$$

由于弱电解质的 α 一般不超过 5%,则 $1-\alpha \approx 1$,上式可写为:

$$K_a = c\alpha^2$$

或

$$\alpha = \sqrt{\frac{K_a}{c}} \tag{4-4}$$

同理进行推导,一元弱碱的解离平衡常数 K_b 与解离度 α 的关系式为:

$$\alpha = \sqrt{\frac{K_b}{c}} \tag{4-5}$$

由公式(4-4)、(4-5)可知,解离度 α 与溶液浓度的平方根成反比,与解离平衡常数的平方根成正比,即浓度越稀时,解离度越大(表4-4)。

表 4-4　不同浓度的 HAc 的解离度 α 和 $[H^+]$

c(mol/L)	α(%)	$[H^+]$(mol/L)
0.020	2.95	5.90×10^{-4}
0.100	1.32	1.32×10^{-3}
0.200	0.93	1.86×10^{-3}

例 4-1　已知 25 ℃时 0.2 mol/L 的氨水的解离度为 0.943%,求氨水的解离平衡常数。

解：由公式(4-5)$\alpha = \sqrt{\dfrac{K_b}{c}}$ 得，$0.943\% = \sqrt{\dfrac{K_b}{0.2}}$，$K_b = 1.8 \times 10^{-5}$。

二、同离子效应

水溶液中弱电解质的解离平衡和其他化学平衡一样都是相对的、暂时的。平衡只是在一定的外界条件下，处于暂时的稳定状态。一旦外界条件有变化，随即发生平衡移动，最终重新建立新的平衡。除温度变化对解离平衡常数稍有影响外，影响弱电解质解离平衡的因素主要是同离子效应和盐效应。

在 HAc 溶液中加入 NaAc，因为 NaAc 是强电解质，在溶液中完全解离成 Na^+ 和 Ac^-，使溶液中 Ac^- 浓度增大，破坏了 HAc 原来的解离平衡，使平衡向左移动。当建立新的平衡时，溶液里 HAc 分子浓度相应地增加，而 H^+ 浓度相应地减小，即由于 NaAc 的加入使 HAc 较多的以分子状态存在，结果使 HAc 的解离度降低了。

$$HAc \rightleftharpoons H^+ + Ac^-$$
$$NaAc \rightleftharpoons Na^+ + Ac^-$$

同理，在 $NH_3 \cdot H_2O$ 中，若加入少量的强电解质 NH_4Cl，则平衡也会逆向进行，导致 $NH_3 \cdot H_2O$ 的解离度降低。

$$NH_3 \cdot H_2O \rightleftharpoons NH_4^+ + OH^-$$
$$NH_4Cl \rightleftharpoons NH_4^+ + Cl^-$$

这种在弱电解质的水溶液中，加入与弱电解质含有相同离子的强电解质，使弱电解质的解离度降低的现象称为同离子效应。

【想一想】
一定温度下向 HAc 溶液中分别加入 NaAc 和 NaCl，HAc 的解离度分别有何变化？

若在弱电解质溶液中加入与其不含相同离子的强电解质，可使弱电解质的解离度稍有增大，这种现象称为盐效应。盐效应使弱电解质的解离度稍有增大，是由于强电解质的加入使溶液中的离子总量增大，溶液中离子间的相互作用较强，更有利于弱电解质的解离。例如，在 0.10 mol/L HAc 溶液中加入 NaCl 使其浓度为 0.10 mol/L，则 HAc 的解离度由 1.32% 增大为 1.82%，溶液中的 $[H^+]$ 由 1.32×10^{-3} mol/L 增大为 1.82×10^{-3} mol/L。

发生同离子效应的同时必伴随盐效应，但同离子效应的影响比盐效应要大得多，所以一般情况下，不考虑盐效应也不会产生显著影响。

第二节　酸碱质子理论

酸和碱是两类重要的电解质。人们在认识酸碱物质的性质与组成、结构的关系方面是一个逐步深入的过程。最初是从物质所表现出的性质来区分酸和碱的，认为具有酸味且能使蓝色石蕊试纸变红的物质是酸；而碱就是具有涩味，有滑腻感，能使红色石蕊试纸变蓝，并能与酸反应生成盐和水的物质。随着生产和科学的发展，人们又提出了一系列酸碱理论。我们在中学所学习的酸、碱的概念就是 1887 年由瑞典化学家阿仑尼乌斯提出的电离理论。该理论认为：在水中解离出的阳离子都是 H^+ 的物质是酸；解离出的阴离子都是 OH^- 的物质是碱；酸碱反应的实质是 H^+ 和 OH^- 中和生成水。该理论对化学学科的发展产生了巨大的推动作用,其观念至今仍在使用,是经典的酸碱理论,但是该理论将酸碱的概念及酸碱反应局限在了水溶液中,使它无法解释非水体系和无溶剂体系的酸碱反应。为了克服电离理论的局限性,1923 年丹麦的布朗斯特和英国的劳瑞提出了著名的酸碱质子理论。

一、酸碱的定义

酸碱质子理论认为:凡是能给出质子(H^+)的物质是酸,即酸是质子的给予体;凡是能接受质子的物质是碱,即碱是质子的接受体。酸和碱不是孤立的,酸给出质子后所余下的部分就是碱,碱接受质子后即成为酸。酸与碱的关系式可用下式表示。

$$酸(HB) \Longrightarrow 质子(H^+) + 碱(B^-)$$
$$H_2O \Longrightarrow H^+ + OH^-$$
$$H_3O^+ \Longrightarrow H^+ + H_2O$$
$$HAc \Longrightarrow H^+ + Ac^-$$
$$H_2CO_3 \Longrightarrow H^+ + HCO_3^-$$
$$HCO_3^- \Longrightarrow H^+ + CO_3^{2-}$$
$$NH_4^+ \Longrightarrow H^+ + NH_3$$

从上面的例子可以看出,关系式左边都是酸(它可以是分子、阳离子或阴离子),它们失去一个质子后变为右边对应的碱;右边的物质都是碱(碱也可以是分子、阳离子或阴离子)和质子,碱得到一个质子就变为左边对应的酸。因此,酸 HB 和碱 B^- 相互依存,并通过接受(或失去)一个质子相互转化,这种关系称为共轭关系,我们把在组成上仅相差一个质子具有共轭关系的酸和碱称为共轭酸碱对。一种酸 HB 释放一个质子后形成其共轭碱 B^-,或者说一种碱 B^- 接受一个质子后就形成其共轭酸 HB。上述例子所包含的共轭酸碱对为 $H_2O - OH^-$、$H_3O^+ - H_2O$、$HAc - Ac^-$、$H_2CO_3 - HCO_3^-$、$HCO_3^- - CO_3^{2-}$、$NH_4^+ - NH_3$。共轭酸碱对的关系式如下。

$$共轭酸 \Longrightarrow H^+ + 共轭碱$$

一种酸给出质子的能力越强,其酸性就越强;而其对应的共轭碱接受质子的能力就越弱,即碱性越弱。强酸的共轭碱是弱碱,强碱的共轭酸是弱酸,如 HCl 是强酸,而 Cl^- 则是弱碱。

由上述酸碱概念可得出如下结论。

(1)共轭酸碱对中的酸比其共轭碱多一个质子。

(2)酸碱质子理论中的酸和碱可以是中性分子(如 HAc、H_2CO_3、NH_3 等),也可以是离子(如 OH^-、H_3O^+、HCO_3^- 等)。

(3)有些物质既可以给出质子,又可以接受质子,即在某共轭酸碱对中是酸,在另一个共轭酸碱对中是碱,这些物质称为两性物质。如 H_2O 作为酸其共轭碱是 OH^-,作为碱其共轭酸为 H_3O^+;HCO_3^- 作为酸其共轭碱是 CO_3^{2-},作为碱其共轭酸是 H_2CO_3。如 H_2O、HSO_4^-、HCO_3^-、$H_2PO_4^-$、HPO_4^{2-}、HS^- 等都是两性物质。因此在酸碱质子理论中,酸和碱的概念是相对的。

(4)酸碱质子理论中没有盐的概念。电离理论中的盐在质子理论中被看成是离子酸和离子碱。如 NH_4Cl 中的 NH_4^+ 可以给出一个质子是离子酸,Cl^- 可以接受一个质

【想一想】
请写出 H_2SO_4、HSO_4^-、H_2O 的共轭碱及 HSO_4^-、H_2O、NH_3 的共轭酸。

子是离子碱。

二、酸碱反应的实质

酸碱质子理论认为,酸碱反应的实质是两对共轭酸碱对之间的质子转移反应。可用通式表示如下。

$$\text{酸}_1 + \text{碱}_2 \rightleftharpoons \text{碱}_1 + \text{酸}_2$$

反应中,酸$_1$把质子给予碱$_2$后自身变为碱$_1$,碱$_2$从酸$_1$接受质子后变为酸$_2$。酸$_1$和碱$_1$及碱$_2$和酸$_2$互为共轭酸碱对。由此可见,质子总是从一种物质(酸$_1$)转移到另一种物质(碱$_2$)上。酸碱反应后,生成了新的酸和新的碱。例如,盐酸和氨之间的反应可表示如下。

$$\underset{\text{酸}_1}{HCl} + \underset{\text{碱}_2}{NH_3} \rightleftharpoons \underset{\text{碱}_1}{Cl^-} + \underset{\text{酸}_2}{NH_4^+}$$

HCl 和 NH$_3$ 反应,无论是在水溶液还是非水溶液或气相中进行,其实质都是一样的。即 HCl 是酸,将质子传递给 NH$_3$,转变为它的共轭碱 Cl$^-$;NH$_3$ 是碱,接受 HCl 给出的质子后转变为它的共轭酸 NH$_4^+$。

电离理论中的中和反应、酸碱在水中的解离反应和水解反应都可归纳为酸碱反应,其实质都是质子转移反应。

中和反应:

$$\underset{\text{酸}_1}{H_3O^+} + \underset{\text{碱}_2}{OH^-} \rightleftharpoons \underset{\text{碱}_1}{H_2O} + \underset{\text{酸}_2}{H_2O}$$

酸的解离:

$$\underset{\text{酸}_1}{HAc} + \underset{\text{碱}_2}{H_2O} \rightleftharpoons \underset{\text{碱}_1}{Ac^-} + \underset{\text{酸}_2}{H_3O^+}$$

碱的解离:

$$\underset{\text{酸}_1}{H_2O} + \underset{\text{碱}_2}{NH_3} \rightleftharpoons \underset{\text{碱}_1}{OH^-} + \underset{\text{酸}_2}{NH_4^+}$$

水解反应:

$$\underset{\text{酸}_1}{H_3O^+} + \underset{\text{碱}_2}{Ac^-} \rightleftharpoons \underset{\text{碱}_1}{H_2O} + \underset{\text{酸}_2}{HAc}$$

酸碱反应是可逆的,任意两对共轭酸碱对所组成的酸碱反应究竟向哪个方向进行的趋势大,取决于反应方程式两边的酸给出质子的能力和碱接受质子的能力,即酸碱反应总是由较强的酸和较强的碱作用,向着生成较弱的酸和较弱的碱的方向进行,相互作用的酸和碱越强,反应进行得越完全。

第三节　水溶液的酸碱性及 pH 值的计算

研究电解质溶液时往往涉及溶液的酸碱性。电解质溶液的酸碱性跟水的解离有着密切的关系。为了从本质上认识溶液的酸碱性,就要了解水的解离情况。

一、水的质子自递反应

(一)水的质子自递反应和离子积

水是一种既能给出质子又能接受质子的两性物质,在水分子之间也可以进行质子转移,使一部分 H_2O 转变成为它的共轭酸 H_3O^+,另一部分变成它的共轭碱 OH^-。这种发生在同种物质分子之间的质子传递作用称为质子自递反应。水的质子自递反应可表示如下。

$$\overset{\overset{\displaystyle H^+}{\big|\!\longrightarrow}}{H_2O + H_2O} \Longrightarrow H_3O^+ + OH^-$$

在一定温度下,当水的质子自递反应(又称水的解离)达到平衡时,水中各微粒的浓度存在以下关系。

$$K_i = \frac{[H_3O^+][OH^-]}{[H_2O][H_2O]}$$

因为水的质子自递作用非常微弱,所以公式中 $[H_2O]$ 可以看作常数,将它与 K_i 合并,则:

$$[H_3O^+][OH^-] = [H_2O]^2 \cdot K_i = K_W \qquad (4-6)$$

K_W 称为水的质子自递平衡常数,又称为水的离子积。公式(4-6)表明,在一定温度下,水中 $[H_3O^+]$ 与 $[OH^-]$ 的乘积即水的离子积是一常数。实验测得 25 ℃时的纯水中,$K_W = 1.0 \times 10^{-14}$。

因为水的解离过程是一个吸热过程,所以当温度升高时,有利于水的解离,即水的离子积增大。例如,在 100 ℃时,$K_W = 1.0 \times 10^{-12}$,比 25 ℃时大 100 倍。

水的离子积不仅适用于纯水,也适合一切稀水溶液。根据公式(4-6),若已知水溶液中的 $[H_3O^+]$ 时,就可以计算出溶液中的 $[OH^-]$,反之亦然。

(二)溶液的酸碱性和 pH 值

由于上述关系,溶液的酸性或碱性均可用 $[H_3O^+]$ 或 $[OH^-]$ 来表示。25 ℃时,

中性溶液:$[H_3O^+] = [OH^-] = 10^{-7}$ mol/L

酸性溶液:$[H_3O^+] > 10^{-7}$ mol/L $> [OH^-]$

碱性溶液:$[H_3O^+] < 10^{-7}$ mol/L $< [OH^-]$

当溶液中 $[H_3O^+]$ 很小时,直接用 $[H_3O^+]$ 或 $[OH^-]$ 表示溶液的酸碱性就很不方便,因此常用 pH 值来表示溶液的酸碱性。所谓 pH 值,就是 $[H_3O^+]$ 的负对数。

$$pH = -\lg[H_3O^+] \quad 或 \quad pH = -\lg[H^+] \qquad (4-7)$$

由此,25 ℃时,溶液的酸碱性和 pH 值的关系如下。

中性溶液:$[H_3O^+]=10^{-7}$ mol/L,则 pH=7

酸性溶液:$[H_3O^+]>10^{-7}$ mol/L,则 pH<7

碱性溶液:$[H_3O^+]<10^{-7}$ mol/L,则 pH>7

溶液的酸碱性也可以用 pOH 值表示,pOH 是$[OH^-]$的负对数。

$$pOH=-\lg[OH^-] \tag{4-8}$$

25 ℃时,水溶液中$[H_3O^+]\cdot[OH^-]=1.0\times10^{-14}$,故有 $pH+pOH=pK_W=14.00$。

溶液的 pH 值越小,溶液的酸性就越强;溶液的 pH 值越大,溶液的碱性就越强。25 ℃时,溶液的 pH 值与$[H_3O^+]$及$[OH^-]$的对应关系可以表示如下。

$[H^+]$	10^{-1}	10^{-2}	10^{-3}	10^{-4}	10^{-5}	10^{-6}	10^{-7}	10^{-8}	10^{-9}	10^{-10}	10^{-11}	10^{-12}	10^{-13}	10^{-14}
pH	1	2	3	4	5	6	7	8	9	10	11	12	13	14

← 酸性增强　　　　　　中性　　　　碱性增强 →

【想一想】
试排列出 pH=3.0,$[H_3O^+]=10^{-5}$ mol/L,$[OH^-]=10^{-5}$ mol/L 的 3 种溶液其酸性由大到小的顺序。

当$[H_3O^+]$或$[OH^-]$大于 1 mol/L 时,用 pH 值表示酸碱性的强弱并不简便,此时可直接用$[H_3O^+]$或$[OH^-]$来表示溶液的酸碱性。

人体的各种体液都有各自的 pH 值范围,生物体中的一些生物化学变化,只能在一定的 pH 值范围内才能正常进行,各种生物催化剂——酶也只有在一定的 pH 值时才有活性,否则将会降低或失去其活性(表 4-5)。

表 4-5　人体各种体液的 pH 值

体液	pH 值	体液	pH 值
血清	7.35~7.45	大肠液	8.3~8.4
成人胃液	0.9~1.5	乳汁	6.0~6.9
婴儿胃液	5.0	泪水	6.4~7.4
唾液	6.35~6.85	尿液	4.8~7.5
胰液	7.5~8.0	脑脊液	7.35~7.45
小肠液	8~9		

例 4-2　正常人血浆的 pH 值为 7.35~7.45,计算血浆中 H_3O^+ 的浓度范围。

解: 因为 $pH=-\lg[H_3O^+]$,所以 $[H_3O^+]=10^{-pH}$

当 pH=7.35 时,$[H_3O^+]=10^{-7.35}=4.5\times10^{-8}$ mol/L

当 pH=7.45 时,$[H_3O^+]=10^{-7.45}=3.5\times10^{-8}$ mol/L

即正常人血浆中 H_3O^+ 的浓度为 $3.5\times10^{-8}\sim4.5\times10^{-8}$ mol/L。

二、共轭酸碱对的关系

在水溶液中,共轭酸碱对 HB-B$^-$分别存在如下的质子传递反应。

$$HB+H_2O \rightleftharpoons B^-+H_3O^+$$

$$B^- + H_2O \Longrightarrow HB + OH^-$$

其平衡常数分别为：

$$K_a = \frac{[H_3O^+][B^-]}{[HB]} \qquad (4-9)$$

$$K_b = \frac{[HB][OH^-]}{[B^-]} \qquad (4-10)$$

根据公式(4-9)和公式(4-10)得：

$$K_a \cdot K_b = \frac{[H_3O^+][B^-]}{[HB]} \cdot \frac{[HB][OH^-]}{[B^-]} = [H_3O^+][OH^-] = K_W$$

即：

$$K_a \cdot K_b = K_W \qquad (4-11)$$

由公式(4-11)可知，酸越强(K_a越大)，其共轭碱越弱(K_b越小)；碱越强(K_b越大)，其共轭酸越弱(K_a越小)。只要知道一种弱酸的 K_a 值，则可利用公式(4-11)求出其共轭碱的 K_b 值，反之亦然。

例 4-3　已知 25 ℃时 $NH_3 \cdot H_2O$ 的 K_b 值为 1.79×10^{-5}，求 NH_4^+ 的 K_a 值。

解：NH_4^+ 是 $NH_3 \cdot H_2O$ 的共轭酸，根据公式(4-11)，得：

$$K_a = \frac{K_W}{K_b} = \frac{1.0 \times 10^{-14}}{1.76 \times 10^{-5}} = 5.68 \times 10^{-10}$$

三、溶液 pH 值的计算

(一)强酸和强碱溶液 pH 值的计算

强酸和强碱是强电解质，在水溶液中完全电离。当强酸和强碱的浓度较大时，计算 pH 值时只考虑强酸或强碱的解离即可，直接由其浓度求得。例如，0.010 mol/L 的 HCl 溶液，其 pH = -lg0.010 = 2.00；0.010 mol/L 的 NaOH 溶液，其 pOH = -lg0.010 = 2.00，即 pH = 12.00。

在强酸和强碱浓度很低的情况下($c < 10^{-6}$ mol/L)，计算 pH 值时就不仅要考虑强酸和强碱的解离，而且还要考虑溶剂水解离产生的 $[H^+]$。

(二)一元弱酸或弱碱溶液 pH 值的计算

物质在水中的酸碱性取决于其与水之间的质子转移。根据解离平衡常数，可以计算弱酸、弱碱水溶液中 H^+ 浓度和 OH^- 浓度，从而计算出溶液的 pH 值。

1. 一元弱酸溶液 pH 值的计算　一元弱酸包括分子酸(如 HAc、HCN 等)和离子酸[如 NH_4^+、$(C_2H_5)_3NH^+$ 等]，在这里我们均用一元弱酸 HB 形式表示。在一元弱酸 HB 的水溶液中存在着下列两个解离平衡。

$$HB + H_2O \Longrightarrow H_3O^+ + B^-$$

$$H_2O + H_2O \Longrightarrow H_3O^+ + OH^-$$

在水溶液中 H_3O^+ 分别来源于 HB 和溶剂水的解离反应。在溶液中同时存在 HB、B^-、H_3O^+ 和 OH^- 4 种物质，而这几种物质的浓度都是未知的，要精确计算 $[H_3O^+]$ 相当复杂。在实际工作中，在误差允许范围内，常做一些近似处理，推导出计算 $[H_3O^+]$ 的近似式和最简式。

当弱酸水溶液中弱酸的 $cK_a \geqslant 20K_W$ 时,水的质子自递平衡可以忽略,溶液中 $[H_3O^+]$ 主要来自弱酸 HB 的解离平衡。由于 HB 是一元弱酸,其解离产生的 H_3O^+ 浓度和 B^- 浓度相等。

设 HB 的起始浓度为 c,其解离平衡为:

$$HB + H_2O \rightleftharpoons H_3O^+ + B^-$$

起始浓度:　　　　　　　　　　c　　　　　　0　　0

平衡浓度:　　　　　　　　$c-[H_3O^+]$　　$[H_3O^+]$　$[B^-]$

$$K_a = \frac{[H_3O^+][B^-]}{[HB]} = \frac{[H_3O^+]^2}{c-[H_3O^+]}$$

当 $c/K_a \geqslant 500$ 或解离度 $\alpha < 5\%$ 时,溶液中 $[H_3O^+]$ 远小于弱酸的总浓度 c,则 $c-[H_3O^+] \approx c$,故可得:

$$[H_3O^+] = \sqrt{K_a \cdot c} \tag{4-12}$$

公式(4-12)是计算一元弱酸 $[H_3O^+]$ 的最简式,使用此公式要满足的两个条件为 $cK_a \geqslant 20K_W$,$c/K_a > 500$;否则将造成较大的误差。

例 4-4　计算 25 ℃时 0.100 mol/L HAc 溶液的 pH 值。

解:已知 $K_a = 1.76 \times 10^{-5}$,$c = 0.100$ mol/L,则:

$$cK_a = 0.100 \times 1.76 \times 10^{-5} \geqslant 20K_W, \quad c/K_a > 500$$

可用公式(4-12)计算:

$$[H^+] = \sqrt{K_a \cdot c} = \sqrt{1.76 \times 10^{-5} \times 0.100} \ \text{mol/L} = 1.33 \times 10^{-3} \ (\text{mol/L})$$

$$pH = -\lg[H^+] = 2.88$$

例 4-5　计算 25 ℃时 0.100 mol/L NH_4Cl 溶液的 pH 值。

解:根据酸碱质子理论,NH_4^+ 为一元弱酸,NH_4^+-NH_3 为共轭酸碱对。

已知 $K_b(NH_3) = 1.79 \times 10^{-5}$,由公式(4-11),得 NH_4^+ 的 K_a:

$$K_a = \frac{K_W}{K_b} = \frac{1.00 \times 10^{-14}}{1.79 \times 10^{-5}} = 5.59 \times 10^{-10}$$

因为 $cK_a \geqslant 20K_W$,$c/K_a = 0.100/5.59 \times 10^{-10} > 500$,则可用公式(4-12)计算。

$$[H^+] = \sqrt{K_a \cdot c} = \sqrt{5.59 \times 10^{-10} \times 0.100} \ \text{mol/L} = 7.48 \times 10^{-6} \ (\text{mol/L})$$

$$pH = -\lg[H^+] = 5.13$$

2. 一元弱碱溶液 pH 值的计算　　一元弱碱包括分子碱(如 NH_3)和离子碱(如 Ac^-)。对于一元弱碱溶液,同样可以利用与一元弱酸类似的处理方式得到计算一元弱碱溶液中 $[OH^-]$ 的最简式,其公式与弱酸的相似,只是 $[H_3O^+]$ 换成 $[OH^-]$,K_a 换成 K_b。

当 $cK_b \geqslant 20K_W$,$c/K_b > 500$ 时,计算一元弱碱溶液中 $[OH^-]$ 的最简式:

$$[OH^-] = \sqrt{K_b \cdot c} \tag{4-13}$$

例 4-6　计算 25 ℃时 0.10 mol/L $NH_3 \cdot H_2O$ 的 pH 值。

解:已知 $c = 0.10$ mol/L,$K_b = 1.79 \times 10^{-5}$,则:

$cK_b \geqslant 20K_W$,$c/K_b > 500$,可用公式(4-13)计算。

$$[OH^-] = \sqrt{K_b \cdot c} = \sqrt{1.79 \times 10^{-5} \times 0.10} \ \text{mol/L} = 1.34 \times 10^{-3} \ (\text{mol/L})$$

【想一想】
　　浓度均为 0.010 mol/L 的盐酸和醋酸水溶液,其 pH 值是否相等? 为什么?

$$pOH = -\lg[OH^-] = 2.87$$
$$pH = pK_W - pOH = 14 - 2.87 = 11.13$$

例 4-7 计算 25 ℃时 0.100 mol/L NaAc 溶液的 pH 值。

解: $K_a(HAc) = 1.76 \times 10^{-5}$,则:

$$K_b(Ac^-) = \frac{K_W}{K_a(HAc)} = \frac{1.00 \times 10^{-14}}{1.76 \times 10^{-5}} = 5.68 \times 10^{-10}$$

因为 $cK_b \geqslant 20K_W$, $c/K_b > 500$,则可用公式(4-13)计算。

$$[OH^-] = \sqrt{K_b \cdot c} = \sqrt{5.68 \times 10^{-10} \times 0.100} = 7.54 \times 10^{-6} (mol/L)$$

$$pOH = -\lg[OH^-] = 5.12$$

$$pH = 14 - 5.12 = 8.88$$

四、酸碱指示剂和溶液 pH 值的测定

1. **酸碱指示剂** 借助于颜色的变化来指示溶液 pH 值的物质称为酸碱指示剂。例如,人们熟知的石蕊、酚酞和甲基橙等。酸碱指示剂一般是有机弱酸或弱碱,它们的共轭酸和共轭碱由于结构不同常呈现不同的颜色。当溶液 pH 值变化时,指示剂失去质子转变为碱式,或得到质子转变为酸式,从而引起溶液颜色的变化。

例如,甲基橙是一种有机弱碱,它是双色指示剂,在水溶液中发生如下解离平衡和颜色变化。

黄色(碱式色)

红色(酸式色)

由平衡关系可见,当溶液的酸度增大时,甲基橙主要以酸式结构(醌式)存在,溶液显红色;当溶液酸度减小时,甲基橙由酸式结构转变为碱式结构(偶氮式),溶液显黄色。

另一种常用的指示剂酚酞是一种有机弱酸,在水溶液中有如下平衡和颜色变化。

无色(酸式色)   红色(碱式色)

由平衡关系可以看出,在酸性溶液中,酚酞以无色酸式结构存在,在碱性溶液中转化为红色醌式结构。反之,则溶液由红色转变为无色。

由此可见,指示剂的变色原理是基于溶液 pH 值的变化,导致指示剂的结构变化,从而引起溶液颜色的变化。

常用的酸碱指示剂及其基本性质列于表 4-6 中。

表 4-6   常用的酸碱指示剂及其性质

指示剂	酸色	过渡色(pH 值范围)	碱色	配制方法
甲基橙	红色(pH<3.1)	橙色(3.1~4.4)	黄色(pH>4.4)	0.5 g/L 的水溶液
甲基红	红色(pH<4.4)	橙色(4.4~6.2)	黄色(pH>6.2)	1 g/L 的 60% 乙醇溶液
酚酞	无色(pH<8.0)	粉红色(8.0~9.1)	红色(pH>9.6)	1 g/L 的 90% 乙醇溶液
石蕊	红色(pH<5.0)	紫色(5.0~8.0)	蓝色(pH>8.0)	一般做成试纸

2. 溶液 pH 值的测定   溶液的 pH 值测定方法有指示剂法和仪器法。pH 值的近似测定常用酸碱指示剂。若在某溶液中加入两滴甲基红,显黄色,表明该溶液的 pH>6.2;若往溶液中加入两滴酚酞,呈无色,表明该溶液的 pH<8.0,所以该溶液的 pH 值是在 6.2~8.0。显然,采用简单的指示剂,只能粗略地估计溶液的酸碱性大小。

在实际运用中,常用 pH 试纸测定 pH 值。pH 试纸是由甲基红、酚酞、溴百里酚蓝等多种指示剂按一定比例混合的乙醇溶液浸泡而制成的,当它接触不同 pH 值的溶液时,就会呈现不同颜色,将此色与标准色卡对比就可粗知溶液的 pH 值。

溶液 pH 值的精密测定,可使用酸度计(或 pH 计)。

若需测定酸、碱性物质的浓度或含量,则可采用酸碱滴定法。酸碱滴定法是以溶液中酸和碱的质子转移反应为基础的滴定分析方法。其基本原理:$H^+ + OH^- = H_2O$,故又称中和法。基本操作:将已知准确浓度的酸或碱溶液(滴定剂),通过滴定管滴入已加有酸碱指示剂的待测溶液中,根据溶液颜色的改变,确定反应终点;再利用反应中消耗滴定剂的量(c_T, V_T),计算待测溶液中碱或酸的浓度或含量。这是一种用途极为广泛的分析方法,可通过酸碱滴定实验学习并了解该方法。

第四节   缓冲溶液

溶液的 pH 值是影响化学反应的重要因素之一。许多反应,包括生物体内的化学反应,往往需要在一定的 pH 值条件下才能正常进行,如细菌培养、生物体内的酶促反应等。当 pH 值不合适或反应过程中 pH 值有较大变化时,都会影响反应的正常进行。又如正常人体血液的 pH 值范围为 7.35~7.45,若超出这个范围,就会出现不同程度的酸中毒或碱中毒,严重时可危及生命。能够保持相对稳定的 pH 值的缓冲溶液在生命科学中具有重要的意义。

一、缓冲溶液的组成及缓冲作用

（一）缓冲作用与缓冲溶液

纯水和某些溶液易受到外界因素的影响而不能保持恒定的 pH 值。例如，纯水在 25 ℃时 pH 值为 7.00，吸收空气中的 CO_2 后 pH 值降到 5.50 左右。与此相反，有些溶液加入少量外来强酸或强碱，溶液的 pH 值变化不明显。例如，表 4-7 中，在 50 mL 含 HAc 和 NaAc（浓度均为 0.1 mol/L）的溶液中加入 1 滴（约 0.05 mL）1 mol/L HCl 溶液，其 pH 值由 4.75 减小到 4.74；50 mL 上述混合液中加入 1 滴（约 0.05 mL）1 mol/L NaOH 溶液，其 pH 值由 4.75 增加到 4.76，混合液的 pH 值均只改变了 0.01 个 pH 值单位。像这种能够抵抗少量的外来强酸或强碱包括适当稀释而保持溶液的 pH 值基本不变的作用称为缓冲作用；具有缓冲作用的溶液称为缓冲溶液。

缓冲溶液

表 4-7　强酸或强碱的加入对溶液 pH 值的影响

50 mL 纯水或溶液	pH	加入 1 滴（约 0.05 mL）1 mol/L HCl		加入 1 滴（约 0.05 mL）1 mol/L NaOH	
		pH	ΔpH	pH	ΔpH
H_2O	7	3	4	11	4
0.1 mol/L NaCl	7	3	4	11	4
0.1 mol/L HAc-NaAc	4.75	4.74	0.01	4.76	0.01

需要注意的是，缓冲作用是抵抗外来的"少量"强酸或强碱包括适当稀释而保持溶液的 pH 值"基本不变"的作用，也就是说缓冲作用是有一定限度的；另外，缓冲作用必须同时具有抗酸和抗碱的双重作用。

（二）缓冲溶液的组成

缓冲溶液具有缓冲作用的原因是缓冲溶液中同时存在着能与强酸作用的抗酸成分和能与强碱作用的抗碱成分，且这两种成分之间必须存在着化学平衡。通常把这两种成分称为缓冲对或缓冲系。

根据酸碱质子理论，缓冲对通常是一对共轭酸碱对，其中共轭酸用来对抗外来少量的强碱称为抗碱成分；共轭碱用来抵抗外来少量的强酸称为抗酸成分。共轭酸碱之间存在着质子传递平衡。根据酸碱质子理论，缓冲溶液可由弱酸及其对应的盐、弱碱及其对应的盐或多元酸的酸式盐及其对应的次级盐组成。

1. 弱酸及其对应的盐

$$\begin{array}{cc} 弱酸 & 对应的盐 \\ （抗碱成分） & （抗酸成分） \\ HAc & NaAc \\ H_2CO_3 & NaHCO_3 \end{array}$$

2. 弱碱及其对应的盐

弱碱　　　　对应的盐

（抗酸成分）　（抗碱成分）

$NH_3 \cdot H_2O$ —— NH_4Cl

$(CH_3)_2NH$ ——$(CH_3)_2NH \cdot HCl$

（二甲胺）　　（盐酸二甲胺）

3. 多元酸的酸式盐及其对应的次级盐

多元酸的酸式盐　　对应的次级盐

（抗碱成分）　　　（抗酸成分）

$NaHCO_3$ —— Na_2CO_3

NaH_2PO_4 —— Na_2HPO_4

一些常见的缓冲对见表4-8。

表4-8　常见的缓冲对

缓冲对	质子转移平衡	pK_a（25 ℃）
HAc–NaAc	$HAc+H_2O \rightleftharpoons Ac^-+H_3O^+$	4.75
H_2CO_3–$NaHCO_3$	$H_2CO_3+H_2O \rightleftharpoons HCO_3^-+H_3O^+$	6.35
$H_2C_8H_4O_4$–$KHC_8H_4O_4^*$	$H_2C_8H_4O_4+H_2O \rightleftharpoons HC_8H_4O_4^-+H_3O^+$	2.89
$Tris \cdot HCl$–$Tris^{\triangle}$	$Tris \cdot HCl+H_2O \rightleftharpoons Tris+H_3O^+$	8.08
NH_4Cl–NH_3	$NH_4^++H_2O \rightleftharpoons NH_3+H_3O^+$	9.25
$CH_3NH_3^+Cl^-$–$CH_3NH_2^{\blacktriangle}$	$CH_3NH_3^++H_2O \rightleftharpoons CH_3NH_2+H_3O^+$	10.63
H_3PO_4–NaH_2PO_4	$H_3PO_4+H_2O \rightleftharpoons H_2PO_4^-+H_3O^+$	2.16
NaH_2PO_4–Na_2HPO_4	$H_2PO_4^-+H_2O \rightleftharpoons HPO_4^{2-}+H_3O^+$	7.21
Na_2HPO_4–Na_3PO_4	$HPO_4^{2-}+H_2O \rightleftharpoons PO_4^{3-}+H_3O^+$	12.32

注：* 邻苯二甲酸–邻苯二甲酸氢钾，△三（羟甲基）甲胺盐酸盐–三（羟甲基）甲胺，▲甲胺盐–甲胺。

（三）缓冲机制

现以相同浓度的 HAc–NaAc 组成的缓冲溶液为例来说明缓冲溶液的缓冲作用原理。

在 HAc 和 NaAc 组成的溶液中，NaAc 是强电解质，在水溶液中完全解离为 Na^+ 和 Ac^-；而 HAc 则是弱酸，只能发生微弱的解离。

由于 NaAc 解离出来的 Ac^- 产生的同离子效应，使 HAc 的解离度大大降低，HAc 在溶液中几乎完全以分子状态存在，所以在 HAc–NaAc 缓冲溶液中，存在有大量的 HAc 和 Ac^-，且二者是共轭酸碱对，存在质子转移平衡。

$HAc+H_2O \rightleftharpoons H_3O^++Ac^-$

（大量）　　　　　　　（大量）

$$NaAc \Longrightarrow Na^+ + Ac^-$$

当向上述溶液中加入少量强酸时,H_3O^+ 浓度增大,溶液中足够大量的共轭碱 Ac^- 与加入的少量 H_3O^+ 反应生成 HAc,平衡向左移动。

当达到新的平衡时,溶液中 HAc 浓度略有增加,Ac^- 的浓度稍有减小,而溶液中 H_3O^+ 浓度没有明显增加,溶液的 pH 值基本保持不变。Ac^- 实际上起到抵抗外加强酸的作用,故缓冲溶液中共轭碱是抗酸成分。

当向上述溶液中加入少量强碱时,OH^- 与 HAc 解离出的质子生成弱电解质水,使 H_3O^+ 浓度减小,平衡向右移动,大量存在的 HAc 解离出 H_3O^+,补充消耗的 H_3O^+。

当达到新的平衡时,溶液中 HAc 的浓度略有减小,Ac^- 的浓度稍有增加,体系中的 H_3O^+ 浓度没有明显减小,溶液的 pH 值基本保持不变。HAc 实际起到抵抗外加强碱的作用,故缓冲溶液中共轭酸是抗碱成分。

总之,在缓冲溶液中,由于含有足够的共轭酸碱对,存在质子转移平衡,使得溶液能够抵抗外来少量强酸或强碱,而 pH 值基本不变。其中共轭酸可抵抗外来少量强碱是抗碱成分,而共轭碱可抵抗外来少量强酸是抗酸成分;当质子转移达到新平衡时,共轭酸碱的浓度发生变化,而溶液的 pH 值几乎不变。

必须指出的是,当外来的酸量或碱量过多时,缓冲溶液的抗酸成分或抗碱成分将被耗尽,缓冲溶液就会失去缓冲作用,溶液的 pH 值必然变化很大。

二、缓冲溶液 pH 值的计算

每一种缓冲溶液中都有其特定的缓冲对——共轭酸碱对的存在,共轭酸碱对与水之间存在质子转移平衡,现以 HB 代表缓冲对中的共轭酸,B^- 代表缓冲对中的共轭碱,在水溶液中,它们存在如下平衡。

$$HB + H_2O \Longrightarrow B^- + H_3O^+$$

达平衡时,则:

$$K_a = \frac{[H_3O^+][B^-]}{[HB]}$$

$$[H_3O^+] = K_a \cdot \frac{[HB]}{[B^-]}$$

等式两边分别取负对数可得:$pH = pK_a + lg\dfrac{[B^-]}{[HB]}$ 　　　　　　　(4-14)

公式(4-14)称为亨德森-哈塞尔巴赫方程式,是计算缓冲溶液 pH 值的最简式,又称为缓冲公式。

公式(4-14)中:pK_a 为缓冲对中共轭酸的解离平衡常数的负对数;$[HB]$ 和 $[B^-]$ 均为平衡浓度;$[B^-]/[HB]$ 称为缓冲比。

由于 HB 的解离度很小,加上 B^- 的同离子效应使 HB 的解离度更小,所以公式中 $[HB]$ 近似等于原来共轭酸的浓度 $c(HB)$,$[B^-]$ 近似等于原来共轭碱的浓度 $c(B^-)$,$[B^-] + [HB]$ 即为缓冲溶液的总浓度 $c_总$。所以公式(4-14)可改写如下。

$$pH = pK_a + lg\frac{c(B^-)}{c(HB)} \qquad\qquad (4-15)$$

例 4-8　25 ℃时,0.2 mol/L HAc 溶液 20 mL 与 0.1 mol/L NaAc 溶液 80 mL 混合,求此混合液的 pH 值。

解：此缓冲溶液中共轭酸 HAc 的 $pK_a = 4.75$

$$n(HAc) = 20 \times 0.2 = 4(mmol)$$

$$n(NaAc) = 80 \times 0.1 = 8(mmol)$$

得：

$$pH = pK_a + \lg \frac{c(NaAc)}{c(HAc)} = pK_a + \lg \frac{n(NaAc)/V}{n(HAc)/V} = 4.75 + \lg \frac{8}{4} = 5.05$$

例 4-9 25 ℃时，0.05 mol/L 的 NaH_2PO_4 与 0.05 mol/L 的 Na_2HPO_4 等体积混合，计算混合液的 pH 值。

解：该缓冲系中共轭酸 $H_2PO_4^-$ 的 pK_a 即 H_3PO_4 的 pK_{a2} 为 7.21。

$$[H_2PO_4^-] = \frac{1}{2} \times 0.05 = 0.025(mol/L)$$

$$[HPO_4^{2-}] = \frac{1}{2} \times 0.05 = 0.025(mol/L)$$

$$pH = pK_a + \lg \frac{[HPO_4^{2-}]}{[H_2PO_4^-]} = 7.21 + \lg \frac{0.025}{0.025} = 7.21$$

三、缓冲容量

（一）缓冲容量的定义

任何缓冲溶液的缓冲能力都有一定的限度，即当加入的强酸或强碱超过一定量时，缓冲溶液的 pH 值将发生较大的变化，从而失去缓冲作用。为了定量地衡量缓冲溶液的缓冲能力，1922 年范斯莱克提出了用缓冲容量（β）作为衡量缓冲能力大小的尺度。所谓缓冲容量，是指使单位体积缓冲溶液的 pH 值改变 1 个 pH 值单位所需要加入的一元强酸或一元强碱的物质的量（单位符号为 mol 或 mmol）。其数学定义式如下。

$$\beta = \frac{n}{V|\Delta pH|} \tag{4-16}$$

公式（4-16）中：n 代表外加的一元强酸或一元强碱的物质的量（单位符号为 mol 或 mmol）；ΔpH 即为加入强酸或强碱后所引起的缓冲溶液 pH 值的改变值，为保证是正数，故运算时加上绝对值符号；V 为缓冲溶液的体积。由公式（4-16）可知，β 为正值，单位应是"浓度/pH"，但是 pH 值单位为 1，所以 β 取浓度单位。β 越大，缓冲溶液的缓冲能力越强。在相同 V 和 n 条件下，$|\Delta pH|$ 值越小，β 越大，溶液的缓冲能力越强；在相同 V 和 $|\Delta pH|$ 条件下，n 越大，溶液的缓冲能力越强。

（二）影响缓冲容量的主要因素

1. **缓冲溶液总浓度** 当给定缓冲溶液的缓冲比一定时，总浓度越大，缓冲溶液中的抗酸成分和抗碱成分越多，缓冲容量就越大。即由同一共轭酸碱对组成的缓冲溶液，当缓冲比相同时，缓冲容量与总浓度成正比，即总浓度较大的，其缓冲容量也较大（$c_{总} < 10^{-3}$ mol/L 时缓冲容量很小，认为该溶液没有缓冲能力）。当缓冲溶液在一定范围内稀释时，由于总浓度减小，缓冲容量也会减小（表 4-9）。

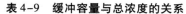

表4-9　缓冲容量与总浓度的关系

缓冲溶液	$c_{总}$(mol/L)	$[Ac^{-1}]$(mol/L)	$[HAc]$(mol/L)	缓冲比	缓冲容量(mol/L)
Ⅰ	0.20	0.10	0.10	1：1	0.44
Ⅱ	0.040	0.020	0.020	1：1	0.02

2.缓冲比　当给定的缓冲溶液的总浓度一定时,若缓冲比等于1时,即$[HB]=[B^-]$时,缓冲容量有极大值,用β_{max}表示,此时缓冲溶液的$\beta_{max}=0.576c_{总}$,pH＝pK_a。缓冲比越接近1,缓冲容量越大。缓冲比偏离1(不管是大于1或小于1),缓冲容量都将减小(表4-10)。

表4-10　缓冲容量与缓冲比的关系

缓冲溶液	$c_{总}$(mol/L)	$[Ac^{-1}]$(mol/L)	$[HAc]$(mol/L)	缓冲比	缓冲容量(mol/L)
Ⅰ	0.10	0.005	0.095	1：19	0.011
Ⅱ	0.10	0.010	0.090	1：9	0.021
Ⅲ	0.10	0.050	0.050	1：1	0.058
Ⅳ	0.10	0.090	0.010	9：1	0.021
Ⅴ	0.10	0.095	0.005	19：1	0.011

(三)缓冲范围

实验和计算表明,当缓冲比在1/10~10/1时,缓冲溶液具有较大的缓冲能力。若缓冲比大于10/1或小于1/10,缓冲溶液几乎丧失缓冲能力。通常我们把缓冲比在1/10~10/1范围内所对应的缓冲溶液的pH值范围称为缓冲溶液的缓冲范围。

需要强调的是,对于具体的缓冲溶液,通过调整缓冲比来调节其pH值只能在其有效缓冲范围内调节。

四、缓冲溶液的配制

(一)缓冲溶液的配制原则和步骤

根据对缓冲溶液pH值和缓冲容量影响因素的讨论可知,欲配制具有一定pH值又有较大缓冲容量的缓冲溶液时,必须按照以下原则和步骤进行。

1.选择合适的缓冲对　在选择缓冲对时,除要求缓冲对对反应体系无干扰外,还要使所选缓冲对的pK_a值与实验要求的pH值尽量相等或接近,以便使缓冲比尽可能接近1。

2.选择适当的总浓度　为了保证缓冲溶液中含有足量的抗酸成分和抗碱成分,获取较大的缓冲容量,一般常用缓冲溶液的总浓度为0.05~0.20 mol/L。

3.计算所需共轭酸、共轭碱的用量　选定缓冲对之后,就可根据缓冲溶液pH值的计算公式计算出所需共轭酸、共轭碱的量或体积。为了计算方便,常使用相同浓度的共轭酸和共轭碱。

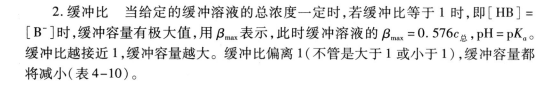

【想一想】
由HAc-NaAc组成的缓冲溶液的$pK_a=4.75$,请问缓冲溶液的有效缓冲范围是多少?当溶液的缓冲容量达到极大值时,溶液的pH值是多少?

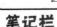

4．配制与校正　根据计算结果分别量取一定体积的 HB 和 B⁻ 溶液相混合，即得近似于所需 pH 值的缓冲溶液。但实验测得的 pH 值与理论计算的 pH 值稍有差异，配好的缓冲溶液必要时需要用 pH 计进行校正。

例 4-10　配制 pH＝5.00 的缓冲溶液 0.50 L，应选用哪种缓冲对？如何配制？

解：HAc 的 pK_a 为 4.75，最接近所要求的 pH 值，故宜选用 HAc-Ac⁻ 缓冲对。

确定总浓度：若用浓度相同的 HAc 和 NaAc（如均为 0.10 mol/L）进行配制，设需 HAc 溶液的体积为 $V(HAc)$，则需 NaAc 溶液的体积为 $0.50-V(HAc)$。

$$5.00=4.75+\lg\frac{0.50-V(HAc)}{V(HAc)}$$

$$V(HAc)=0.18(L)$$

$$V(NaAc)=0.50-0.18=0.32(L)$$

按计算结果，量取 0.10 mol/L HAc 0.18 L 与 0.10 mol/L NaAc 0.32 L 混匀即成所需的缓冲溶液。如有必要，可用 pH 计校正。

（二）实验室简便实用的配制方法

1．选择合适的缓冲对。

2．配制浓度等于所需缓冲溶液总浓度的共轭酸或共轭碱溶液。

3．将 pH 计电极插入上述溶液中，滴加强碱或强酸溶液至其 pH 值达到所需数值。

配制缓冲溶液还应该注意以下几个方面。①所选择的缓冲对不能与反应物质作用，不得干扰样品及相关步骤的反应。药用缓冲溶液还必须考虑是否有毒性等。②所用试剂必须使用二级以上纯度的试剂（一级：优级纯 G.R.。二级：分析纯 A.R.。三级：化学纯 C.R.。四级：实验试剂 L.R.）。③实验用水选用新鲜蒸馏水。pH 值大于 6 的缓冲溶液应用无 CO_2 的水配制，并在储存期间防止 CO_2 的侵入。④储藏在抗腐蚀的玻璃或聚乙烯塑料瓶中。保存期一般为 2~3 个月，如出现浑浊、霉变、沉淀等变质现象，应停止使用。

五、缓冲溶液在医学中的意义

缓冲溶液在医学上有着重要的作用和广泛的应用。例如，生物体内的许多化学反应都需要在酶的作用下进行，而每一种酶只有在一定的 pH 值范围内的体液中才具有活性。微生物的培养、组织切片、细菌染色、血库中血液的冷藏和酶的活性测定等，都需要具有一定 pH 值的缓冲溶液。尤其在人体内，缓冲溶液的存在更为重要。如胃液的 pH 值范围为 1.0~3.0，尿液的 pH 值范围为 4.7~8.4，相比之下血液的 pH 值范围最窄，为 7.35~7.45。人体血液的 pH 值之所以能保持在这样狭小的范围内，而不受食物、药物等的摄入及人体正常代谢出的一些酸、碱性物质的影响，就是由于血液中存在着多种缓冲对的缓冲作用及肺、肾的生理调节作用的结果。

血浆中的缓冲对主要有 H_2CO_3-$NaHCO_3$、NaH_2PO_4-Na_2HPO_4、H-蛋白质-Na-蛋白质。

红细胞中的缓冲对主要有 H_2CO_3-$KHCO_3$、KH_2PO_4-K_2HPO_4、H_2b（血红蛋白）-KHb、H_2bO_2（氧合血红蛋白）-$KHbO_2$。

在这些缓冲对中，以碳酸-碳酸氢盐缓冲对在血液中的浓度最高，缓冲能力最大，

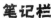
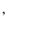

笔记栏

在维持血液 pH 值中起主要作用。碳酸在溶液中主要是以溶解状态的 CO_2 形式存在，其质子转移平衡如下。

$$CO_2(g)+H_2O \rightleftharpoons H_2CO_3 \rightleftharpoons HCO_3^- + H^+$$

$$pH = pK_a(校正) + \lg \frac{[HCO_3^-]}{[CO_2]_{溶解}}$$

对于 CO_2 的水溶液，在 25 ℃时，pK_a 为 6.35；考虑到人体血液的温度为 37 ℃而不是通常的 25 ℃，经校正后 pK_a 为 6.10。正常血浆中 $[HCO_3^-]$ 和 $[H_2CO_3]_{溶解}$ 分别为 0.024 mol/L 和 0.001 2 mol/L，代入公式计算：

$$pH = pK_a(校正) + \lg \frac{[HCO_3^-]}{[CO_2]_{溶解}} = 6.10 + \lg \frac{0.024}{0.0012} = 7.40$$

值得注意的是，人体血液中的缓冲对 CO_2(溶解)-HCO_3^- 的缓冲比为 20/1，已超出缓冲溶液 10/1～1/10 的有效缓冲比范围，但仍然很好地保持血液的 pH 值(7.35～7.45)基本不变。其原因是血液为敞开体系，体系中的抗酸成分和抗碱成分的消耗与补充，可通过肺及肾的生理功能及时得到调节。

当外来酸或体内各种组织及细胞代谢产生的酸(如磷酸、乳酸等)进入血液使血液中酸度稍有增加时，血液中的抗酸成分 HCO_3^- 与外来的 H^+ 结合生成 H_2CO_3，结果使缓冲系中 HCO_3^- 的浓度降低，而 CO_2 浓度增大。增多的 CO_2 大部分可以由肺呼出，降低的 HCO_3^- 可以经肾的生理调节得到补充，使血液的 pH 值几乎不变。HCO_3^- 是血浆中抵抗外来酸的最主要成分，习惯上把它称为碱储。

当碱性物质进入血液时，H_2CO_3 发挥其抗碱作用，生成 HCO_3^-。过量的 HCO_3^- 通过肾加速对 HCO_3^- 排泄来调节，消耗的 H_2CO_3 则由体内代谢产生的 CO_2 溶于血浆得到补充，这样也使血液的 pH 值仍保持稳定。

总之，由于血液中的多种缓冲对的缓冲作用及肺、肾的生理调节作用，可使正常人血液的 pH 值维持正常。

当机体发生某些疾病，代谢发生障碍或摄食不当导致体内聚积的酸或碱过多，超越了缓冲能力的极限时，血液的 pH 值就会发生改变。当血液的 pH 值低于 7.35 时，会出现酸中毒，高于 7.45 时，会出现碱中毒，严重的甚至危及生命。

同样，若某些疾病引起肺、肾的功能下降，使机体产生的废物和毒素不能及时排出，也会造成酸中毒或碱中毒。如肺气肿引起肺部换气不足，糖尿病、肾衰竭引起排泄不畅，使机体的补偿功能降低等。

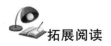
拓展阅读

缓冲溶液对生命体的意义

缓冲溶液对生命体有着十分重要的意义。人体的血液是一种缓冲体系。每人每天需耗用氧约 600 L(相当于 27 mol O_2)，产生 480 L CO_2(相当于 32 mol CO_2)，约产生 21 mol 碳酸，其酸量约相当于 2 L 浓盐酸。然而人从吸入 O_2 至呼出 CO_2 的整个过程中，血液的 pH 值始终保持在(7.4±0.05)，除了人体的排酸功能，即加深呼吸排出 CO_2 及从肾排出过剩的酸的原因外，应归功于血液的缓冲作用。

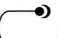

糖、脂肪和蛋白质等营养物质在体内氧化分解的最终产物是 CO_2 和 H_2O，因此碳酸是体内产生酸最多和最主要的酸性物质。人血液中 HCO_3^- 的浓度为 24 mmol/L，H_2CO_3 的浓度为 1.2 mmol/L，H_2CO_3 的 $pK_a = 6.1$（体温时），所以血液的 pH 值应为 $pH = 6.1 + \lg \dfrac{24}{1.2} = 7.4$。

血液中对碳酸直接起缓冲作用的为血红蛋白（H_2b）和氧合血红蛋白（H_2bO_2）缓冲对。由于血红蛋白的酸性比氧合血红蛋白弱，故前者的共轭碱（Hb^-）是较强的碱，它对碳酸的缓冲能力比氧合血红蛋白的共轭碱（HbO_2^-）强。当血液流经组织的毛细血管时，氧合血红蛋白释放 O_2，转变为去氧血红蛋白，这时增加了对来自组织细胞的 CO_2 产生的碳酸的缓冲能力。而当血液流经肺泡毛细血管时，血红蛋白结合氧转变为氧合血红蛋白，碳酸被酶催化分解为 CO_2 和 H_2O，CO_2 通过肺泡排出体外，此时血液缓冲碳酸的能力降低，酸性相对增强，这样正好抵消了由于 CO_2 的排出造成血液酸性降低的影响，使血液的 pH 值维持在（7.4±0.05）内。

血液对体内代谢过程中产生的非挥发性酸（如乳酸、丙酮酸等）也有缓冲作用。这些物质一般不能在肺泡中排出，主要靠血浆中碳酸氢盐的缓冲作用。碱性物质主要来源于食物（如蔬菜和水果等），其中含有枸橼酸钠、钾盐、磷酸氢二钠和碳酸氢钠等，它们进入血液会使体液的 OH^- 浓度升高。此时主要靠血浆中的碳酸-碳酸氢盐缓冲对，同时磷酸氢盐和血浆蛋白的缓冲对也有缓冲作用。

当血液的 pH 值低于 7.3 时，新陈代谢产生的 CO_2 不能从细胞进入血液，当血液的 pH 值高于 7.5，肺中的 CO_2 不能有效地同 O_2 交换而排出体外，相应地会出现酸中毒或碱中毒，严重时危及生命。

酸碱性中毒可分为代谢性酸中毒、呼吸性酸中毒、代谢性碱中毒和呼吸性碱中毒 4 种类型。代谢性酸中毒的特征是血浆 $[HCO_3^-]$ 原发性减少。有可能发生在体内产生的酸（如酮体）过多、肾功能不全或严重腹泻丢失大量 $NaHCO_3$ 时，细胞外液的 HCO_3^- 浓度降低，$[HCO_3^-]/[CO_2] < 18/1$，血液 pH 值下降到低于 7.35。

呼吸性酸中毒的特征是血浆 $[H_2CO_3]$ 原发性增高。一些中枢神经系统的病变如延髓肿瘤、延髓型脊髓灰质炎、脑炎、脑膜炎、椎动脉栓塞或血栓形成、颅内压升高、颅脑外伤等，呼吸中枢活动可受抑制，使通气减少而 CO_2 蓄积。

代谢性碱中毒的特征是血浆 $[HCO_3^-]$ 原发性增多。主要由 H^+ 丢失过多和碱性物质摄入过多造成。如幽门梗阻或高位肠梗阻时的剧烈呕吐，直接丢失胃酸（HCl）；由于醛固酮分泌增加引起肾排出 H^+ 过多；或碱性药物碳酸氢盐、乳酸钠、枸橼酸钠等大量进入胃中引起。

呼吸性碱中毒有可能是肺部过度换气，呼出 CO_2 过多，使 $[HCO_3^-]/[CO_2] > 22/1$，血液 pH 值超过 7.45，如脑炎等，症状为头晕、目眩。在临床检验中测定体内血液 CO_2 和 pH 值对判断患者酸碱失调及其疗效观察有着重要作用。

小　结

（一）弱电解质的解离

1. 解离平衡　弱电解质解离时，当正、逆过程速率相等，电解质分子和离子的浓度不再改变时，电解质所处的状态称为解离平衡。解离平衡是一种动态平衡。

2. 解离度　当弱电解质达到解离平衡时，溶液里已解离的电解质分子数占电解质分子总数的百分数。

$$\alpha\,(\,\%\,) = \frac{\text{已解离的电解质分子数}}{\text{电解质分子总数}} \times 100\%$$

3. 同离子效应　在弱电解质溶液中加入与弱电解质具有相同离子的强电解质,从而使弱电解质的解离度减小的现象。

4. 弱电解质的解离度与解离平衡常数、溶液浓度的关系如下。

$$\text{一元弱酸}:\alpha = \sqrt{\frac{K_a}{c}}\;\;;\text{一元弱碱}:\alpha = \sqrt{\frac{K_b}{c}}$$

(二)酸碱质子理论

1. 酸碱定义　凡能给出质子的物质是酸;凡能接受质子的物质是碱。

2. 共轭酸碱对　在组成上仅相差一个质子的一对酸碱称为共轭酸碱对。

3. 酸碱反应的实质　酸碱反应的实质是两对共轭酸碱对之间的质子的转移反应。

(三)溶液的酸碱性

水分子之间存在着质子自递反应,K_W 为水的离子积。25 ℃时,$K_W = [H_3O^+][OH^-] = 1.0 \times 10^{-14}$。弱酸或弱碱在水溶液中与水分子的质子转移是可逆反应,在一定条件下达到平衡,称为质子转移平衡。共轭酸碱对解离平衡常数的关系如下。

$$K_a \cdot K_b = K_W$$

一元弱酸、弱碱溶液 pH 值计算最简式如下。

$$\text{当 } cK_a \geqslant 20K_W, c/K_a > 500, [H_3O^+] = \sqrt{K_a \cdot c}$$

$$\text{当 } cK_b \geqslant 20K_W, c/K_b > 500, [OH^-] = \sqrt{K_b \cdot c}$$

(四)缓冲溶液

1. 组成　缓冲溶液由共轭酸碱对组成,其中共轭酸是抗碱成分,共轭碱是抗酸成分。

2. 缓冲公式　$\mathrm{pH} = \mathrm{p}K_a + \lg \dfrac{[\text{共轭碱}]}{[\text{共轭酸}]}$。

3. 缓冲容量　缓冲容量是衡量缓冲能力大小的量度,β 越大,缓冲能力越强。

$$\beta = \frac{n}{V |\Delta \mathrm{pH}|} (\text{定义式})$$

4. 有效缓冲范围　$\mathrm{pH} = \mathrm{p}K_a \pm 1$。

笔记栏

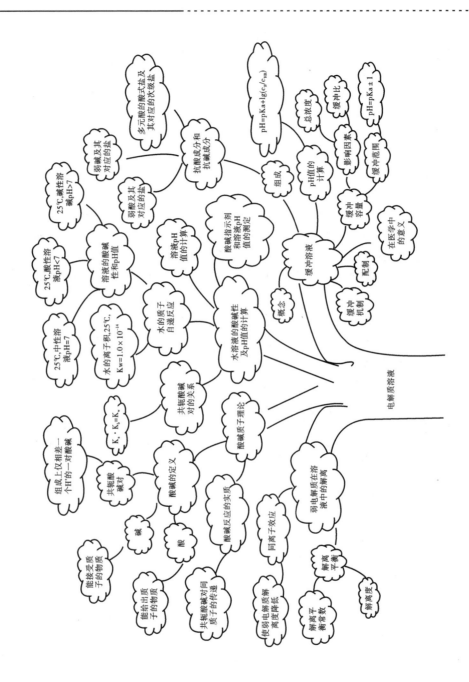

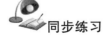

同步练习

一、名词解释

1. 弱电解质　　　　2. 解离平衡　　　　3. 解离度　　　　4. 同离子效应

5. 盐效应　　　　　6. 缓冲作用　　　　7. 缓冲溶液　　　　8. 缓冲容量

二、填空题

1. 0.20 mol/L NaOH 溶液 2.0 mL 加水稀释到 40 mL,其 pH 值为＿＿＿＿＿＿。

2. 0.01 mol/L 的氨水的 pH 值为＿＿＿＿＿＿。

3. R—NH$_2$、HPO$_4^{2-}$、H$_2$O 的共轭酸依次是_____。

4. 在弱电解质溶液中,加入_____,使弱电解质_____降低的现象,称为同离子效应。

5. 缓冲溶液的 pH 值取决于_____和_____。

6. 在碳酸(H$_2$CO$_3$)溶液中,加入适量 KOH 溶液,可能组成的两对缓冲对是_____和_____。

7. 缓冲容量是衡量缓冲溶液的_____大小的尺度,总浓度相同的两组 HAc—NaAc 缓冲溶液,甲缓冲溶液的 pH 值为 5.20,乙缓冲溶液的 pH 值为 4.95,_____缓冲溶液的缓冲容量大(pK_a=4.75)。

8. H$_2$PO$_4^-$—HPO$_4^{2-}$ 溶液中的抗酸成分是_____,抗碱成分是_____;HPO$_4^{2-}$—PO$_4^{3-}$ 溶液中的抗酸成分是_____,抗碱成分是_____。

三、选择题

1. 在 NH$_3$·H$_2$O $\rightleftharpoons$ NH$_4^+$+OH$^-$ 平衡体系中,能使解离度和 pH 值都减小的条件是 （　　）

   A. 加 HCl
   B. 加 NaOH
   C. 升高温度
   D. 加 NH$_4$Cl

2. 关于酸性溶液,下列叙述正确的是 （　　）

   A. 只有 H$^+$ 存在
   B. pH≤7
   C. [H$^+$]>[OH$^-$]
   D. [OH$^-$]>[H$^+$]

3. 下列物质中能组成缓冲对的是 （　　）

   A. NH$_3$·H$_2$O—NaOH
   B. HCl—NaCl
   C. NaHCO$_3$—Na$_2$CO$_3$
   D. NH$_3$·H$_2$O—CH$_3$COOH

4. 水的离子积适用于 （　　）

   A. 纯水
   B. 中性溶液
   C. 酸性和碱性溶液
   D. 以上都适用

5. 常温下,某一元弱酸的解离度 α 为 8%,溶液中氢离子浓度为 0.008 mol/L,该溶液的浓度为 （　　）

   A. 0.001 mol/L
   B. 0.1 mol/L
   C. 10 mol/L
   D. 0.01 mol/L

6. 设氨水浓度为 c,加水稀释 1 倍,则溶液中 [OH$^-$] 为 （　　）

   A. $\frac{1}{2}c$ 0.001
   B. $\frac{1}{2}\sqrt{K_b \cdot c}$
   C. $\sqrt{K_b \times \frac{1}{2}c}$
   D. 2c

7. 在氨水中加入下列物质,不产生同离子效应的是 （　　）

   A. NH$_4$Cl
   B. HCl
   C. (NH$_4$)$_2$SO$_4$
   D. NaOH

8. 在分别含有下列离子的溶液中,加入少量酸或少量碱都能使溶液中该离子浓度减小的是 （　　）

   A. H$^+$
   B. Ac$^-$
   C. HCO$_3^-$
   D. OH$^-$

9. 向醋酸中加入下列溶液,使醋酸具有较大解离度的是 （　　）

   A. 0.1 mol/L HCl 溶液
   B. 0.1 mol/L NaAc 溶液
   C. 0.1 mol/L NaOH 溶液
   D. 0.1 mol/L NH$_4$Cl 溶液

10. 按照酸碱质子理论,下列物质中不属于两性物质的是 （　　）

A. H_2O

B. HS^-

C. $H_2PO_4^-$

D. NH_4^+

11. 正常人胃液 pH=1.4,婴儿胃液 pH=5.0,两者[H^+]的倍数是 （ ）

A. 3.6

B. 36

C. 398

D. 3 981

12. 下列各组溶液中,能以一定体积比组成缓冲溶液的是 （ ）

A. 0.1 mol/L NaOH 与 0.1 mol/L HAc 溶液

B. 0.1 mol/L NaOH 与 0.1 mol/L HCl 溶液

C. 0.1 mol/L NaOH 与 0.1 mol/L NH_3 溶液

D. 0.1 mol/L HAc 与 0.1 mol/L HCl 溶液

13. 共轭酸碱对,酸解离平衡常数 K_a 与碱解离平衡常数 K_b 的数学关系式是 （ ）

A. $K_a+K_b=K_W$

B. $K_a+K_b=1$

C. $K_a \cdot K_b=K_W$

D. $K_a \cdot K_b=1$

14. 根据酸碱质子理论,下列离子中属于两性物质的是 （ ）

A. Ac^-

B. NH_4^+

C. HCO_3^-

D. PO_4^+

15. 若要配制 pH=9.0 的缓冲溶液,较为合适的缓冲对是 （ ）

A. HCOOH−HCOONa（$K_a=1.8×10^{-4}$）

B. HAc−NaAc（$K_a=1.8×10^{-5}$）

C. NaHCO$_3$−Na$_2$CO$_3$（$K_a=5.6×10^{-11}$）

D. NH$_3$·H$_2$O−NH$_4$Cl（$K_b=1.8×10^{-5}$）

四、简答题

1. 根据酸碱质子理论,下列物质哪些是酸? 哪些是碱? 哪些既是酸又是碱?

HS^- CO_3^{2-} $H_2PO_4^-$ NH_3 H_2S NO_3^- Ac^- OH^- H_2O

2. 在氨水中加入下列物质时,NH$_3$·H$_2$O 的解离度和溶液的 pH 值将如何改变?

NH_4Cl $NaOH$ HCl $NaCl$ H_2O

3. 什么是缓冲作用? 什么是缓冲溶液? 以 NaH$_2$PO$_4$−Na$_2$HPO$_4$ 为例说明缓冲作用的原理,写出其抗酸、抗碱的离子方程式。

4. 下列溶液是否具有缓冲作用? 为什么?

（1）0.2 mol/L HAc 溶液与 0.1 mol/L NaOH 溶液等体积混合液。

（2）5×10^{-4} mol/L HAc 溶液与 5×10^{-4} mol/L NaAc 溶液等体积混合液。

（3）0.2 mol/L HAc 溶液 90 mL 与 0.1 mol/L NaOH 溶液 10 mL 混合。

五、计算题

1. 分别计算 0.10 mol/L HCl 和 0.10 mol/L HAc 溶液的 pH 值。

2. 在 0.1 mol/L 一元弱酸(HA)溶液中,有 2.0% 的 HA 解离,试计算:①HA 的平衡常数;②在 0.05 mol/L 溶液中 HA 的解离度。

3. 在 50 mL 0.10 mol/L NH$_3$·H$_2$O 中加入 25 mL 0.10 mol/L HCl 溶液,该溶液是否为缓冲溶液? 求其 pH 值。

4. 临床检验测得甲、乙、丙 3 人血浆中 HCO$_3^-$ 和 CO$_2$ 的浓度如下。

甲:[HCO_3^-]=24.0 mmol/L,[CO_2]=1.20 mmol/L

乙:[HCO_3^-]=20.1 mmol/L,[CO_2]=1.34 mmol/L

丙:[HCO_3^-]=56.0 mmol/L,[CO_2]=1.40 mmol/L

试求这 3 人血浆的 pH 值($pK_a=6.1$),判断何人为正常,何人为酸中毒或碱中毒。

第五章

胶　体

学习目标

◆掌握　溶胶的性质、稳定因素及聚沉方法。
◆熟悉　高分子化合物溶液的性质、特点及其对溶胶的保护作用。
◆了解　分散系定义及分类;凝胶及其性质。
◆能力　能够利用胶体知识理解生化过程。

胶体在自然界中是普遍存在的,在医学上有重要意义。胶体是机体的组织和细胞中的基础物质,如蛋白质、核酸、淀粉、糖原、纤维素等都能形成胶体;血液、细胞液、软骨等都是典型的胶体系统。生物体的许多生理现象和病理变化与其胶体性质密切相关。因此,学习一些胶体化学的基础知识,对于学好后续课程十分有益。

第一节　胶体的基本概念

一、分散系

高度分散性是自然界物质分布的一个十分重要而普遍的现象,一种或几种物质分散在另一种物质中所形成的体系称为分散系。被分散的物质称为分散相或分散质,容纳分散相的物质称为分散介质或分散剂。例如,葡萄糖溶液就是葡萄糖分散在水中而形成的分散系,生理盐水是 NaCl 分散在水中的分散系,其中葡萄糖、NaCl 为分散质,水是分散剂。如牛奶、血液、细胞液及医学上用的各种注射液、乳剂、气雾剂等都是一些不同类型的分散系。

通常按照分散相颗粒的大小,可以把分散系分为分子或离子分散系、胶体分散系和粗分散系 3 类。各类分散系的特点见表5-1。

二、胶体分散系

由表5-1可知,胶体分散系(简称胶体)是粒子以 1~100 nm 大小分散在另一种物质中所形成的一种分散系,主要包括胶体溶液和高分子化合物溶液两类。由小分子、原子或离子的聚集体分散在液体介质中所形成的胶体,称为胶体溶液(简称溶胶)。单个高分子分散在水中即形成高分子化合物溶液。前者的基本特征是具有多相性、高分散性和不稳定性;后者为单相、稳定体系。虽然两者分散相颗粒大小相仿,在性质上有相似之处,但又有本质上的区别。

表 5-1　各类分散系的特点

分散质粒子直径(nm)	分散系	分散质粒子	性质	举例
< 1	分子或离子分散系(真溶液)	小分子或离子	均相、稳定体系,分散质粒子扩散快,能透过半透膜	NaCl 水溶液、乙醇水溶液等
1~100	胶体分散系 溶胶	胶粒(分子、离子或原子聚集体)	非均相、亚稳定体系,分散质粒子扩散较慢,能透过滤纸,不能透过半透膜	$Fe(OH)_3$、As_2S_3 溶胶及 Au、S 等单质溶胶等
	高分子化合物溶液	高分子	均相、稳定体系,分散质粒子扩散慢,能透过滤纸,不能透过半透膜	蛋白质、核酸水溶液,橡胶的苯溶液等
>100	粗分散系 悬浊液	固体小颗粒	非均相、不稳定体系,易聚沉或分层,不能透过滤纸和半透膜	泥浆
	乳浊液	液体小液珠		乳汁

胶体分散系也可以按照分散介质的聚集状态不同分为 3 类,分别为气溶胶、液溶胶和固溶胶(表 5-2)。除气-气体系不属于胶体研究的范畴外,其他各类分散系都是胶体研究的对象。

表 5-2　胶体分散系分类表

分散相	分散介质	分散系名称	实例
气 液 固	气	气溶胶	空气、云、雾、烟、尘
气 液 固	液	液溶胶	皂泡、啤酒、牛奶、化妆品、AgI 溶胶
气 液 固	固	固溶胶	面包、泡沫塑料、浮石、珍珠、某些宝石、有色玻璃、合金

第二节　溶　胶

溶胶是胶体分散系的典型代表。在分散系中,分散质和分散剂之间具有明显的界面,所以溶胶是多相、高度分散体系,具有很大的界面和界面能。高能量体系是不稳定的,溶胶中的胶粒有自动聚集的趋势,所以它是一个不稳定体系,由此导致溶胶在光学、动力学和电学等方面具有一些特殊的性质。

一、溶胶的基本性质

(一)溶胶的光学性质

1869 年,英国物理学家丁达尔发现,在暗室或黑暗背景下,用一束聚焦的光线照射在溶胶上,在与光束垂直的方向上观察,可以看到溶胶中有一发亮的光带,这一现象称为丁达尔现象(图 5-1),即光束通过胶体,形成光亮的"通路"的现象。在日常生活中,阳光从窗户射进屋里,或夜晚远处探照灯的照射,都可以从侧面看到空气中灰尘所产生的丁达尔现象。

丁达尔现象

丁达尔现象的产生与分散质粒子的直径、入射光的波长有关。胶粒的直径略小于入射光的波长,当一束光线照射溶胶时,光波就会环绕胶粒向各个方向散射,每一个胶粒都成为一个小发光体,整体上被照射的部分形成一发亮的光带,称为散射光或乳光。对于真溶液来说,由于分散质粒子是分子或离子,直径很小,光发生透射,呈澄清透明,对光的散射十分微弱,肉眼无法观察,所以溶液无明显的丁达尔现象;如果粒子直径大于光的波长,则光波以一定的角度从粒子表面反射出来而且阻挡了光的继续传播,呈现浑浊,故粗分散系亦无明显的丁达尔现象。所以,可以用丁达尔现象将溶胶与溶液和粗分散系区分开来。

(二)溶胶的动力学性质

溶胶的动力学性质主要是指热运动所引起的扩散、渗透、沉降等与溶胶粒子大小及形状等属性相关的运动特性。

1.布朗运动　1827 年,英国植物学家布朗在显微镜下观察悬浮在水面上的花粉时,发现它们在不停地进行无规则的运动,后来人们称这种运动为布朗运动(图 5-2)。以后的研究表明,若将一束强光透过溶胶,在超显微镜下观察溶胶可以看到溶胶颗粒在介质中不停地做无规则"之"字形的布朗运动。

布朗运动的本质是热运动,它是分散相粒子本身的热运动和介质分子运动从各个方向碰撞微粒的结果。分散相粒子不停地受到介质分子从各个方向上的撞击,如果粒子较大,它所受周围介质分子碰撞的次数必然较多,这些碰撞有些彼此抵消,此时合力不足以推动粒子运动。但对于溶胶粒子,由于粒子较小,某一时刻受到介质分子的碰撞次数较少,这些作用并不能抵消,粒子就会沿合力的方向移动,在另一瞬间又沿另一合力的方向移动。实验表明,粒子运动的速度取决于粒子的大小、温度及介质的黏度。在分散体系中,分散相粒子越小,温度越高,运动速度越快,布朗运动就越剧烈;而介质黏度增大,会使布朗运动减弱。

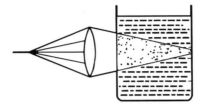

图 5-1　丁达尔现象

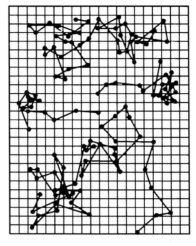

图 5-2　布朗运动

2.扩散　在胶体分散系中,当溶胶粒子有浓度差时,粒子将从浓度大的区域向浓度小的区域自动迁移,这种现象称为扩散。显然,粒子的扩散是由布朗运动引起的。由此可知,布朗运动是扩散的基础,扩散则是布朗运动的宏观表现。

3.沉降与沉降平衡　溶胶是高度分散的多相亚稳定体系,当胶体粒子的密度大于分散介质时,在重力作用下,粒子逐渐下沉的现象称为沉降。

溶胶的胶粒较小,扩散和沉降两种作用同时存在,一方面粒子受重力作用下沉,造成上下部分浓度的差别;另一方面,粒子的布朗运动引起的扩散又力图使浓度趋于均一,当扩散速度与沉降速度相等时,粒子的分布便达到了动态平衡,这种状态称为沉降平衡。达到沉降平衡后,胶体下部的浓度最大,向上浓度逐渐减小,随高度不同呈稳定的浓度分布,形成了一定的浓度梯度,其分布规律与大气层中气体的分布相似。

粒子不太小的体系,通常沉降较快,可以在较短时间达到平衡,而溶胶的粒子较小,在重力场中沉降并不明显,则需要很长时间才能达到沉降平衡。如粒子直径为 10 nm 的金溶胶,沉降 1 cm 距离需要约 29 d。沉降平衡的建立除与粒子大小有关外,还受其他许多因素的影响,如介质的黏度、外界的振动、温度的波动等。为了加速沉降平衡的建立,瑞典物理学家斯维德柏格用超速离心机,在比地球重力场大数十万倍的力场作用下,使溶胶中的胶粒迅速达到沉降平衡。目前超速离心技术已广泛用于医学研究,用来测定胶体分散系中颗粒的大小及它们的相对分子质量,也是分离、提纯各种细胞不可缺少的技术手段。

(三)溶胶的电学性质

溶胶是热力学上的不稳定体系,胶粒有聚结变大的趋势,但实际上溶胶通常还是很稳定的,可以放置相当长的时间而不聚沉。研究结果表明溶胶中的胶粒表面带有电荷,在一定条件下,胶粒带电是溶胶得以稳定存在的重要原因之一。因此,电学性质的研究不仅开拓了溶胶的许多实际应用领域,而且还为溶胶的稳定性理论的发展奠定了基础。

在一 U 形管内注入红棕色的 $Fe(OH)_3$ 溶胶,小心地在溶胶表面上注入一层 NaCl 电解质溶液,使有色溶胶与电解质溶液间有一清晰的界面,并使溶胶液面在同一水平高度。然后在电解质溶液中插入电极,接通直流电,可以看到负极一端红棕色的 $Fe(OH)_3$ 有色溶胶界面上升,而正极一端的界面下降,表明 $Fe(OH)_3$ 胶粒向负极移动(图 5-3)。这种在外电场的作用下,带电胶粒在介质中定向移动的现象称为电泳。胶粒能发生电泳,说明胶粒带有电荷。从电泳的方向可以判断胶粒所带电荷的种类:大多数金属硫化物、硅酸、金、银等溶胶向正极迁移,胶粒带负电,称为负溶胶,如硫化砷 (As_2S_3) 溶胶;大多数金属氢氧化物溶胶向负极迁移,胶粒带正电,称为正溶胶,如 $Fe(OH)_3$ 溶胶。

电泳

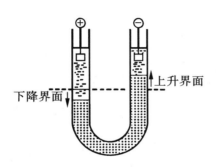

图 5-3 电泳示意图

电泳的速度与带电粒子的大小、形状、表面的电荷数目、溶剂中电解质的种类、温度及所加的电压等因素有关。利用粒子电泳速度的不同,可以达到分离不同物质的目的。

由于整个溶胶呈电中性,如果溶胶中胶粒带正电,液体介质必带负电。电泳实验是在介质不运动时观察胶粒的运动。若使胶粒不运动,则通直流电后,在外电场作用下,液体介质将通过多孔性隔膜(如活性炭、素烧磁片等)向带相反电荷的电极方向移动。这种在外电场作用下,分散介质的定向移动现象称为电渗。在同一电场中,电泳和电渗往往同时发生,它们统称为电动现象。研究电动现象不仅对了解胶粒的结构与稳定性具有重要意义,而且在实际工作中有着重要的应用价值。例如,利用电泳方向和速度的不同,分离不同的蛋白质分子或核酸分子,已成为生物化学研究中的重要实验技术;电渗现象可用于拦水坝、泥炭及木材的去水等。

【想一想】
区别溶胶与高分子化合物溶液最简单的方法是什么?

二、溶胶的稳定性和聚沉

(一)溶胶的相对稳定因素

溶胶为高度分散的多相体系,具有较大的表面能,是热力学的不稳定体系,有自动聚集而下沉的趋势。虽然如此,有的溶胶却可以稳定存在很长时间,甚至达数十年之久而不发生聚沉,有相当的稳定性,其原因主要有以下几点。

1. 布朗运动的作用　由于溶胶分散度很大,胶粒半径较小,因此具有强烈的布朗运动,以致胶粒可以不因重力而下沉。溶胶的这种性质称为动力学稳定性。

2.胶粒带电的稳定作用　同一溶胶的胶粒带有相同电荷,当胶粒相互靠近到一定程度时,就会产生静电斥力,结果两个胶粒相互碰撞后会重新分开,保持了胶体的稳定性。

3.溶剂化作用　溶质与溶剂间的化合作用,称为溶剂化作用。若溶剂为水,就称为水化作用。水中的胶粒周围都形成了水化层,当胶粒相互靠近时,水化层被挤压变形,而水化层具有弹性,可造成胶粒接近时的机械阻力,从而阻止溶胶的聚沉。

(二)溶胶的聚沉

虽然溶胶具有相对稳定性,但它毕竟是热力学的不稳定体系。当溶胶的稳定因素受到破坏时,分散度降低,分散相颗粒聚集变大,最后从介质中沉淀析出的现象,称为溶胶的聚沉。引起溶胶聚沉的原因很多,如加热、辐射、加入电解质等,其中最主要的是加入电解质所引起的聚沉。

1.电解质的聚沉作用　溶胶对电解质是非常敏感的,若向溶胶中加入一定量电解质,使扩散层中的反离子更多地进入吸附层,扩散层随之变薄,溶胶的稳定性下降,最终导致聚沉。虽然在制备溶胶时极少量电解质的存在对溶胶有稳定作用,但只要稍微过量,即会引起溶胶的聚沉。如在 $Fe(OH)_3$ 溶胶中加入少量 K_2SO_4 溶液, SO_4^{2-} 就可以中和 $Fe(OH)_3$ 胶粒所带正电荷,溶胶立即发生聚沉作用,析出 $Fe(OH)_3$ 沉淀。

电解质对胶体的聚沉能力不仅与电解质的浓度有关,更取决于反离子的电荷数。反离子电荷数越高,聚沉能力就越强。例如,电解质对带正电荷的 $Fe(OH)_3$ 溶胶的聚沉能力的大小顺序为 $Na_3PO_4 > Na_2SO_4 > NaCl$;而电解质对带负电荷的 As_2S_3 溶胶的聚沉能力的大小顺序为 $AlCl_3 > CaCl_2 > NaCl$。

2.相反电荷溶胶的相互聚沉　当两种带相反电荷的溶胶按一定比例混合时,由于相互中和了彼此所带的电荷,会使两种溶胶同时聚沉。例如,河水中的悬浮粒子一般都是带负电荷的,加入明矾[$KAl(SO_4)_2$]后,后者可以在水中水解形成带正电荷的 $Al(OH)_3$ 溶胶,二者相互聚沉,再加上 $Al(OH)_3$ 絮状物的吸附作用,从而清除水中污物,达到净化目的。

3.高分子化合物的作用　高分子化合物对溶胶的作用具有双重性。在溶胶中加入足够量的高分子化合物,高分子化合物吸附于胶粒的表面,使其对介质的亲和力加强,从而增加了溶胶的稳定性,这时即使加入少量电解质也不会发生聚沉,这种作用称为高分子化合物对溶胶的保护作用。

若在溶胶中加入少量的高分子化合物,不但起不到保护作用,反而降低溶胶的稳定性,甚至发生聚沉,这种现象称作敏化作用。敏化作用是由于大分子链起到了"桥联"作用,把邻近的多个胶粒吸附在同一个高分子的链节上,使溶胶的稳定性降低或聚沉。

4.加热聚沉　许多胶体加热时会发生聚沉。一方面由于温度升高,可以增加胶粒的运动速度和碰撞机会;另一方面,升高温度降低了胶粒对离子的吸附作用,降低胶粒所带的电荷和水化程度,使胶粒在碰撞时聚沉。

对蛋白质胶体溶液加热时,能使蛋白质变性凝固,溶解度降低,发生沉淀。

第三节 高分子化合物溶液

高分子化合物的相对分子质量很大,通常在1万以上,如与生命有关的生物高分子蛋白质、核酸、多糖等,天然橡胶、聚苯乙烯等高聚物和天然木质素等非高聚物都属于高分子化合物。将高分子化合物分散到溶剂(如水)中所形成的体系称为高分子化合物溶液。高分子化合物的许多性质,如难溶解、有溶胀现象、溶液黏度大等,都与相对分子质量大这一特点有关。虽然高分子化合物溶液因为其分散相颗粒的直径达胶粒大小,某些性质与溶胶类似,如扩散速率慢、不能透过半透膜等,但是高分子化合物溶液是均相的热力学稳定体系,故又存在与溶胶不同的性质。

一、高分子化合物溶液的特性

(一)稳定性大

高分子化合物溶液比溶胶稳定得多,在无菌、溶剂不蒸发的条件下,长期放置不会发生沉降,这种稳定性与高分子化合物自身的结构有关。

高分子化合物在形成溶液时,溶剂分子首先慢慢进入卷曲成团的高分子化合物分子链空隙中去,使高分子化合物链舒展开来,最后达到完全溶解。许多高分子化合物具有较多的极性亲水基,如—OH、—COOH、—NH$_2$、—SH等,它们与水分子有较强的亲和力,在高分子化合物周围形成一层更致密、很厚的水化膜,这是高分子化合物溶液比溶胶具有更大的稳定性的主要原因。

(二)黏度较大

高分子化合物溶液的黏度比一般真溶液和溶胶大得多,这与高分子化合物具有链状或分枝状结构有关。当它运动时,在溶液中能牵制介质使其流动困难,再加上其高度溶剂化的能力,使自由流动的溶剂减少,所以黏度很大。许多高分子溶液(如淀粉、糊精、蛋白质溶液)都能作黏合剂就是利用这一性质。

二、高分子化合物溶液在医学中的意义

(一)高分子化合物溶液对溶胶的保护作用

高分子化合物溶液对溶胶的保护在生理过程中有着重要的作用。如血液中微溶性的无机盐(碳酸钙、磷酸钙等),它们是以溶胶的形式存在于血液中,由于血液中的蛋白质对这些盐类溶胶具有保护作用,所以它们分散在血液中的浓度比在纯水中的浓度大。但当发生某些疾病使血液中蛋白质减少时,则这些微溶盐就有可能因失去保护作用而沉积在肾、胆囊及其他器官中,这就是人体形成各种结石的原因之一。

高分子化合物溶液对溶胶的保护作用在医药上也很重要。如医药上用于胃肠道造影的硫酸钡合剂,就是利用足够量的高分子化合物——阿拉伯胶对硫酸钡溶胶的保护作用;用作防腐剂的胶体银(如蛋白银),就是利用蛋白质的保护作用制成银溶胶,这些被保护的溶胶可以蒸干,使用时加入适量水以后仍为溶胶。

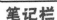

(二)凝胶

1.凝胶的形成 在一定条件下,如温度下降或溶解度减小时,不少高分子化合物溶液或溶胶的黏度逐渐增大,最后失去流动性,整个体系变为弹性半固体状态,这种体系称为凝胶,形成凝胶的过程称为胶凝。凝胶具有网状结构,介质分子充满在网眼里,失去流动性,因而形成半固体。例如,豆浆加卤水后变成豆腐,豆腐即为凝胶;将琼脂、明胶、动物胶等物质在热水中溶解,冷却静置后,便形成凝胶。凝胶实际上是胶体的一种存在方式,在生命中具有特别重要的意义。因为人体的肌肉、细胞膜、软骨、毛发等都是凝胶的薄膜,它们既保持了这些组织的形态,又可让物质进行交换,可以说没有凝胶,就没有生命。

形成凝胶的原因主要在于胶体粒子的本性。对于高分子化合物溶液,由于溶质大多是线状或分枝状的,较易相互交联形成网状结构,因此,形成凝胶是大多数高分子化合物溶液的特性。对于溶胶,只要胶粒能连接成线形的,也可以形成凝胶。另外,还与温度、浓度有关,温度越低、浓度越大越易形成凝胶。

凝胶在形态上可分为弹性凝胶和刚性凝胶。凡是在烘干后,体积缩小很多,但仍能保持弹性的凝胶称为弹性凝胶,如肉冻、果酱、凝固的血液、肌肉、皮肤、血管壁等。若在烘干后,自身体积和外形无明显改变,但失去弹性的凝胶称为刚性凝胶,如氢氧化铝凝胶、硅胶等。

2.凝胶的性质 凝胶的性质与它的网状结构密切相关,主要有以下性质。

(1)触变 凝胶受振荡或搅拌等外力作用,网状立体结构被拆散而形成溶胶,去掉外力静置一定时间后又恢复成半固体的凝胶结构,这种凝胶与溶胶之间的相互转化过程称为触变。

触变的特点是凝胶的拆散与恢复是可逆的。在药物制剂上,触变剂型的滴眼剂及抗生素注射剂等已经有应用,这种剂型的优点是药物在其中比较稳定,便于储藏。

(2)溶胀(膨润) 把干燥的弹性凝胶放于合适的液体中,它会自动吸收液体而使其体积明显增大的现象称为溶胀或膨润。如果这种溶胀作用进行到一定的程度便停止,这种溶胀称为有限溶胀,如木材在水中的溶胀。有的凝胶能无限地吸收溶剂,最终使凝胶的网状骨架完全消失而形成溶液,这种溶胀称为无限溶胀,如明胶在水中的溶胀。

凝胶的溶胀作用分为两个阶段进行。第一阶段是溶剂化过程,溶剂分子同胶粒相互作用形成溶剂化粒子。第二阶段是渗透作用。在第一阶段进入凝胶结构内的溶液与留在凝胶结构外的溶液之间存在浓度差而形成渗透压,促使大量溶剂分子进入凝胶结构内,从而使凝胶的体积和质量都明显增加。

在生理过程中,溶胀作用具有重要意义。植物的种子只有在溶胀后,才能发芽生长。有机体越年轻,溶胀能力越强,随着机体老化,溶胀能力也逐渐衰退,这也是皱纹产生的原因之一。另外,溶胀现象对于药用植物的浸取也很重要。一般植物组织溶胀后,才能将其有效成分提取出来,因此中草药的提取都要浸泡一定的时间。

凝胶溶胀后吸收了水分,与凝胶结合得相当牢固的那部分水称为结合水。对凝胶中结合水的研究在生物学中很有意义,如植物的抗旱、抗寒能力可能和上述特征有关。人体肌肉组织中的结合水量随年龄的增加而减小,老年人肌肉组织中的结合水量就低于青壮年。

（3）离浆（脱水）　将弹性凝胶露置一段时间，一部分液体会自动从凝胶中分离出来，成为两相，凝胶出现脱水收缩现象，称为离浆或脱水作用。例如，血液放置后分离出血清、淀粉糊放置后分离出液体、腺体的分泌、细胞老化失水等都是凝胶的离浆作用。离浆的原因是随着时间的延长，构成凝胶网状结构的粒子进一步定向靠近，促使网孔收缩，于是把一部分液体从网孔中挤出来。

（4）凝胶膜　任何天然的和人工制造的半透膜，如膀胱膜、人造的离子透析膜等都是凝胶膜。由于半透膜是网状结构的多孔凝胶膜，故只有比网眼孔径小的分子或离子才能透过。因此，它的作用是有选择的透过性，即让一些小分子、离子通过，而高分子、高分子离子不能通过。除此之外，膜的网架结构和性质、网架内液体的种类及所带电荷等都会影响到物质的通过。

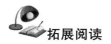 **拓展阅读**

胶体化学在医学上的应用

胶体化学在临床医学、生理学、药剂学、现代生物技术和生物医学工程等方面，有着越来越广泛的应用。

1. 模拟人工器官

（1）人工肺　人工肺是通过血气转换调节血液中的 O_2 和 CO_2 的含量，以代替人体肺功能的一种装置，它广泛用于呼吸衰竭患者的抢救、辅助循环、肢体和器官灌流等。目前采用的大都是仿照肺泡的气体交换原理设计的膜式人工肺。它是一种 W/O 型液膜，选用对 O_2 和 CO_2 均有很好溶解能力的有机碳氟化合物作膜材料，经合适乳化剂乳化而成。将充满 O_2 的液膜分散到血液中，形成无数微滴。在微滴-血液界面上，O_2 不断渗透到血液中，而血液中过量的 CO_2 则透过液膜，扩散到内水相中，这样就实现了供氧与排除 CO_2 的双重目的，起到肺的气体交换功能。

（2）人工肾　肾是人体的主要排泄器官之一，其生理功能主要是排泄尿素、肌酐、尿酸等代谢产物及肌体有害的毒物和药物，以调节和维持体液酸碱平衡、渗透平衡等。一旦肾功能受损或丧失，就不能维持肌体新陈代谢的平衡，即出现由于肾功能衰竭引起的尿毒症，危及生命。人工肾是用来替代肾功能的人工装置，主要用于治疗各种病因引起的急、慢性尿毒症及药物中毒的急救。它是将患者的血液引出体外，利用透析、过滤、吸附、膜分离等方法清除血液中过剩的含氮化合物、代谢产物或过量药物等，并调节电解质、水、酸碱平衡，而后再将净化的血液引回体内。目前人工肾的研究已进入进一步提高生物相容性及尽可能减少甚至不影响人体免疫系统并且高效、小型的阶段，向着完全具有肾功能，可直接植入人体，以取代衰竭和无功能的肾方向发展。

2. 尿结石矿化过程的抑制　绝大多数正常人尿液中草酸钙、磷酸钙和尿酸呈过饱和，它们的含量虽然大于其溶解度，但因为体液中带蛋白质等物质对这些盐类起了溶胶保护作用，所以仍然能稳定存在，不因聚沉而形成结石。但当发生某些疾病使体液中蛋白质等高分子化合物减少，减弱了对这些盐类溶胶的保护作用，则微溶性盐类就可能沉积而形成结石。人们找到一种内源性的糖氨聚糖，可以阻止晶体生长和聚集，能抑制草酸钙的形成。1984 年后开始人工半合成糖氨聚糖及其类似物，用于体内、体外草酸钙结石的抑制剂。

3. 控制释放给药与靶向给药　人们研制的控制释放给药及靶向给药体系大多数是用

高分子材料和药物制成特殊的胶体分散系。控制释放给药装置可以按预定的时间和程序有控制地将药物释放入血液循环或病灶区域,以使血药浓度维持在有效治疗范围内。采用的剂型和给药方式主要有微型胶囊、纳米粒子、渗透泵、透皮给药等。微型胶囊用合适的高分子材料包裹固体或液体制成微粒,直径一般介于5~400 μm;纳米胶囊或纳米粒子直径在 10~500 nm。渗透泵是以渗透压为动力的药物控释装置。只要泵内固体药物未溶完,释药速度不变,同时可通过改变半透膜的渗透性和泵内药物的含量等方法控制释药速度和时间。透皮给药是利用药物在皮肤两侧浓度差,经扩散使药物透过皮肤进入局部靶组织或血液循环系统,从而发挥治疗作用的一种给药方式。

靶向给药是将药物与合适的载体结合,制成某种剂型,借助载体对靶组织的亲合性和特异性使药物在靶部位集中,或通过控制微粒的大小使药物达到靶部位,从而达到降低剂量,提高疗效和减少不良反应的目的。靶向给药中的很多载体,如乳剂、混悬剂、微囊、微球、纳米囊、脂质体等都属于胶体或粗分散体系。

小 结

(一)分散系及其分类

将一种或几种物质以微粒的形式分散在另一种物质中所形成的体系称为分散系。被分散的物质称为分散相或分散质,而容纳分散相的物质称为分散介质或分散剂。根据分散质颗粒的大小,通常将分散系分为分子或离子分散系、胶体分散系和粗分散系3类。

(二)溶胶

1. 溶胶的基本性质

(1)光学性质　丁达尔现象——胶体粒子发生的对光的散射。可用来区分溶胶和溶液、粗分散体系。

(2)动力学性质　①布朗运动——由分散介质分子的无序运动造成的胶体粒子的不规则运动;②扩散——布朗运动的宏观表现,粒子浓度大的区域向浓度小的区域扩散;③沉降——当胶体粒子的密度大于分散介质时,在重力的作用下粒子逐渐下沉的现象。

(3)电学性质　电泳——胶体粒子在电场中的定向运动。

2. 溶胶的稳定性和聚沉

(1)溶胶相对稳定的主要原因　同一溶胶的胶粒带同种电荷,胶粒彼此排斥,不易聚集;胶粒外的水化膜使胶粒难以合并;无规则的布朗运动克服了重力的作用使胶粒不易沉降。

(2)当溶胶的稳定性因素受到破坏,溶胶就会发生聚沉。常用溶胶聚沉的方法有加入电解质、加入带相反电荷的溶胶、加热等。加入的电解质中反离子电荷越高,对溶胶的聚沉能力越强。

(3)溶胶中加入足够量的高分子溶液后,会提高其稳定性。

(三)高分子化合物溶液

(1)高分子化合物溶液是单相分子、离子的均相分散体系。

(2)高分子化合物溶液和溶胶具有相似的性质,如不能透过半透膜、扩散速度慢等。由于自身分子结构的特点,高分子化合物溶液还具有稳定性大、黏度大等特点。

（3）高分子化合物溶液对溶胶具有保护作用。

（4）凝胶的性质有触变、溶胀（膨润）、离浆（脱水）等。

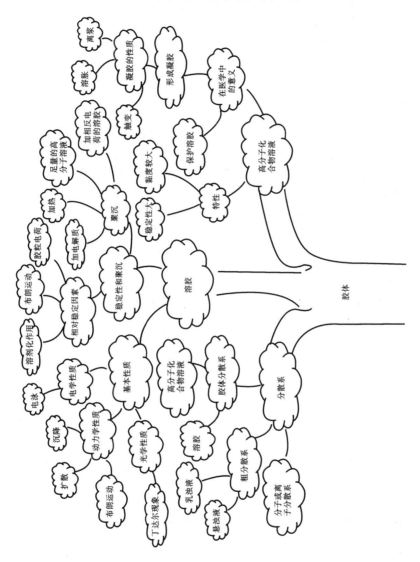

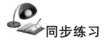同步练习

一、名词解释

1. 电泳　　2. 丁达尔现象　　3. 布朗运动　　4. 高分子化合物的保护作用

二、填空题

1. 分散系是指_____的体系。碘酒、NaCl 水溶液、泥浆都是分散系,它们的分散质分别是_____,分散剂分别是_____。

2. 溶胶和高分子化合物溶液的分散质粒子的直径都在_____ nm 范围内;能透过滤纸,_____透过半透膜,与溶胶相比,高分子化合物溶液具有_____和_____等特性。

笔记栏

3. 分子或离子分散系是指分散质粒子直径在_____ nm 范围内的分散系。区别溶胶和溶液的简单方法是利用_____。

4. Fe(OH)$_3$ 溶胶是_____溶胶,电泳方向是电场的_____极。使其聚沉能力更强的电解质是 AlCl$_3$ 或 Na$_3$PO$_4$ 中的_____。

三、选择题

1. 分散质粒子能透过滤纸,但不能透过半透膜的是 （ ）
   - A. 分子分散系
   - B. 高分子化合物溶液和粗分散系
   - C. 溶胶和分子分散系
   - D. 高分子化合物溶液

2. 乳白鱼肝油属于 （ ）
   - A. 分子分散系
   - B. 高分子化合物溶液
   - C. 粗分散系
   - D. 溶胶

3. 丁达尔现象产生的原因是 （ ）
   - A. 入射光被胶粒反射
   - B. 入射光被胶粒散射
   - C. 入射光完全被溶胶吸收
   - D. 入射光完全通过溶胶

4. 某一溶胶电泳时胶粒向负极移动,用下列电解质聚沉该溶胶,其中聚沉能力最小的是 （ ）
   - A. K$_3$PO$_4$
   - B. Na$_2$SO$_4$
   - C. Na$_2$CO$_3$
   - D. AlCl$_3$

5. 河水中的悬浮粒子是带负电荷的。由此判断下列物质中聚沉能力最大的是 （ ）
   - A. Al(NO$_3$)$_3$
   - B. K$_3$[Fe(CN)$_6$]
   - C. K$_2$Cr$_2$O$_7$
   - D. MgCl$_2$

6. 下列现象或实验中,可证明胶体粒子带电荷的是 （ ）
   - A. 布朗运动
   - B. 丁达尔现象
   - C. 电泳
   - D. 吸附

7. 下列特性对高分子化合物溶液不适宜的是 （ ）
   - A. 黏度大
   - B. 丁达尔现象显著
   - C. 溶剂化能力强
   - D. 不能透过半透膜

8. 江、河水中含的泥沙悬浮物在出海口附近都会沉淀下来,原因有很多,其中与胶体化学有关的是 （ ）
   - A. 保护作用
   - B. 溶胶相互聚沉作用
   - C. 电解质聚沉作用
   - D. 敏化作用

9. 下列有关胶体和溶液的比较中,正确的是 （ ）
   - A. 溶液中溶质粒子不带电荷,胶体分散质粒子带电荷
   - B. 溶液中溶质的粒子运动有规律,胶体粒子运动无规律
   - C. 通直流电后,溶液中溶质的粒子分别向两极运动,而胶体中分散质的粒子向某一极运动
   - D. 一束光通过时,溶液没有丁达尔现象,胶体具有丁达尔现象

四、简答题

1. 举例说明什么叫分散系、分散质和分散介质。
2. 溶胶有哪些性质? 这些性质与溶胶的组成有怎样的关系?
3. 比较高分子化合物溶液与溶胶的相同点和不同点。
4. 怎样解释高分子化合物溶液对溶胶的保护作用?
5. 什么是凝胶? 凝胶有哪些主要性质? 为什么说凝胶对生命活动有重要意义?

第六章

配位化合物

学习目标

◆掌握 配位化合物的组成和命名。

◆熟悉 螯合物的结构。

◆了解 配位平衡常数和影响配位离子稳定的因素;配位化合物在医学上的应用。

◆能力 强化学生将化学知识应用于日常生活、药品研发的意识,培养学生学以致用的能力。

配位化合物简称配合物,又称络合物。配合物不仅在化学领域里得到广泛的应用,并且对生命现象也具有重要的意义。例如,在植物生长中起光合作用的叶绿素,是含镁的配合物;人和动物血液中起着输送氧气作用的血红蛋白中的血红素,是一种含有亚铁的配合物;维生素 B_{12} 是一种含钴的配合物;人体内各种酶的分子几乎都是金属元素的配合物。临床检验、药物分析和环境监测等,无一不与配位化学密切相关。因此学习有关配合物的基本知识,对医学生来说是十分必要的。按照课程要求,本章只概括地介绍一些配位化学中最基本的知识和理论。

第一节 配合物的基本概念

一、配合物的定义

在硫酸铜溶液中加入 Ba^{2+},会有白色 $BaSO_4$ 沉淀生成,加入稀 $NaOH$ 溶液则有浅蓝色 $Cu(OH)_2$ 沉淀生成,这说明在硫酸铜溶液中存在着游离的 Cu^{2+} 和 SO_4^{2-}。

在硫酸铜溶液中加入过量氨水,可得一深蓝色溶液,再向溶液中加入稀 $NaOH$ 溶液后得不到浅蓝色 $Cu(OH)_2$ 沉淀,但加入 Ba^{2+} 则有白色 $BaSO_4$ 沉淀生成。

$$CuSO_4溶液 \xrightarrow{NH_3 \cdot H_2O} Cu(OH)_2 \downarrow \xrightarrow{NH_3 \cdot H_2O} \begin{array}{l} \xrightarrow{C_2H_5OH} [Cu(NH_3)_4]SO_4结晶 \\ \xrightarrow{NaOH} 无Cu(OH)_2 \downarrow \\ \xrightarrow{BaCl_2} 析出BaSO_4 \downarrow \end{array}$$

上述现象的产生是由于过量氨水的加入,氨分子(NH_3)与Cu^{2+}发生反应,生成了一种新物质,使溶液中几乎没有游离的Cu^{2+}存在。如果在上述深蓝色溶液中加入适量乙醇,便有深蓝色的结晶析出。经分析知道深蓝色结晶物质的化学式为$[Cu(NH_3)_4]SO_4$,说明$CuSO_4$溶液与过量的氨水发生了下列反应:

$$CuSO_4 + 4NH_3 \Longrightarrow [Cu(NH_3)_4]SO_4$$

如果用离子方程式表示,则为:

$$Cu^{2+} + 4NH_3 \Longrightarrow [Cu(NH_3)_4]^{2+}$$

在溶液中,$[Cu(NH_3)_4]SO_4$按如下的形式离解:

$$[Cu(NH_3)_4]SO_4 \Longrightarrow [Cu(NH_3)_4]^{2+} + SO_4^{2-}$$

在纯的$[Cu(NH_3)_4]SO_4$溶液中,除了水合硫酸根离子和深蓝色的$[Cu(NH_3)_4]^{2+}$离子外,几乎检测不出Cu^{2+}和NH_3分子的存在。X射线衍射实验证实,该晶体中有$[Cu(NH_3)_4]^{2+}$复杂离子存在,它与SO_4^{2-}以离子键相结合。以配位键结合是配位化合物的特征。由外层具有空轨道、能接受孤对电子的原子或离子(统称中心原子)与一定数目的能给出孤对电子的分子或离子(称配体),按一定的组成和空间构型以配位键结合形成的复杂离子(或分子)称为配位离子(或配位分子),如$[Cu(NH_3)_4]^{2+}$、$[Ag(CN)_2]^-$和$[Ni(CO)_4]$。如果形成的是复杂离子,则称为配位离子,如$[Cu(NH_3)_4]^{2+}$和$[Ag(CN)_2]^-$,简称为配离子;如果形成的是中性分子,则称为配位分子,如$[Pt(NH_3)_2Cl_2]$和$[Ni(CO)_4]$等,简称为配分子。含有配位离子的化合物及中性的配位分子统称为配位化合物,简称配合物。如$[Ag(NH_3)_2]Cl$、$[Ni(CO)_4]$和$[Cu(NH_3)_4]SO_4$,习惯上把配位离子也称为配合物。

二、配合物的组成

配合物一般由配位离子和反电荷离子两部分组成,配位离子是配合物的核心部分。在配位离子中有一个占据中心位置的金属阳离子(或原子),称为中心原子。与中心原子以配位键相结合的阴离子或中性分子,称为配位体,简称配体。中心原子和配位体构成的配位离子称为配合物的内界,通常把内界写在方括号内。配合物中除了配位离子以外的其他离子称为外界。内界和外界通过离子键结合。显然,配位分子只有内界,没有外界。下面以配合物$[Cu(NH_3)_4]SO_4$为例说明配合物的组成。

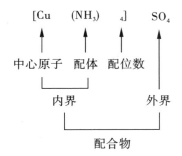

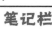

（一）中心原子

配合物中，外层空轨道能接受孤对电子的阳离子或原子称为中心原子。中心原子一般都是带正电荷的金属离子，大多数为过渡金属离子，如 Zn^{2+}、Fe^{2+}、Cu^{2+}、Co^{3+}、Fe^{3+}、Mo^{6+}、Mn^{2+} 等，某些副族元素的原子和高氧化值的非金属元素原子也是比较常见的中心原子，如 $[Ni(CO)_4]$ 和 $H_2[SiF_6]$ 中的 Ni 和 Si。中心原子位于配位离子（或配位分子）的中心位置，是配位离子（或配位分子）的核心部分，也称为配合物的形成体。

（二）配位体和配位原子

在配合物中，提供电子对与中心原子以配位键结合的分子或离子称为配位体，简称配体。配体可以是中性分子，如 H_2O、NH_3、ROH、RNH_2、RSH 等，也可以是阴离子，如 Cl^-、I^-、OH^-、SCN^-、OR^- 等。配体中直接提供孤对电子与中心原子结合的原子称为配位原子，如 NH_3 中的 N、CO 中的 C、H_2O 中的 O 等。常见的配位原子多数是电负性较大的非金属元素的原子，如 F、Cl、Br、I、O、S、N、C 等。

一个配体可能含有一个以上的配位原子。配体按所含配位原子的数目，可分为单齿配体和多齿配体。只有一个配位原子与中心离子以配位键结合的配体，称为单齿配体，如 X^-、CN^-、NO_2^-、NO_3^-、NH_3、H_2O 等。含有两个或两个以上配位原子的配体，称为多齿配体，如乙二胺 $H_2N—CH_2—CH_2—NH_2$（简写为 en），有两个氨基氮是配位原子，为双齿配体；临床上常用作金属中毒解毒剂的二巯丙醇 $HOCH_2CH(SH)CH_2SH$，有两个巯基硫是配位原子，也为双齿配体；又如乙二胺四乙酸，除含有两个氨基氮是配位原子外，还有 4 个羧基氧也是配位原子，为六齿配体。

有少数配体虽然含有两个配位原子，但由于两个配位原子距离太近，仅有其中的一个配位原子与中心离子配位，所以这些配体仍属于单齿配体。例如，硫氰根（SCN^-）以 S 配位，异硫氰根（NCS^-）以 N 配位；又如硝基（$—NO_2$）以 N 配位，而亚硝酸根（$—O—N≡O^-$）以 O 配位。表 6-1 列出了常见的配位体。

表 6-1　常见的配位体

配位原子	配位体举例
卤素	F^-、Cl^-、Br^-、I^-
O	NO_2^-、H_2O、$RCOO^-$、$C_2O_4^{2-}$（草酸根离子）
N	NH_3、NO_3^-、NCS^-、$—NO_2$、$NH_2—CH_2—CH_2—NH_2$（乙二胺）
C	CN^-（氰离子）
S	SCN^-（硫氰根离子）

（三）配位数

在配合物中直接与中心原子（或离子）以配位键结合的配位原子的总数称为中心原子的配位数。中心原子的配位数常见的有 2、4、6 等。从本质上讲，中心原子的配位数就是中心原子与配体形成的配位键的数目。若配体都是单齿配体，则中心原子的配位数就等于配体的个数，如 $[Pt(NH_3)_4]Cl_2$ 和 $[PtCl_2(NH_3)_2]$ 的中心离子都是 Pt^{2+}，

而配体前者是 NH_3，后者是 NH_3 和 Cl^-。这些配体都是单齿的，那么配位数都是4。如果配体为多齿配体，那么中心原子的配位数则等于配体个数与配体的齿数的乘积，如 $[Pt(en)_2]Cl_2$ 中 en（代表乙二胺）是双齿配体，即每一个 en 有两个氮原子同中心离子 Pt^{2+} 配位，因此 Pt^{2+} 的配位数是4，而不是2。同理，在 $[Co(en)_3]Cl_3$ 中 Co^{3+} 的配位数是6而不是3。表6-2列出了某些金属离子常见的配位数。

表6-2　金属离子常见的配位数

配位数	金属离子	举例
2	Ag^+、Cu^{2+}、Au^+	$[Ag(NH_3)_2]^+$、$[Au(CN)_2]^-$
4	Zn^{2+}、Cu^{2+}、Hg^{2+}、Ni^{2+}、Co^{2+}、Pt^{2+}、Pd^{2+}、Si^{4+}、Ba^{2+}	$[PtCl_3NH_3]^-$、$[Cu(NH_3)_4]^{2+}$、$[Pt(NH_3)_2Cl_2]$
6	Fe^{2+}、Fe^{3+}、Co^{2+}、Co^{3+}、Cr^{3+}、Pt^{4+}、Pd^{4+}、Al^{3+}、Si^{4+}、Ca^{2+}、Ir^{3+}	$[Co(NH_3)_3H_2OCl_2]$、$[Fe(CN)_6]^{4-}$、$[PtCl_6]^{2-}$、$[Co(NH_3)_2(En)_2]^{3+}$

（四）配位离子的电荷

配位离子的电荷数等于中心原子与配位体总电荷的代数和。如 $[Cu(NH_3)_4]^{2+}$ 的电荷数是 $1\times(+2)+4\times0=+2$；$[HgI_4]^{2-}$ 的电荷数是 $1\times(+2)+4\times(-1)=-2$；$[Pt(NH_3)_2Cl_2]$ 的电荷数是 $1\times(+2)+2\times0+2\times(-1)=0$，即 $[Pt(NH_3)_2Cl_2]$ 不带电，其本身是配位分子。由于配合物是电中性的，因此，外界离子的电荷总数和配位离子的电荷总数相等，电性相反，所以也可以根据外界离子的电荷数推断出配位离子的电荷或中心原子的氧化数。

三、配合物的命名

配合物的命名与一般无机化合物的命名原则相同。阴离子名称在前，阳离子名称在后；当配位离子是阳离子时，外界阴离子为酸根；当配位离子是阴离子时，则该配位离子为酸根。命名时，酸根为简单离子时称"某化某"，酸根为复杂离子时称"某酸某"或"某某酸"，当外界为氢氧根时称"氢氧化某"。在命名配位离子时，要在形成体与配位体的名称间加"合"字，并按下列顺序列出其组成部分的名称。配位体数（用二、三、四等数字表示）-配位体名称-合-中心原子名称（氧化值，用罗马数字表示）。如果内界中配位体不止一种，在命名时，不同配位体之间用符号"·"分开；在配位体中如既有无机配体又有有机配体，无机配体排在前，有机配体排列在后；在无机配体或有机配体中，先列出阴离子配体，后列出中性分子配体的名称；在同类配体中（同为阴离子或同为中性分子），按配位原子元素符号的英文字母顺序排列。

例如：

$[Ag(NH_3)_2]NO_3$　　　　　　硝酸二氨合银（Ⅰ）

$[CrCl_2\cdot(NH_3)_4]Cl$　　　　　氯化二氯·四氨合铬（Ⅲ）

$[Co(NH_3)_6](NO_3)_3$　　　　　硝酸六氨合钴（Ⅲ）

$[Co(NH_3)_5 \cdot H_2O]Cl_3$ 　　氯化五氨·一水合钴(Ⅲ)

$K_3[Fe(CN)_6]$ 　　六氰合铁(Ⅲ)酸钾

　　　　　　　　习惯名称:铁氰化钾、赤血盐

$K_4[Fe(CN)_6]$ 　　六氰合铁(Ⅱ)酸钾

　　　　　　　　习惯名称:亚铁氰化钾、黄血盐

$H_2[SiF_6]$ 　　六氟合硅(Ⅳ)酸

$[Cu(NH_3)_4]SO_4$ 　　硫酸四氨合铜(Ⅱ)

$[PtCl_2(NH_3)_2]$ 　　二氯·二氨合铂(Ⅱ)

$[Ni(CO)_4]$ 　　四羰基合镍(0)

第二节　配位平衡

一、配位离子的稳定常数

将氨水加到硝酸银溶液中,则有$[Ag(NH_3)_2]^+$配位离子生成,反应式如下。

$$Ag^+ + 2NH_3 \longrightarrow [Ag(NH_3)_2]^+$$

此反应称为配位反应。向此溶液中加入Cl^-,并没有AgCl白色沉淀产生,似乎Ag^+已完全与NH_3配位生成了$[Ag(NH_3)_2]^+$配位离子。但是如果向溶液中加入I^-时,却有黄色的AgI沉淀生成,说明溶液中仍有未配合的Ag^+;也就是说,$[Ag(NH_3)_2]^+$可以解离生成少量的Ag^+。因此,在溶液中同时存在着配位反应和解离反应。

$$Ag^+ + 2NH_3 \rightleftharpoons [Ag(NH_3)_2]^+$$

当配位反应与解离反应达到平衡时,依据化学平衡移动原理,其平衡常数表达式如下。

$$K_S = \frac{[Ag(NH_3)_2^+]}{[Ag^+][NH_3]^2}$$

上式中:$[Ag^+]$、$[NH_3]$和$[Ag(NH_3)_2^+]$分别为Ag^+、NH_3和$[Ag(NH_3)_2]^+$的平衡浓度。

上式表示在一定条件下,当反应达到配位平衡时,各反应物和生成物的浓度不再发生变化。此时各生成物浓度的系数次方乘积与各反应物浓度的系数次方乘积的比值是一个常数,该常数称为配位平衡的平衡常数,用K_S表示,显然,K_S越大,配合物越稳定,又把K_S称为配合物的稳定常数。配合物稳定常数是配合物在水溶液中稳定程度的量度。对于配位体个数相同的配位离子,K_S越大,配合物越稳定。例如,298.15 K时,$[Ag(CN)_2]^-$和$[Ag(NH_3)_2]^+$的K_S分别为1.3×10^{21}和1.1×10^7,所以,$[Ag(CN)_2]^-$离子比$[Ag(NH_3)_2]^+$离子更稳定。配位体个数不等的配位离子之间,只有根据K_S的表达式,通过计算才能比较配位离子的稳定性,例如,$[CuY]^{2-}$的K_S为5×10^{18},$[Cu(en)_2]^{2+}$的K_S为1.0×10^{21},但是,$[CuY]^{2-}$比$[Cu(en)_2]^{2+}$更稳定。

一般配合物的K_S数值都很大,为方便起见,常用$\lg K_S$表示。常见配位离子的K_S和$\lg K_S$见表6-3。

表 6-3　常见配位离子的 K_S 和 $\lg K_S$

配位离子	K_S	$\lg K_S$	配位离子	K_S	$\lg K_S$
$[Ag(NH_3)_2]^+$	1.1×10^7	7.05	$[Zn(NH_3)_4]^{2+}$	2.9×10^9	9.46
$[Ag(CNS)_2]^-$	3.7×10^7	7.57	$[Cu(NH_3)_4]^{2+}$	2.1×10^{13}	13.32
$[Cu(NH_3)_2]^+$	7.3×10^{10}	10.86	$[HgCl_4]^{2-}$	1.2×10^{15}	15.1
$[Ag(CN)_2]^-$	1.3×10^{21}	21.10	$[Zn(NH)_4]^{2-}$	5.0×10^{16}	16.7
$[Cu(CN)_2]^-$	1.0×10^{24}	24.0	$[Cu(CN)_4]^{2-}$	2.0×10^{27}	27.3
$[Au(CN)_2]^-$	2.0×10^{38}	38.3	$[HgI_4]^{2-}$	6.8×10^{29}	29.83
$[Fe(SCN)_3]$	2.0×10^3	3.3	$[Hg(CN)_4]^{2-}$	2.5×10^{41}	41.4
$[Fe(C_2O_4)_3]^{3-}$	1.6×10^{20}	20.2	$[Co(NH_3)_6]^{2+}$	1.3×10^5	5.11
$[Al(C_2O_4)_3]^{3-}$	2.0×10^{16}	16.3	$[Cd(NH_3)_6]^{2+}$	1.4×10^5	5.15
$[CdCl_4]^{2-}$	6.3×10^2	2.8	$[Ni(NH_3)_6]^{2+}$	5.5×10^8	8.74
$[Cd(CNS)_4]^{2-}$	3.98×10^3	3.6	$[AlF_6]^{3-}$	6.9×10^{19}	19.84
$[Co(CNS)_4]^{2-}$	1.0×10^3	3.0	$[Fe(CN)_6]^{4-}$	1.0×10^{35}	35.0
$[CdI_4]^{2-}$	2.6×10^5	5.41	$[Co(NH_3)_6]^{3+}$	1.4×10^{35}	35.15
$[Cd(NH_3)_4]^{2-}$	1.3×10^7	7.12	$[Fe(CN)_6]^{3-}$	1.0×10^{42}	42.0

　　实际上,配合物在溶液中的生成与解离是分步进行的,因此,溶液中存在着一系列的配位平衡,也就对应地存在着一系列的 K_S,而且各步的 K_S 也不一样。例如,Ag^+ 与 NH_3 逐步配合过程中的分步稳定常数分别为:

$$Ag^+ + NH_3 \rightleftharpoons [Ag(NH_3)]^+$$

$$K_1 = \frac{[Ag(NH_3)^+]}{[Ag^+][NH_3]}$$

$$[Ag(NH_3)]^+ + NH_3 \rightleftharpoons [Ag(NH_3)_2]^+$$

$$K_2 = \frac{[Ag(NH_3)_2^+]}{[Ag(NH_3)^+][NH_3]}$$

K_1、K_2 称为分步稳定常数。显然,它们的乘积为:

$$K_1 \times K_2 = \frac{[Ag(NH_3)^+]}{[Ag^+][NH_3]} \times \frac{[Ag(NH_3)_2^+]}{[Ag(NH_3)^+][NH_3]} = K_S$$

由上可见,配合物的分步稳定常数和稳定常数间有下述关系。

$$K_S = K_1 \cdot K_2 \cdot K_3 \cdot \cdots \cdot K_n$$

　　在金属中毒的治疗中,广泛应用配位剂疗法。使用适当的配位剂与进入体内的有毒金属形成稳定而无毒的配合物,经肾排出体外,从而达到解毒目的。例如,依地酸二钠钙(乙二胺四乙酸二钠钙,$Na_2[CaY]$)治疗铅中毒效果最好,还能促排很多放射性元素,如钚、钍、铀、钇等。在体内,与 Y^{4-} 形成的配位离子稳定常数比 $[CaY]^{2-}$ 大的那些有毒金属离子可以置换钙,形成稳定性更高的配合物,如 $[PbY]^{2-}$ 等,达到解毒和促排目的。

二、配位平衡的移动

配位平衡与其他化学平衡一样,也是一种相对的、有条件的动态平衡。如果改变平衡系统的条件,原来的平衡就会被破坏,平衡发生移动而产生新的平衡。由于溶液酸度的变化,沉淀剂、氧化剂或还原剂及其他配体的存在,都可能导致配位平衡的移动。

(一)溶液 pH 值的影响

1. 酸效应　根据酸碱质子理论,一些常见的配位体一般都可认为是碱。例如,常见的 NH_3 和酸根离子如 F^- 等,可与 H^+ 结合而形成相应的共轭酸,使游离状态的配位剂浓度减小,减小的程度决定于配位体碱性的强弱,碱性越强就越易与 H^+ 结合。这种因配位体与 H^+ 结合导致配位离子解离的作用称为酸效应。

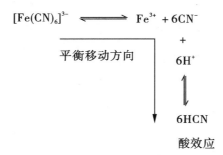

酸效应

溶液的酸性越强,配位离子越不稳定;当溶液的酸性一定时,其配位体的碱性越强,配位离子越不稳定,酸效应就越明显。配位离子的抗酸能力与其稳定常数 K_S 有关,K_S 值越大,配位离子的抗酸能力越强。如 $[Ag(CN)_2]^-$ 的 K_S(1.3×10^{21}) 比 $[Ag(NH_3)_2]^+$ 的 K_S(1.1×10^7)大,$[Ag(CN)_2]^-$ 的抗酸能力强,在酸性溶液中仍能稳定存在。

2. 水解效应　配离子的中心原子大多是过渡金属离子,它在水溶液中往往发生水解,导致中心原子浓度降低,使配位平衡向解离的方向移动。溶液的 pH 值越高,越有利于中心原子水解反应的进行。

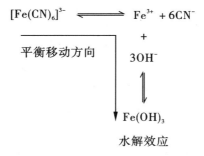

水解效应

这种因金属离子与溶液中的 OH^- 结合而导致配位离子解离的作用称为水解效应。增加溶液的酸度可抑制水解。

从上述两种效应来看,酸度对配合物稳定性的影响是复杂的,既要考虑配位体的酸效应,又要考虑金属离子的水解效应,而酸效应和水解效应两者的作用刚好相反,因为酸度对配体和金属离子浓度的影响完全相反,所以在考虑酸度对配合物稳定性的影响时,要全面地考虑这些因素。为使配位离子稳定,从避免中心原子水解角度考虑,pH 值越低越好;从配位离子抗酸能力考虑,pH 值则越高越好。在一定酸度下,究竟哪种效应为主,这要从配位离子的稳定常数、配体的碱性强弱和中心原子氢氧化物的溶解度等因素进行综合考虑,一般的做法是在保证不生成中心原子氢氧化物的前提下,提高溶液 pH 值,以保证配位离子的稳定性。

(二)配位平衡与沉淀的生成和溶解

配合物溶液中加入某种沉淀剂时,沉淀剂可与配合物的中心离子或配位体形成难溶物,导致配位平衡破坏而使配位平衡发生移动,使配合物解离。例如,在 $[Ag(NH_3)_2]^+$ 配位离子的溶液中加入 KBr 溶液,就有浅黄色 AgBr 沉淀生成,$[Ag(NH_3)_2]^+$ 发生离解,原先的配位平衡被破坏,而代之以沉淀平衡。

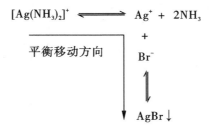

若在沉淀中加入能与金属离子形成配合物的配位剂,则沉淀可以转化为配位离子而溶解。例如,当向含有 AgCl 沉淀的溶液中加入氨水时,由于沉淀物 AgCl 中的 Ag^+ 与所加的配位剂 NH_3 形成了稳定的配位离子 $[Ag(NH_3)_2]^+$,使白色 AgCl 沉淀溶解。

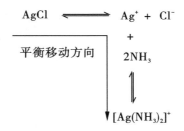

在上述反应中,前者因加入较强的沉淀剂 KBr 使配位平衡转化为沉淀平衡,后者因加入氨水使沉淀平衡转化为配位平衡。配位离子稳定性越小,沉淀剂与中心原子形成的沉淀的 K_{SP} 越小,配位平衡越易转化为沉淀平衡;配体的配位能力越强,沉淀剂的 K_{SP} 越大,就越容易使沉淀平衡转化为配位平衡。在上述例子中,AgBr 的 K_{SP}(5.4×10^{-13})远小于 AgCl 的 K_{SP}(1.8×10^{-10}),故 Br^-可使配位平衡破坏,而氨水只能使 AgCl 溶解,却不能使 AgBr 溶解转化为 $[Ag(NH_3)_2]^+$。

(三)配位平衡之间的相互转化

在一种配合物的溶液中,加入另一种能与中心离子或配体生成更稳定的配合物的配位剂或金属离子,则发生配合物之间的相互转化。配合物之间的转化反应容易向生成更稳定的配位离子的方向进行。两种配位离子的稳定常数相差越大,转化就越完全。

向一种配位离子的溶液中加入另一种配体,它若能取代原配位离子中的配体生成一种新的稳定性更大的配位离子,那么原来的配位平衡被破坏而转化成了一种新的配位平衡,这类反应称为配体取代反应;若向一种配位离子的溶液中加入另一种金属离子,该金属离子若能取代原配位离子中的中心离子生成一种新的稳定性更大的配位离子,那么原来的配位平衡也就被破坏而转化成了另一种新的配位平衡,这类反应称为中心离子取代反应。这里所发生的实际上都是一种配位平衡转为另一种新的配位平衡。

$$[HgCl_4]^{2-}+4I^- \Longrightarrow [HgI_4]^{2-}+4Cl^-$$
$$[CaY]^{2-}+Pb^{2+} \Longrightarrow [PbY]^{2-}+Ca^{2+}$$

配体取代反应或中心离子取代反应进行的程度和方向,均可根据两种配合物的稳定常数 K_S 及加入的试剂的浓度大小来判断。

> **【想一想】**
> 1. 什么是配位平衡常数?
> 2. 影响配位平衡移动的因素有哪些? 怎样影响?

第三节　螯合物

一、螯合物的定义

Cu^{2+} 可分别与甲胺(CH_3NH_2)、乙二胺(en)生成配位数相同的配位离子 $[Cu(CH_3NH_2)_4]^{2+}$ 和 $[Cu(en)_2]^{2+}$,它们有类似的组成结构。

两种配位离子之间不同的是乙二胺为多齿配体,en 分子中 2 个 N 原子分别与 Cu^{2+} 形成配位键,犹如螃蟹的 2 个螯把中心原子紧紧钳住,使中心原子嵌在中间,从而形成环状结构。这种由中心原子与多齿配体形成的环状配合物称为螯合物,也称为内配合物。螯合物结构中的环称为螯合环。例如,二巯基丙醇是一个双齿配体,它可与毒性元素 As(Ⅲ)形成具有环状结构的螯合物,达到解毒和促排目的。在形成的配合物中,两个 S 原子各提供一对孤对电子与 As(Ⅲ)形成配位键。

二、螯合剂与螯合效应

(一)螯合剂

能与中心原子形成螯合物的多齿配体称为螯合剂。螯合剂应具备两个条件:第一,螯合剂必须含有 2 个或 2 个以上配位原子,配位原子主要是 O、N、S 等原子;第二,配体的相邻配位原子之间相隔 2 个或 3 个其他原子,以便形成稳定的五元环或六元环。例如,在氨基乙酸根离子($H_2N—CH_2—COO^-$)中,在配位原子羧基氧和氨基氮之间,隔着 2 个碳原子,因此可以形成具有五元环的稳定化合物。

常见的螯合剂大多是含有 N、O、S、P 等配原子的有机化合物,如乙二胺、α-氨基酸、8-羟基喹啉、乙二胺四乙酸等。人体内与微量金属元素配合的螯合剂是蛋白质、氨基酸等分子,所形成的螯合物具有特殊的生物活性。氨羧螯合剂是一类以氨基二乙酸 $[HN(CH_2COOH)_2]$ 为基体的螯合剂,配位原子为 N 和 O,与中心原子配合时形成环状的螯合物。目前已有几十种,重要的有乙二胺四乙酸、氨三乙酸、乙二胺四丙酸等。其中乙二胺四乙酸是目前最为广泛的有机配位剂,是一个六齿配体,它的分子或离子中含有 2 个氨基氮和 4 个羧基氧,与中心原子螯合时,能形成 5 个五元环,因此配位能力很强,它几乎能与除碱金属以外所有的金属离子形成稳定性很高的螯合物。Ca^{2+} 与乙二胺四乙酸在碱性溶液中形成的螯合物的结构如图 6-1 所示。

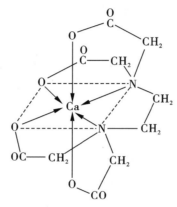

图 6-1 Ca^{2+} 与乙二胺四乙酸形成的螯合物的结构

(二)螯合效应与螯合物的稳定性

1.螯合效应 金属螯合物的环状结构使螯合物具有特殊的稳定性。对于同一配位原子,配位数又相等时,多齿配体与金属离子所形成的螯合物比单齿配体所形成的配合物稳定得多。例如,中心离子、配位原子和配位数都相同的两种配位离子 $[Cu(NH_3)_4]^{2+}$、$[Cu(en)_2]^{2+}$,其 K_S 分别为 2.08×10^{13} 和 1.0×10^{20},$[Cu(en)_2]^{2+}$ 比 $[Cu(NH_3)_4]^{2+}$ 稳定。这种因螯环的形成而使螯合物具有特殊稳定性的作用称为螯合效应。

2.螯合物的稳定性 螯合物的稳定性受到多种因素的影响。其一是螯合环的大小。实验证明,五元环或六元环的螯合物最稳定,同时,五元环或六元环的张力较小,较为稳定。其二是螯合环的数目。形成的螯合物中,螯合环的数目越多,螯合物越稳定。如 Ca^{2+} 与乙二胺四乙酸形成的螯合物中有 5 个五元环结构,因此很稳定。此外,空间位阻、邻位效应、外界温度、压力、溶剂等因素对螯合物的稳定性也有一定的影响。

第四节　配合物在医学上的应用

配合物在医学上有重要的意义和广泛的应用,主要表现在以下几个方面。

一、配合物在生命过程中的重要作用

人体内输送氧气和运输二氧化碳的血红蛋白中的血红素是一种含铁的配合物;执行光合作用的叶绿素是一种含镁的配合物;对恶性贫血有防治作用的维生素 B_{12} 是一种含钴的配合物;对调节物质代谢(尤其是糖代谢)有重要作用的胰岛素是含锌的配合物;生物体内高效的生物催化剂——酶大都是复杂的金属配合物。人体所必需的微量金属元素(如铁、锌、铜、钼、钴、锰、铬等)绝大多数是过渡金属元素离子,它们大多与体内的生物配体结合组成复杂的螯合物而存在。那些与金属离子配位的螯合剂大多是蛋白质、肽、核酸、多糖、维生素等生物大分子,统称为生物大分子配体。生物体中的几种常见的螯合物有以下几种。

(一)血红素

血红素是铁卟啉类配合物的总称。卟啉化合物与铁离子形成的配合物称为铁卟啉。根据卟啉取代基的不同,天然血红素可分为 3 种主要类型,即血红素 a、血红素 b 和血红素 c。

血红素 a 是细胞色素氧化酶的辅基。细胞色素氧化酶是需氧生物呼吸链的最后一环,它在亚铁细胞色素 c 和氧分子之间传递电子,把氧分子还原为水。血红素 b 即原卟啉IX的铁配合物,它是血红蛋白、肌红蛋白、细胞色素 b、细胞色素 P450、过氧化氢酶和过氧化物酶的辅基。这些物质分别具有运输氧、储存氧和传递电子等功能。

(二)维生素 B_{12}

维生素 B_{12} 为所有高等动物所必需的维生素,它存在于肝中。维生素 B_{12} 结晶为深红色,有抗磁性。它是一种 Co(Ⅲ) 的配合物,元素分析确认其组成为 $C_{63}H_{90}O_{14}N_{14}PCo$,X 射线分析确定了其结构(图6-2)。

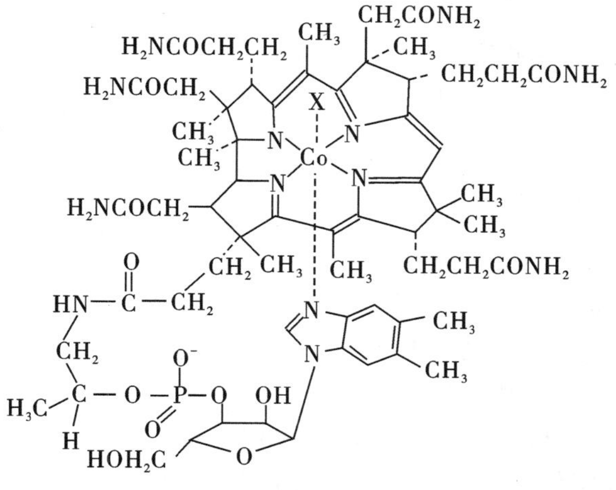

图6-2　维生素 B_{12} 的结构

(三)碳酸酐酶

在所有锌酶中最重要的是碳酸酐酶。它广泛存在于绝大多数生物体内。碳酸酐酶是红细胞的主要蛋白质组分,它在红细胞中的重要地位仅次于血红蛋白。哺乳动物的碳酸酐酶由单一的多肽链组成,相对分子质量约为 30 000。此外,它还催化多种醛的水合作用和各种酯类及磺内酯的水解。碳酸酐酶中的锌离子可以被钴、锰、镍、铜、汞、铅、铁、铍、镁和钙离子等取代,用钴取代锌,则酶仍可保持高活性。用镍或锰取代锌,酶的活性消失(图6-3)。

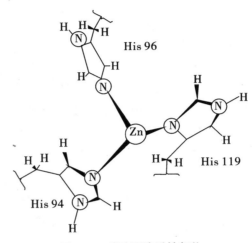

图6-3　碳酸酐酶活性部位

二、配合物在医药学方面的重要应用

(一)配合物或配位剂作为药物治疗疾病

补给缺铁性贫血患者铁质的枸橼酸铁铵、治疗糖尿病的胰岛素、用于治疗血钙过多的乙二胺四乙酸二钠盐、具有抗癌作用的顺式-二氯·二氨合铂(Ⅱ)等,本身就是配合物或配位剂。又如用青霉胺治疗威尔逊氏症,将沉积于肝、脑、肾等组织中的过量 Cu^{2+} 以青霉胺-Cu^{2+}螯合物形式从尿中排出,效果良好。此外,人们还在积极探索合成能与细菌生存所必需的金属离子结合的配位剂,以及使细菌不能再生繁殖的配体抗菌剂等。

顺铂配合物的抗癌谱广,抗癌能力强,能有效地阻止癌的迁移及被致癌剂和病毒诱发的癌肿的生长。目前已用于临床的顺式-$[Pt(NH_3)_2Cl_2]$,对头颈部癌、某些泌尿生殖系统癌和淋巴肉瘤等疗效显著。

顺式-$[Pt(NH_3)_2Cl_2]$又称皮朗尼盐。早在1844年,Peyrone 就首先制出了它的橙黄色晶体。用草酸钾、二氧化硫、氯化亚铜或其他还原剂与 $K_2[PtCl_6]$、$(NH_4)_2[PtCl_6]$ 等六氯合铂(Ⅳ)化合物反应,后者即被还原生成 $M_2[PtCl_4]$ 型化合物。在反应中可用少量铂黑作为催化剂。

$$K_2[PtCl_6]+K_2C_2O_4=K_2[PtCl_4]+2KCl+2CO_2\uparrow$$

四氯合铂(Ⅱ)酸钾是玫瑰红色晶体,它的溶液和氨水反应并稍加热即得顺式-[Pt(NH₃)₂Cl₂] 的橙黄色晶体：

$$K_2[PtCl_4]+2NH_3=[Pt(NH_3)_2Cl_2]+2KCl$$

它在水中的溶解度很小，25 ℃时为 0.252 3 g。

研究表明，顺铂配合物抑制癌细胞分裂的关键在于它能抑制癌细胞 DNA 的复制。药物分子进入癌细胞后与 DNA 双螺旋结构的一条链上或两条链之间的碱基相互作用，扰乱了 DNA 的正常双螺旋结构。由于癌细胞没有正常细胞那样的修复能力，其 DNA 的复制被阻碍，因而抑制了癌细胞的分裂。

（二）配合物用作有毒元素中毒的解毒剂

二巯基丁二酸可以和进入人体内的砷、汞及某些重金属形成螯合物而解毒。枸橼酸钠可以和铅形成稳定的螯合物，是防治职业性铅中毒的有效药物。

（三）配合物用作抗凝血剂防止血液凝固

Ca^{2+} 是血液凝固的必要条件之一，保存血液时常加入少量的枸橼酸钠，它可与血液中的 Ca^{2+} 形成稳定的螯合物，从而防止血液凝固，是常用的血液抗凝剂。

（四）配合物在临床生化检验中的应用

由于离子在生成配合物时常显示某种特征的颜色，所以可用于离子的定性检验和定量测定。

（五）配合物在磁共振造影剂中的应用

目前广泛使用的二乙烯三胺五乙酸钆为钆的螯合物。因其含 7 个不成对的电子，具有很强的顺磁性，可起到增强信号的效果。

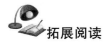拓展阅读

金属配合物与人类健康

世界上的事情都是一分为二的。金属配合物也不例外，它是一把双刃剑，既能给人体带来危害，同时也是人体健康的保护神。

（一）金属配合物和疾病

生物体内某些疾病是由过量或有害的金属离子及有害的配体进入人体而引起的。一是有害配体进入生物体内，和担负正常生理功能的某些金属配合物中的配体发生竞争，致使生物金属配合物失去正常生理功能，出现中毒现象。如 CO、NO 和 CN⁻ 等有害配体的配位能力特别强，因此对人体的危害特别大。二是血红蛋白（Hb）分子中的 Fe^{2+} 被氧化成 Fe^{3+} 而生成高铁血红蛋白（MHb），人体内 MHb 过多使人体组织发生病变。但是正常人体内少量 MHb 可被 MHb 还原酶还原为 Hb。若体内 NO₂⁻ 等物质长期过量，将降低 MHb 还原酶的解毒能力，就会导致病变的发生。三是有害金属离子与生物体内的氨基酸、肽、蛋白质、酶、核苷酸、核酸等配位，从而发生中毒反应。这些都给人类健康带来了危害。

（二）金属配合物的解毒作用

1. 金属硫蛋白的自解毒能力 金属硫蛋白（metallothionein，MT）是存在于人体及哺乳动物肝内的一种富含金属和半胱氨酸的小分子蛋白质，在体内具有拮抗重金属（镉、汞和铝）和抗辐射（包括紫外线）、消除自由基、修复受损组织等功效，其清除羟基自由基的能力比超氧化物歧化酶高 10 000 多倍，尤其它能为生物体提供多种微量元素（如锌、铜、钴等）。

MT 的解毒原理是哺乳动物金属硫蛋白的每个分子都结合 7 个金属离子,不同金属离子对 Cys 的巯基硫原子的亲和力又有差别,其顺序为 $Zn^{2+}<Pb^{2+}<Cd^{2+}<Cu^{2+}<Ag^+<Hg^{2+}$。

生物体内存在大量 Zn-MT,当 Hg^{2+}、Cd^{2+} 进入体内时,会把 Zn^{2+} 取代出来生成 Hg-MT 和 Cd-MT,使有毒的 Hg^{2+}、Cd^{2+} 失去毒性。

但是 MT 的自身解毒作用是有一定限度的。一旦有毒金属离子的量超过了 MT 的承受能力,多余的有毒金属离子就与其他生物配体结合引起中毒。

2. 药物解毒(配位体发挥重要作用) 重金属中毒的治疗最常用的方法是利用配位能力更强的配位体,使之与有害金属离子发生配位作用,形成更稳定而对生物体无害的配合物并能迅速排出体外。近几十年来,人们在寻找重金属解毒剂方面做了大量的研究,发现了一些有实用意义的解毒剂,表 6-4 列出了一些有害金属离子或过量金属的解毒剂。

表 6-4 一些有害金属离子或过量金属的解毒剂

有害金属或过量金属	解毒剂	有害金属或过量金属	解毒剂
Hg	2,3-二巯基丙醇、乙酰基青霉胺	Sb	青霉胺、二巯基丁酸钠
Pb	乙二胺四乙酸钙盐、D-青霉胺	Sn	2,3-二巯基丙醇
As	青霉胺	Cu	青霉胺
Fe	去铁胺	Zn	乙二胺四乙酸钙盐
Ni	乙二基磺酸钠、二苯基硫代卡巴腙	Co	乙二胺四乙酸钙盐
Au	青霉胺、2,3-二巯基丙醇	Mn	乙二胺四乙酸钙盐
Be	金精三羧酸		

小 结

(一) 配位化合物的基本概念

由简单的金属阳离子(或原子)与一定数目的中性分子或阴离子按一定的组成和空间构型以配位键结合形成的复杂离子(或分子)称为配位离子(配位分子)。含有配位离子的化合物及中性的配位分子统称为配位化合物,简称配合物。

中心原子位于配位离子(或配位分子)的中心位置,是配位离子(或配位分子)的核心部分。配位体是以配位键结合在中心离子周围的一些中性分子或阴离子。在配位体中直接与中心原子以配位键相结合的原子称为配位原子。一个配位体中含有的配位原子数称为该配位体的齿数。如 NH_3、H_2O 等为单齿配体;乙二胺等为双齿配体;乙二胺四乙酸为六齿配体。中心原子的配位数等于配合物中直接与中心离子或原子成键的配位原子数。若都为单齿配体,配位数=配位体数;若为多齿配体,则配位数=配位体数×配位体的齿数。配位离子电荷为中心离子电荷与配位体电荷总数的代数和。中心原子与单齿配位体形成简单配合物,与多齿配体可以形成螯合物。配合物的命名原则:先阴离子后阳离子,先简单后复杂。顺序:配体数(用二、三、四等数字表示)–配体名称–合–中心原子名称(氧化值,用罗马数字表示)。

(二)配位平衡

溶液中配位离子的形成与解离存在配位平衡。配位离子的稳定性可用稳定常数K_S表示。K_S是配位离子在水溶液中稳定性的量度。K_S越大的配位离子越难解离,K_S越小的配位离子越易解离。改变溶液的 pH 值、加入沉淀剂或新的配体都可使配位平衡发生移动。

溶液的酸度对配合物的影响,主要是配体的酸效应和金属离子的水解效应。酸度越大,或配体碱性越强,酸效应就越强烈。溶液碱性越强,越有利于金属离子的水解。向配位平衡系统加入较强沉淀剂,可使配位平衡转化为沉淀平衡。同样,向沉淀平衡系统加入较强的配位剂,可使沉淀平衡转化为配位平衡。配位平衡之间也可以相互转化,向配位平衡系统加入更强配位剂,可使原来的配位离子转变成更稳定的配位离子。

(三)螯合物

一个中心原子和多齿配体可以形成螯合物。由于生成螯合环而使螯合物比相应单齿配体形成的配合物稳定得多,这种现象称为螯合效应,人体许多有生物活性的配位化合物多数是以螯合物的形式存在的。影响螯合物稳定性的因素:第一,螯合环的大小,存在五元环和六元环的螯合物最稳定;第二,螯合环的数目,螯合物中存在的螯环越多,螯合物就越稳定。

笔记栏

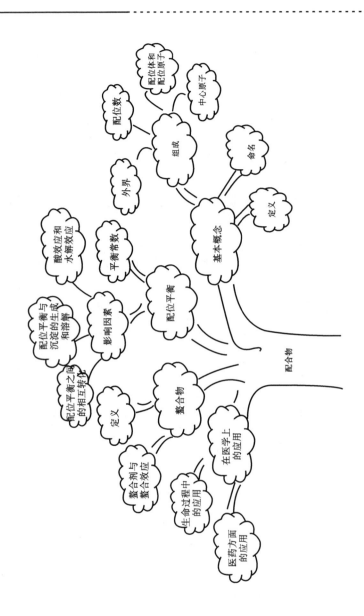

配合物

基本概念
组成
配位数
配位体和配位原子
中心原子
外界
命名
定义

配位平衡
平衡常数
酸效应和水解效应
影响因素
配位平衡与沉淀和溶解
配位平衡之间的相互转化
定义

螯合物
螯合剂与螯合效应

在医学上的应用
生命过程中的应用
医药方面的应用

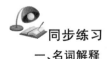同步练习

一、名词解释

1. 配离子   2. 配位化合物   3. 配位体   4. 配位数

5. 螯合物

二、填空题

1. 配合物 $[Co(NH_3)_4(H_2O)_2]Cl_3$ 的内界是_____；外界是_____；中心原子是_____；配体是_____和_____；配位原子是_____和_____；中心原子的配位数为_____，配位离子的电荷为_____，是_____配合物。

2. 单齿配体是指_____的配体，如_____；多齿配体是指_____的配体，如_____。

3. 溶液的 pH 值越小,酸效应_____,而水解效应_____。

三、选择题

1. 下列化合物中属于配合物的是 (   )

    A. $Na_2S_2O_3$ B. H_2O_2

    C. $[Ag(NH_3)_2]Cl$ D. $KAl(SO_4)_2 \cdot 12H_2O$

2. AgBr 能溶解在(   )中。

    A. $Na_2S_2O_3$ 溶液   B. $AgNO_3$ 溶液

    C. NaCl 溶液   D. 氨水($NH_3 \cdot H_2O$)

3. 在 $[Co(en)(C_2O_4)_2]^-$ 中,Co^{3+} 的配位数是 (   )

    A. 3   B. 4   C. 5   D. 6

4. 配合物 $K_3[Fe(CN)_6]$ 的习惯名称是 (   )

    A. 黄血盐   B. 赤血盐   C. 滕氏蓝   D. 普鲁士蓝

5. 下列物质中(   )可作螯合剂。

    A. H_2N-NH_2 B. NH_2-OH

    C. CH_3COO^- D. $H_2N-CH_2-CH_2-NH_2$

四、判断题(对的打√,错的打×)

1. 配合物均由内界和外界两部分组成。 (   )

2. 在溶液中,配位离子的形成与解离存在动态平衡。 (   )

3. 一个中心原子与单齿配位体所形成的配合物称为螯合物。 (   )

4. 只有金属离子能作为配合物的中心原子。 (   )

五、命名下列配合物并指出配位离子的电荷数和中心原子的氧化态

1. $[Co(NH_3)_6]Cl_3$

2. $[Ni(CO)_4]$

3. $[PtCl_2(NH_3)_2]$

4. $[Co(NH_3)_5Cl]Cl_2$

5. $K_2[Zn(OH)_4]$

六、写出下列配合物的化学式

1. 硫酸四氨合铜(Ⅱ)

2. 氯化二氯·三氨·一水合钴(Ⅲ)

3. 六氰合铁(Ⅲ)酸钾

4. 硝酸二氨合银(Ⅰ)

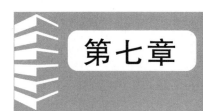

第七章　氧化还原与电极电势

学习目标

◆掌握　氧化还原反应、氧化剂、还原剂、氧化值的概念;电池反应、电极反应和原电池的表示方式。

◆熟悉　应用电极电势判断氧化剂和还原剂的相对强弱及氧化还原反应进行的方向;能斯特(Nernst)方程式的应用。

◆了解　原电池组成、电极电势的产生。

◆能力　用氧化还原理论和电极电势数据处理有关的化学问题。

氧化还原反应是一类重要的化学反应,它不仅在工农业生产和日常生活中具有重要的意义,而且与人的生命活动紧密相关,如肌肉收缩、神经传导、体内营养物质的代谢等都离不开氧化还原反应。氧化还原反应与电极电势有关,因此学习电极电势的有关知识可以进一步理解氧化还原反应的规律。

第一节　氧化还原反应

一、氧化还原反应的基本概念

(一)氧化值

氧化还原反应的实质是反应物之间发生电子的转移,如金属 Zn 与盐酸的反应。

$$Zn+2H^+ = Zn^{2+}+H_2$$

反应中 Zn 失去电子,H^+得到电子。但是在仅有共价化合物参与的反应中,这种电子转移并不明显,电子只是在元素的原子之间进行重排,使某些元素的氧化态发生变化。例如,碳在氧气中的燃烧。

$$C+O_2 \xrightarrow{点燃} CO_2$$

由于氧的电负性大于碳,所以在二氧化碳分子中的共用电子对偏向氧的一方,尽管其中的氧和碳都没有完全获得或失去电子,但是这种反应同样属于氧化还原反应。

为了方便判断氧化还原反应中氧化还原的作用,表明元素所处的氧化状态,提出了氧化值的概念。1970 年,国际纯粹化学和应用化学联合会对氧化值提出了如下定义:氧化值是某元素一个原子的荷电数,这种荷电数是假设把每个键中的电子指定给电负性较大的原子而求得的。

确定氧化值的一般原则如下。

(1)单质中元素的氧化值为零。

(2)单原子离子的氧化值等于它所带的电荷数,多原子离子的电荷数等于各元素氧化值的代数和。如 Ca^{2+} 的氧化值为+2,SO_4^{2-} 中硫和氧元素氧化值的代数和为−2。

(3)在化合物中,氟的氧化值总是−1,碱金属的氧化值为+1,碱土金属的氧化值为+2。氧的氧化值一般为−2,氢的氧化值一般为+1。

(4)分子化合物中的各元素氧化值的代数和等于零。

由上述原则,可以计算各种化合物中元素的氧化值。

例 7−1　试确定 $KMnO_4$ 中锰元素、$S_2O_3^{2-}$ 中硫元素、Fe_3O_4 中铁元素的氧化值。

解:已知 $KMnO_4$ 分子中钾元素的氧化值为+1,所以高锰酸根的氧化值为−1,即锰元素和氧元素氧化值的代数和为−1。

设 MnO_4^- 中 Mn 的氧化值为 x,则 $x+4 \times (−2)=−1$。

解得 $x=+7$。

故 MnO_4^- 中锰元素的氧化值为+7。

已知氧的氧化值为−2,$S_2O_3^{2-}$ 中硫元素和氧元素氧化值的代数和为−2。

设 $S_2O_3^{2-}$ 中 S 的氧化值为 x,则 $2x+3\times(−2)=−2$。

解得 $x=+2$。

故 $S_2O_3^{2-}$ 中硫元素的氧化值为+2。

已知 Fe_3O_4 分子中各元素的氧化值之和等于 0,氧的氧化值为−2,设 Fe_3O_4 中 Fe 的氧化值为 x,则 $3x+4\times(−2)=0$。

解得 $x=+8/3$。

故 Fe_3O_4 中铁元素的氧化值为+8/3。

写氧化值时,应写在该原子的元素符号的右上方,正、负号写于数值之前,如 $C^{+4}O_2$ 和 $Na_2S_2^{+2}O_3$。而写离子的电荷时,则应将正、负号写于数值之后,如 Mn^{2+}、Fe^{3+}等。书写时应特别注意上述区别。

(二)氧化还原反应

人们对氧化还原反应的认识是随着科学技术的发展而逐步深入的。化学发展的早期,人们把物质与氧化合的反应叫氧化,把氧化物失去氧的反应叫还原。后来人们用化合价的升高或降低来分析氧化还原反应。在引入了氧化值的概念之后,人们找到了判定氧化还原反应的基本依据。

我们考查下述两个反应。

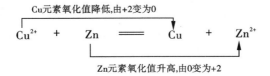

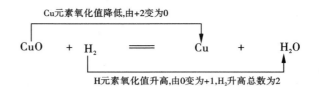

从以上反应可以看出,两反应的共同特点是反应前后元素的氧化值发生了变化。反应中,有一些元素的氧化值升高,有一些元素的氧化值降低,氧化值升高和氧化值降低同时发生,而且变化的数值总和相等。因此,凡有元素氧化值发生变化的化学反应,称为氧化还原反应。

二、氧化剂和还原剂

氧化还原反应的发生总伴随着元素氧化值的变化,而氧化值变化的实质是发生了原子或离子间电子的得失或共用电子对的偏移。例如,锌与盐酸的置换反应。

$$Zn+2HCl=ZnCl_2+H_2\uparrow$$

在上述反应中,Zn 失去 2 个电子变成了 Zn^{2+},氧化值从 0 升到+2;HCl 中的氢离子得到电子变成了 H_2,氧化值从+1 降到 0。

又如氢气在氯气中的燃烧反应。

$$H_2+Cl_2\xrightarrow{\text{点燃}}2HCl$$

在上述反应中,由于生成的氯化氢是共价化合物,没有发生完全的电子得失,而是HCl 中共用电子对偏向电负性较大的氯原子,偏离电负性较小的氢原子,使氢元素的氧化值由 0 升到+1,氯元素的氧化值由 0 降到−1。

氧化还原反应中,电子的得失或共用电子对的偏移是同时发生的。把在反应中得到电子(或共用电子对偏向)使自身氧化值降低的物质(如 H^+、Cl_2 等)称为氧化剂;把反应中失去电子(或共用电子对偏离)使自身氧化值升高的物质(如 Zn、H_2 等)称为还原剂。氧化剂具有氧化性,在反应中氧化其他物质而自身被还原;还原剂具有还原性,在反应中能还原其他物质而自身被氧化。可用通式表示如下。

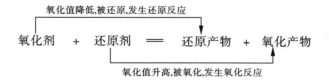

医学中常用的氧化剂和还原剂如下。

（1）高锰酸钾（$KMnO_4$）　强氧化剂,易溶于水,其稀溶液可作外用消毒剂。外观为深紫色、有光泽的晶体,易溶于水,溶液呈紫红色。

（2）过氧化氢（H_2O_2）　纯净的过氧化氢为黏稠液体,可与水任意混溶,其水溶液称为双氧水。双氧水具有较强的氧化性,医学上常用质量分数为 3% 的稀溶液作为外用消毒剂清洗创伤。过氧化氢见光、受热易分解,需要避光,并在暗处保存。

（3）五水硫代硫酸钠（$Na_2S_2O_3 \cdot 5H_2O$）　俗称海波。它是无色晶体,易溶于水,具有还原性。在照相中常用作定影剂,医学上可用于治疗慢性荨麻疹或作为解毒剂。

【想一想】
氧化还原反应的实质是什么?如何正确判断一个化学反应是否为氧化还原反应?调查一下医学中常用的氧化剂和还原剂在医学方面的用途。

第二节　原电池与电极电势

一、原电池

氧化还原反应伴随有电子的转移,那么是否可以通过氧化还原反应产生电流呢?

如果把一块锌片放到硫酸铜溶液中,将发生氧化还原反应。

$$Cu^{2+}+Zn \Longrightarrow Cu+Zn^{2+}$$

在反应中,由于锌与硫酸铜直接接触,电子从锌原子直接转移给铜离子,此时反应中放出的化学能转变为热能,并没有电流产生。如果将该反应按图7-1装置,当整个电路接通后,发现检流计(G)的指针立即向一方偏转,说明导线内有电流通过,从指针偏转的方向可知电子是从锌片流向铜片,此时化学能转变为电能。这种将化学能转变为电能的装置称为原电池,简称电池。

原电池工作原理

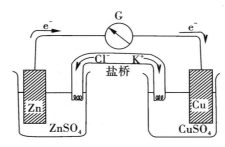

图7-1　Cu-Zn 原电池

一个原电池包括两个半电池,即两个电极,分别发生氧化反应和还原反应,电子输出的一极为负极,发生氧化反应,电子流入的一极为正极,发生还原反应。Cu-Zn 原电池的电极反应如下。

负极:$Zn-2e \Longrightarrow Zn^{2+}$　　　　　氧化反应

正极:$Cu^{2+}+2e \Longrightarrow Cu$　　　　　还原反应

由负极反应和正极反应所构成的总反应,称为电池反应。

电池反应:$Cu^{2+}+ Zn \Longrightarrow Cu+Zn^{2+}$

为了方便,人们用如下符号来表示原电池,称为电池符号。

$$(-)Zn \mid Zn^{2+}(1 \text{ mol/L}) \parallel Cu^{2+}(1 \text{ mol/L}) \mid Cu(+)$$

符号的约定:"$\mid$"表示两相界面(如金属电极和溶液界面);"$\parallel$"表示连接两个电极的装置(通常为盐桥);负极在左,正极在右。

原电池电极由共轭的氧化还原电对构成,其中氧化值高的称为氧化型物质,氧化值低的称为还原型物质。二者的关系如下。

$$a \text{ 氧化型}+ne \Longrightarrow g \text{ 还原型}$$

上式中:a、g 分别表示电极反应式中氧化型和还原型物质的计量系数;n 表示电极反应中转移的电子数。

二、标准电极电势

电极电势的大小能反映构成该电极的电对得失电子倾向的大小。如果能定量测出电极电势值,就可以定量地比较氧化剂、还原剂的相对强弱。但目前无法测量其绝对值,只有相对值,也就是选定某一电极作为标准,来求得其他各电极的相对电极电势值。目前国际上通常选择标准氢电极作为标准电极,规定它的电极电势为零。

电极的标准电极电势(φ^θ)的测定条件:温度为 298.15 K,组成电极的各离子浓度为 1 mol/L,如有气体参加反应,则气体分压为 101.3 kPa。这样在标准状态下,某电极与标准氢电极组成原电池,测定其电池电动势(E^θ),而 $E^\theta = \varphi^\theta_{(+)} - \varphi^\theta_{(-)}$,就可求出该电极的标准电极电势。

如将标准氢电极和标准锌电极组成电池,$(-)Zn \mid Zn^{2+}(1\ mol/L) \parallel SHE(+)$,测得 $E^\theta = 0.761\ 8\ V$,根据 $E^\theta = \varphi^\theta_{(+)} - \varphi^\theta_{(-)}$,求得 $\varphi^\theta(Zn^{2+}/Zn) = -0.761\ 8\ V$。其他各种标准电极电势都可以用此法测得。

将各种电极的标准电极电势按照一定顺序列成表格,就得到标准电极电势表,表 7-1 是一些常见的电极反应和标准电极电势。

使用标准电极电势时,需明确以下几点。

(1)电极电势的数值与半反应的方向无关。如无论电极反应是按 $Zn^{2+}+2e \Longrightarrow Zn$ 还是按 $Zn-2e \Longrightarrow Zn^{2+}$ 进行,该电对的标准电极电势都是 -0.761 8 V。

(2)电极反应的计量系数不会改变电极电势的数值。如电对 Fe^{2+}/Fe,不管是 $Fe^{2+}+2e \Longrightarrow Fe$ 还是 $2Fe^{2+}+4e \Longrightarrow 2Fe$,其标准电极电势都是 -0.447 V。

(3)标准电极电势是在标准状态下的水溶液中测定的,对于非水溶液不能应用。

表 7-1　一些常见的电极反应和标准电极电势

电极	电极反应(a 氧化型$+ne \Longrightarrow g$ 还原型)	标准电极电势(V)
$K^+ \mid K$	$K^+ + e \Longrightarrow K$	−2.931
$Na^+ \mid Na$	$Na^+ + e \Longrightarrow Na$	−2.713
$Mg^{2+} \mid Mg$	$Mg^{2+} + 2e \Longrightarrow Mg$	−2.370
$Zn^{2+} \mid Zn$	$Zn^{2+} + 2e \Longrightarrow Zn$	−0.762
$Fe^{2+} \mid Fe$	$Fe^{2+} + 2e \Longrightarrow Fe$	−0.447
$Ni^{2+} \mid Ni$	$Ni^{2+} + 2e \Longrightarrow Ni$	−0.230
$Sn^{2+} \mid Sn$	$Sn^{2+} + 2e \Longrightarrow Sn$	−0.138
$Pb^{2+} \mid Pb$	$Pb^{2+} + 2e \Longrightarrow Pb$	−0.126
$H^+ \mid H_2 \mid Pt$	$2H^+ + 2e \Longrightarrow H_2$	0.000
$Sn^{4+}, Sn^{2+} \mid Pt$	$Sn^{4+} + 2e \Longrightarrow Sn^{2+}$	+0.151
$Cl^- \mid AgCl \mid Ag$	$AgCl + e \Longrightarrow Ag + Cl^-$	+0.222

续表 7-1

电极	电极反应(a 氧化型$+n$e $\Longrightarrow$ g 还原型)	标准电极电势（V）
$Cl^-\mid Hg_2Cl_2\mid Hg$	$Hg_2Cl_2+2e\Longrightarrow2Hg+2Cl^-$	+0.268
$Cu^{2+}\mid Cu$	$Cu^{2+}+2e\Longrightarrow Cu$	+0.342
$OH^-\mid O_2\mid Pt$	$O_2+2H_2O+4e\Longrightarrow4OH^-$	+0.401
$I^-\mid I_2\mid Pt$	$I_2+2e\Longrightarrow2I^-$	+0.536
$Fe^{3+},Fe^{2+}\mid Pt$	$Fe^{3+}+e\Longrightarrow Fe^{2+}$	+0.771
$Ag^+\mid Ag$	$Ag^++e\Longrightarrow Ag$	+0.799
$Br^-\mid Br_2\mid Pt$	$Br_2+2e\Longrightarrow2Br^-$	+1.066
$Cr_2O_7^{2-},Cr^{3+},H^+\mid Pt$	$Cr_2O_7^{2-}+14H^++6e\Longrightarrow2Cr^{3+}+7H_2O$	+1.232
$Cl^-\mid Cl_2\mid Pt$	$Cl_2+2e\Longrightarrow2Cl^-$	+1.358
$MnO_4^-,Mn^{2+},H^+\mid Pt$	$MnO_4^-+8H^++5e\Longrightarrow Mn^{2+}+4H_2O$	+1.507
$H_2O_2,H^+\mid Pt$	$H_2O_2+2H^++2e\Longrightarrow2H_2O$	+1.776
$F^-\mid F_2\mid Pt$	$F_2+2e\Longrightarrow2F^-$	+2.866

三、电极电势的计算

标准电极电势是在标准状态下测定的,如果温度或浓度改变了,电极电势也将改变。电极电势与浓度、温度间的关系可用 Nernst 方程式表示。

对于电极反应:a 氧化型$+n$e $\Longrightarrow$ g 还原型

在非标准状态下的电极电势(φ)可以用 Nernst 方程式求得。

$$\varphi=\varphi^{\theta}+\frac{2.303RT}{nF}\lg\frac{c^a(\text{氧化型})}{c^g(\text{还原型})} \qquad (7-1)$$

公式(7-1)中:φ^{θ} 为标准电极电势;R 为气体常数,为 8.314 J/(K·mol);T 为热力学温度,为 273.15$+t$ ℃;F 为法拉第常数,为 964 84 C/mol;c 为物质的量浓度,单位符号为 mol/L。

25 ℃时,将各常数代入公式,Nernst 方程式可以改写如下。

$$\varphi=\varphi^{\theta}+\frac{0.059\ 16}{n}\lg\frac{c^a(\text{氧化型})}{c^g(\text{还原型})} \qquad (7-2)$$

应用 Nernst 方程式要注意以下几点。

(1)计算前,首先配平电极反应式。

(2)电极反应式中如有纯固体、纯液体(包括水),不必代入方程式中;如为气体,应用分压表示(气体分压代入公式时,应除以标准态压力 101.3 kPa)。

(3)如果电极反应中有 H^+、OH^- 等物质参加反应,H^+、OH^- 等物质的浓度也应根据电极反应式写在方程式中。

第三节　电极电势的应用

电极电势在化学和医学方面都有着广泛的用途。本节主要讨论在判断氧化剂和还原剂的相对强弱、判断氧化还原反应的方向两方面的应用。

一、比较氧化剂和还原剂的相对强弱

电极电势的大小反映了电对中氧化型和还原型物质氧化还原能力的强弱。利用标准电极电势（φ^{θ}）可以定量地比较氧化剂和还原剂的相对强弱。电对 φ^{θ} 值越大，即电极电势越高，则该电对中氧化型物质的氧化能力越强，是强氧化剂；而其对应的共轭还原型物质的还原能力越弱，是弱还原剂。反之，φ^{θ} 值越小，即电极电势越低，则电对中还原型物质的还原能力越强，是强还原剂；而其对应的共轭氧化型物质的氧化能力越弱，是弱氧化剂。例如，$\varphi^{\theta}(Fe^{3+}/Fe^{2+}) > \varphi^{\theta}(I_2/I^-)$，所以氧化型物质 Fe^{3+} 比 I_2 的氧化能力强，Fe^{3+} 是比 I_2 更强的氧化剂，而还原型物质 I^- 比 Fe^{2+} 的还原能力强，I^- 是比 Fe^{2+} 更强的还原剂。从标准电极电势表来看，氧化型物质的氧化能力从上到下逐渐增强，而还原型物质的还原能力从下到上逐渐增强。即 K 是最强的还原剂，而 K^+ 是最弱的氧化剂；F_2 是最强的氧化剂，而 F^- 是最弱的还原剂。

例 7-2　根据 φ^{θ}，判断下列物质中氧化剂的强弱，按由强到弱的顺序排列。

Zn^{2+}/Zn，Fe^{3+}/Fe^{2+}，Ni^{2+}/Ni，Ag^+/Ag

解：严格来说，判断氧化剂的相对强弱，应当用给定状态下的电极电势数值进行比较。因为本题目没有给出氧化态、还原态的浓度，我们假定各物质处于标准态。因此，可以利用 φ^{θ} 进行比较。

由表 7-1 查出以上电对的 φ^{θ}，并按大小排序如下。

$\varphi^{\theta}(Zn^{2+}/Zn) = -0.762\ V$

$\varphi^{\theta}(Ni^{2+}/Ni) = -0.230\ V$

$\varphi^{\theta}(Fe^{3+}/Fe^{2+}) = +0.771\ V$

$\varphi^{\theta}(Ag^+/Ag) = +0.799\ V$

电对中的氧化态物质可作为氧化剂，其 φ^{θ} 越大，氧化能力越强。因此，氧化剂由强到弱的顺序为 $Ag^+ > Fe^{3+} > Ni^{2+} > Zn^{2+}$，最强的氧化剂是 Ag^+。

二、判断氧化还原反应进行的方向

电极电势的高低，反映了电极反应物质得失电子能力大小。电对的电极电势越低，电对中还原型物质（强还原剂）越易失去电子发生氧化反应；电对的电极电势越高，电对中氧化型物质（强氧化剂）越易得到电子发生还原反应。所以氧化还原反应总是较强的氧化剂与较强的还原剂反应生成较弱的还原剂和较弱的氧化剂，因此，可以利用电极电势数值来判断氧化还原反应的方向。

例 7-3　判断标准状态下反应 $Fe + 2Fe^{3+} \Longrightarrow 3Fe^{2+}$ 自发进行的方向。

解：查表知　　$Fe^{2+} + 2e \Longrightarrow Fe$　　　　$\varphi^{\theta} = -0.447\ V$

$$Fe^{3+}+e \Longrightarrow Fe^{2+} \qquad \varphi^{\theta}=+0.771\ V$$

因为 $\varphi^{\theta}(Fe^{3+}/Fe^{2+})>\varphi^{\theta}(Fe^{2+}/Fe)$,所以在标准状态下 Fe^{3+} 是较强的氧化剂,Fe 是较强的还原剂,反应正向自发进行。

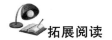 拓展阅读

电势法测定溶液的 pH 值

由 Nernst 方程式可知,电极电势与组成电极的各物质的浓度有关。在一定温度下,知道了各物质的浓度,就可算出电极电势;反之,如果测出了电极电势,也可算出物质的浓度。我们知道原电池由两个电极组成,如果其中一个电极的电势已知,则通过测定原电池的电动势,就可求出另一个电极的电势,从而求出物质的浓度,这种测定物质浓度的方法称为电势法。

电势法测定溶液的 pH 值,因其方便、快速、准确和干扰少等特点,应用很普遍。

电势法测定溶液的 pH 值一般在 25 ℃时将玻璃电极和饱和甘汞电极一同插入待测溶液中,组成原电池。

$(-)Ag \mid AgCl,HCl(0.1\ mol/L)KCl \mid 玻膜 \mid 待测\ pH\ 值溶液 \mid KCl(饱和)Hg_2Cl_2 \mid Hg(+)$

玻璃电极(G) 甘汞电极(SCE)

用电位计测出该电池电动势(E),$E=\varphi_{SGE}-\varphi_G$
$$=0.2415-(K_G-0.05916\ pH)$$
$$=0.2415-K_G+0.05916\ pH$$

其中 K_G 是一定值,其数值与内参比电极的内充液和膜材料有关。在实际工作中,先用已知 pH 值的缓冲溶液来校正,即通过两次测量法将 K_G 项消去。首先测定已知 pH 值溶液的 E_S,再测定未知溶液的 E,就可求出未知溶液的 pH 值。

$$pH_x=pH_S+\frac{E_x-E_S}{0.05916}$$

在实际工作中,用酸度计(pH 计)可以直接测定溶液的 pH 值。

小　结

1.氧化还原反应　凡有元素氧化值发生变化的化学反应,称为氧化还原反应。氧化还原反应中,电子的得失或共用电子对的偏移是同时发生的,把在反应中得到电子使自身氧化值降低的物质称为氧化剂;把反应中失去电子使自身氧化值升高的物质称为还原剂。

2.原电池　将化学能直接转变成电能的装置称为原电池。原则上,凡是能自发进行的氧化还原反应,都能设计成原电池。原电池中,氧化剂电对作为电池的正极,发生还原反应;还原剂电对作为电池的负极,发生氧化反应。

3.电极电势　电极电势的大小不仅与电极本性有关,还受溶液离子浓度、温度等因素影响。在 298.15 K 时,电极反应中氧化态和还原态的浓度与电极电势的关系可由 Nernst 方程式来表示。

$$\varphi = \varphi^{\theta} + \frac{0.059\ 16}{n} \lg \frac{c^a(\text{氧化型})}{c^g(\text{还原型})}$$

4.电极电势的意义　电极电势的大小标志着物质氧化还原能力的大小,它是判断氧化剂和还原剂的相对强弱、氧化还原反应方向的依据。

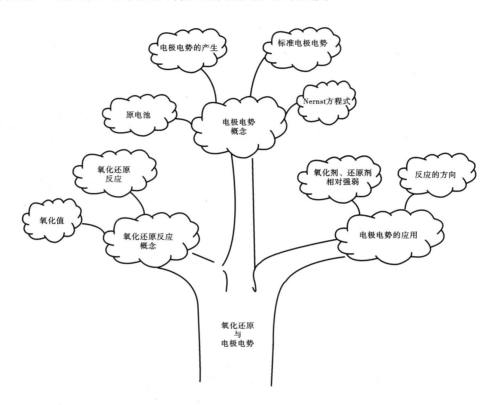

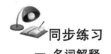 同步练习

一、名词解释

1.氧化还原反应　　2.氧化值　　3.原电池

二、填空题

1.在化学反应中,反应前后元素氧化值发生变化,这类反应属于_____反应。元素氧化值升高,该物质_____电子,发生_____反应,该物质是_____剂;元素氧化值降低,该物质_____电子,发生_____反应,该物质是_____剂。

2.写出下列化合物中元素的氧化值。

(1)$Na_2C_2O_4$ 中 C 的氧化值为_____。

(2)$HClO$ 中 Cl 的氧化值为_____。

(3)MnO_2 中 Mn 的氧化值为_____。

(4)$NaClO_3$ 中 Cl 的氧化值为_____。

(5)$Cr_2O_7^{2-}$ 中 Cr 的氧化值为_____。

(6)H_2SO_3 中 S 的氧化值为_____。

3. 写出 298.15 K 时下列电极的 Nernst 方程式。

(1) $Sn^{4+}+2e \Longrightarrow Sn^{2+}$ $\varphi=$ _____。

(2) $AgCl+e \Longrightarrow Ag+Cl^-$ $\varphi=$ _____。

(3) $Cr_2O_7^{2-}+14H^++6e \Longrightarrow 2Cr^{3+}+7H_2O$ $\varphi=$ _____。

4. 写出下列各电对的电极反应及 298.15 K、标准条件下两电对组成电池时的电池反应。

(1) Cu^{2+}/Cu；Ni^{2+}/Ni

电极反应 _____；电池反应 _____。

(2) Fe^{2+}/Fe；Cl_2/Cl^-

电极反应 _____；电池反应 _____。

(3) Cu^{2+}/Cu；Ag^+/Ag

电极反应 _____；电池反应 _____。

三、判断题（对的打√,错的打×）

1. H_2O_2 是常用的氧化剂,它没有还原性。　　　　　　　　　　　（　　）

2. 有单质生成的反应一定是氧化还原反应。　　　　　　　　　　　（　　）

3. 氧化剂被还原的产物具有还原性。　　　　　　　　　　　　　　（　　）

4. 高锰酸钾只能作氧化剂,不能作还原剂。　　　　　　　　　　　（　　）

5. 电极电势只取决于电极本身的性质,而与其他因素无关。　　　　（　　）

6. 氧化半反应和还原半反应总是同时发生。　　　　　　　　　　　（　　）

7. 电对的电极电势越大,电对中还原态物质的还原能力越弱。　　　（　　）

8. 组成原电池的两个电对的电极电势相等时,电池反应处于平衡状态。（　　）

9. 浓硝酸的还原产物是 NO_2,而稀硝酸的还原产物为 NO,因此,稀硝酸的氧化性比浓硝酸强。　　　　　　　　　　　　　　　　　　　　　　　　　　　（　　）

10. 电极电势与电池电动势均具有广度性质,与物质的多少有关。　（　　）

四、选择题

1. 下列反应中,属于氧化还原反应的是　　　　　　　　　　　　　（　　）

　　A. $CaCO_3+2HCl=CaCl_2+CO_2\uparrow+H_2O$

　　B. $CaO+H_2O=Ca(OH)_2$

　　C. $Cl_2+H_2O=HClO+HCl$

　　D. $Ag^++Cl^-=AgCl$

2. 下列物质中,既可作氧化剂又可作还原剂的是　　　　　　　　　（　　）

　　A. Cl^-　　　　　　　　　　　B. Sn^{2+}

　　C. Ag^+　　　　　　　　　　　D. Ca^{2+}

3. 在化学反应中,如果某元素由化合态变为游离态,则该元素　　　（　　）

　　A. 被氧化　　　　　　　　　　B. 可能被氧化,也可能被还原

　　C. 被还原　　　　　　　　　　D. 没有发生氧化还原反应

4. 有关氧化还原反应的错误观点是　　　　　　　　　　　　　　　（　　）

　　A. 反应前后,元素的化合价有升降变化

　　B. 反应中发生了电子的转移

　　C. 一定有单质参与反应

　　D. 氧化反应和还原反应一定同时存在

5. 波尔多液不能用铁制容器盛放,是因为铁能与该农药中的硫酸铜起反应。在该反应中,铁　　　　　　　　　　　　　　　　　　　　　　　　　　　　（　　）

　　A. 是氧化剂　　　　　　　　　B. 是还原剂

　　C. 既是氧化剂,又是还原剂　　D. 被还原

五、计算题

1. 电极反应 $Cr_2O_7^{2-} + 14H^+ + 6e \overline{} 2Cr^{3+} + 7H_2O$，已知 $Cr_2O_7^{2-}$ 和 Cr^{3+} 浓度均为 1 mol/L，求 298.15 K、pH＝6 时的电极电势。

2. 在 298.15 K 下将铜片插入 0.1 mol/L 的 $CuSO_4$ 溶液中，银丝插入 0.1 mol/L 的 $AgNO_3$ 溶液中组成原电池。求原电池的电动势，写出该原电池的符号和电池反应。

3. 根据下列反应组成原电池，写出电极反应，计算电池在 25 ℃时的电动势，并判断反应进行的方向。

$$2Fe^{3+}(1.0 \text{ mol/L}) + 2Br^-(1.0 \text{ mol/L}) \overline{} 2Fe^{2+}(1.0 \text{ mol/L}) + Br_2$$

第八章

有机化合物概述

学习目标

◆ 掌握　σ 键、π 键的定义和主要特点;碳原子的 sp^3、sp^2、sp 3 种杂化类型及其形状和特点。

◆ 熟悉　有机化合物和有机化学的概念;碳原子的结构;有机化合物的分类。

◆ 了解　有机化合物的特点;有机反应的几种类型。

◆ 能力　重视本章学习,以便与后续学习内容衔接;在后续课程学习中具有应用杂化轨道理论的能力。

有机化合物与人们的衣食住行、生老病死密切相关,如淀粉、纤维素、油脂、核酸、蛋白质、塑料、橡胶、许多药物等都是有机化合物。有机化学与医学研究有着密切的关系,如人体各组织大部分都是由有机化合物组成,它们在体内一系列的化学反应是维持人体新陈代谢的基础。医学领域中的许多学科如生物化学、细胞生物学、微生物学、病理学、药理学等,都离不开有机化学,所以医学生有必要掌握有机化学的相关知识。

第一节　有机化合物和有机化学

早在 1806 年,瑞典化学家贝采里乌斯(J. J. Berzelius)首先提出了“有机化学”的概念。他把物质分为两大类型:把来自于有生命的机体的物质,如油脂、蛋白质、淀粉等视为有生机之物,称为有机化合物(organic compound);把来自于无生命的机体的物质,如矿物质、空气、水等视为无生机之物,称为无机化合物(inorganic compound)。研究有机化合物的化学则称为有机化学(organic chemistry)。

人类利用和加工有机化合物历史悠久,早在远古时期人类就创造了提取和精制有机化合物的方法,如提取染料、香料,制酒,酿醋等。中国最早有关石油的记录源于三千多年前的《易经》(“泽中有火”“上火下泽”)。而宋朝沈括所著《梦溪笔谈》中,则系统记载了石油的用途,并预言:“此物必大行于世”。但人们对有机化合物的认识是一个逐渐由浅入深、由表及里的过程。

在 19 世纪初,许多化学家都相信生物体内存在着所谓的“生命力”,生物体内的

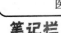

有机物由神秘的生命力制造,不可能在实验室用无机物合成,这就是所谓的"生命力学说"。在这种错误学说统治下,有机化学的发展几乎陷于停顿。

"生命力学说"的推翻由尿素的合成开始。

1828 年,德国化学家魏勒(F. Wöhler)首先加热无机物氰酸氨合成了有机物尿素。

$$NH_4OCN \longrightarrow (NH_2)_2CO$$

他在写给贝采里乌斯的信中说:"我告诉您,我已经能够制造出尿素,而且不求助于动物(无论是人或是狗)的肾。"这个重要发现并未引起当时在化学研究中占主导地位的保守学派的重视,他们坚持认为,合成作为动物排泄物的简单的尿素不足以推翻"生命力学说"。

1845 年,柯尔柏(A. Kolbe)合成了醋酸。

1854 年,贝赛罗(P. E. M. Berthelot)合成了油脂。油脂属于生物体内广泛存在的物质,它的合成意味着"生命力学说"即将被彻底推翻。

1856 年,英国人柏琴(W. H. Perkin)制造出合成染料苯胺紫,染料开始由天然转向人工合成。

至此,有机化学才从"生命力学说"的阴影中走了出来,成为一门快速发展的重要学科。

当代有机化合物定义为碳氢化合物及其衍生物,而有机化学就是研究有机化合物来源、组成、结构、性质、制备及其变化规律的科学。

随着科学和技术的发展,有机化学与各个学科互相渗透,形成了许多分支学科,例如,生物有机化学、物理有机化学、量子有机化学、海洋有机化学等。

一、有机化合物的特点

1. 元素组成简单、分子种类繁多 绝大多数有机化合物的元素组成较简单,一般仅包含碳、氢、氧、氮、硫、磷、卤素等。而有机化合物的数量却非常庞大,已知的有机化合物已超过 2 000 万种,并且以每年数十万种的速度递增。普遍存在于有机化合物中的同分异构现象,是有机化合物数目繁多的重要原因之一。

2. 易燃烧 大多数有机化合物都可以燃烧,燃烧后分子中的碳、氢元素最终生成二氧化碳和水。但也有例外,如四氯化碳,它不仅不能燃烧,而且还可以灭火。

有机化合物的易燃特性与其结构有关,因为有机化合物多为共价化合物,且分子组成中碳、氢比例较高。

3. 难溶于水,易溶于有机溶剂 物质溶解的难易由溶质和溶剂间的分子间力决定,而分子间力的大小由分子结构决定。

水是极性溶剂,大多数有机化合物极性较弱,不溶或难溶于水。但极性较强的有机化合物也能溶于水,如甲酸、乙酸、甲醇、乙醇等。根据"相似相溶"的原则,极性较弱的有机化合物一般较易溶于极性相对较小的有机溶剂。

4. 熔点较低,热稳定性差 熔点的高低也和分子间力有关,有机化合物分子中存在的作用力主要是弱于静电引力的范德华力,所以大多数有机化合物的熔点较低,一般不超过 400 ℃。大部分有机化合物热稳定性差,受热易分解。

5. 化学反应速度慢,产物复杂 大多数有机化合物以分子状态存在,分子间发生的化学反应常会涉及共价键的断裂,所以有机化学反应速度慢,时间长,一般需要加热或使用催化剂来加速反应(当然,个别有机化学反应速度也很快,如一些挥发性易燃有机化合物形成的爆炸性气体,爆燃时反应速度极快,瞬间即可完成)。此外,有机化合物的分子结构复杂,分子中活性中心相对较多,反应很难局限在某一特定部位,这使反应结果相对复杂,多数伴有副反应发生,主产物收率一般较低。

由于产物复杂,正常情况下,书写有机反应方程式时不要求配平,仅要求写出主要产物。

二、有机化学与生命科学的关系

有机化学是生命科学的基础,近代有机化学发展的一个重要趋势是与生命科学的结合。随着生命科学的进展,近年来复杂生命现象的研究已进入分子水平。从 DNA 的双螺旋结构到人类基因组计划,有机化学的理论和方法在生命科学的发展中起了重要作用。美国著名生物化学家、诺贝尔生理学或医学奖获得者阿瑟·科恩伯格(Arthur Kornberg)指出:"现今分子生物学的成就其实属于化学""生命实际上是一个化学过程""人类的形态和行为就如同它的起源,它与环境的相互作用和它的命运一样,都是由一系列各负其责的化学反应来决定的""生命的许多方面都可用化学语言来表达,这是一个真正的世界语"。尤其在人类基因组工作框架图组装完成后,人们的注意力开始转向后基因组计划,从序列基因转移到结构基因和功能基因,进而影响到化学学科,给化学家提出众多的问题和挑战,同时也给有机化学的进一步发展提供了新的契机。

目前,与化学有关的生命科学方面的研究较多地集中在如下几个方面:①研究信息分子和受体识别的机制;②发现自然界中分子进化和生物合成的基本规律;③作用于新的生物靶点的新一代治疗药物的前期基础研究;④发展提供结构多样性分子的组合化学;⑤对于复杂生物体系进行静态和动态分析的新技术等。

生命科学中的化学问题已成为当今有机化学研究中的重大前沿课题之一。

有机化学的研究成果创造了无数的新产品进入人类的生活,使人类衣食住行各个方面都受益匪浅,更不用说化学药物对人们的防病治病、延年益寿、更高质量地享受生活等方面起到的作用。临床上用于预防和治疗疾病的药物绝大部分是有机化合物。有关天然药物的提取分离、化学药物的合成、药物的体内作用过程、药物的结构与功效关系的研究和疾病病因的探索等,无一不是以有机化学的知识为基础。有机化学和人类的生活及生命的全过程密切相关。

但是,我们也清楚地认识到,随着化学品的大量生产和广泛应用,也给人类原本和谐的生态环境带来了黑臭的污水、讨厌的烟尘、难以处置的废物和各种各样的有害物质等,威胁着人类健康,伤害着人类赖以生存的地球。如何合理地解决这一问题,是化学家们特别是有机化学家们面临的一个挑战。

第二节 有机化合物的结构理论简介

有机化合物和无机化合物最根本的区别:无机化合物的性质主要由组成分子的元素种类决定,而有机化合物的性质则主要由分子的结构决定。学习和探讨有机化合物

笔记栏

的结构理论,对于深入了解有机化合物的性质及其反应规律起着重要的指导作用。

一、碳原子的结构

碳元素位于周期表中第二周期ⅣA族,基态时的电子构型为$1s^2 2s^2 2p^2$。s轨道是球形对称的,如图8-1所示。p轨道是哑铃形的立体形状,分为p_x、p_y、p_z 3 种,它们的形状相同,但在空间的取向不同,分别沿着 x 轴、y 轴和 z 轴方向伸展,相互间夹角为90°,如图8-2所示。

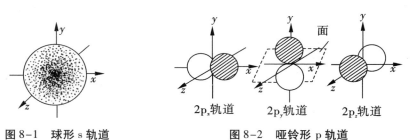

图8-1 球形s轨道　　　　图8-2 哑铃形p轨道

碳原子的最外层有 4 个电子,在与其他原子成键时,碳原子不易得失电子,总是通过共用电子对与其他原子结合。因此有机化合物分子中的化学键主要是共价键。

根据原子光谱研究得知,在碳原子最外层上的 2 个 2s 电子已成对,只有 2 个未成对的 2p 电子能形成共价键,碳原子只能显 2 价。但在有机化合物分子中,碳总是显 4价。这是因为碳原子在成键过程中,其 2s 轨道的 1 个电子被激发跃迁到能量较高的2p 的空轨道上,碳原子从基态变为激发态(图8-3),有了 4 个未成对电子。这种电子由低能轨道转移到高能轨道的过程称为激发。

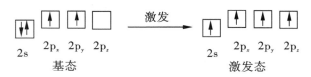

图8-3 碳原子的激发

激发态碳原子的 4 个价电子中,1 个是 s 电子,3 个是 p 电子,按照价键理论其成键的方向、能量都不完全相同。但实际上在甲烷分子中,碳的 4 个价键是完全相同的。为了解决这个问题,Pauling 等人在价键理论的基础上提出了杂化轨道理论。应该强调的是,激发是杂化的需要,而杂化则有利于共价键的生成。

二、杂化轨道理论

(一)杂化轨道理论要点

1.杂化　在成键过程中,因原子间的相互影响,能级相近的(价原子)原子轨道可以重新组合成新的(价原子)原子轨道,这种新组合成的原子轨道称为杂化轨道。

2.杂化轨道　原子轨道的杂化是为了满足化学键生成的需要,杂化前后原子轨道的数目不变(轨道数守恒),但杂化后新形成的杂化轨道伸展方向、形状和能量发生了变化,变化后更利于共价键的生成。

原子轨道的杂化只有在形成分子的过程中才会发生,孤立的原子不会杂化。

(二)杂化轨道的类型

在有机化合物分子中,碳原子的 2s 轨道和 2p 轨道的杂化有以下 3 种类型。

1.sp^3 杂化轨道   由 1 个 2s 轨道和 3 个 2p 轨道($2p_x$、$2p_y$、$2p_z$)杂化,形成 4 个能量、形状完全相同的新轨道,称为 sp^3 杂化轨道,这一过程称为 sp^3 杂化。形成过程如图 8-4 所示。

杂化轨道的分布、杂化类型

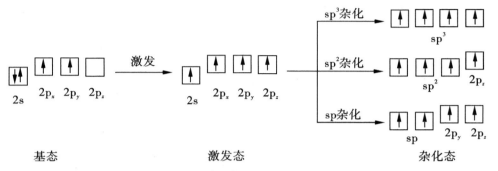

图 8-4 sp^3、sp^2、sp 杂化轨道的形成

每个 sp^3 杂化轨道中含有 1/4s 轨道成分和 3/4p 轨道成分,4 个 sp^3 杂化轨道对称地指向正四面体的 4 个顶端,相互间的夹角均为 109°28′,如图 8-5 所示。

sp^3 杂化轨道的形状像葫芦,一头大,一头小,成键时,大头电子云区域的重叠程度要比未杂化的 s 或 p 轨道都大,故 sp^3 杂化轨道所形成的共价键较牢固。烷烃分子中碳原子的 4 个共价键均由这种 sp^3 杂化轨道形成。如甲烷分子中的 4 个 C—H 键完全相同,轨道间夹角均为 109°28′。

2.sp^2 杂化轨道   由 1 个 2s 轨道和 2 个 2p 轨道杂化形成 3 个能量、形状完全相同的新轨道,称为 sp^2 杂化轨道,这一过程称为 sp^2 杂化,形成过程如图 8-4 所示。

每个 sp^2 杂化轨道中含有 1/3s 轨道成分和 2/3p 轨道成分,3 个 sp^2 杂化轨道对称分布在同一平面上,彼此间的夹角为 120°,形成平面正三角形,如图 8-6 所示。剩余的未参与杂化的 1 个 p 轨道的对称轴垂直于 3 个 sp^2 杂化轨道的对称轴所形成的平面。如乙烯分子中的碳原子就是 sp^2 杂化,乙烯分子为平面结构。

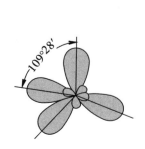

图 8-5 sp^3 杂化轨道

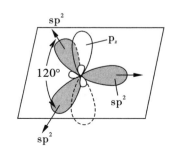

图 8-6 sp^2 杂化轨道和 p_z 轨道

3. sp 杂化轨道 由 1 个 2s 轨道和 1 个 2p 轨道杂化形成 2 个能量、形状完全相同的新轨道,称为 sp 杂化轨道,这一过程称为 sp 杂化,形成过程如图 8-4 所示。

每个 sp 杂化轨道中含有 1/2s 轨道成分和 1/2p 轨道成分,2 个 sp 杂化轨道的对称轴在同一直线上,彼此间夹角为 180°,呈直线形,如图 8-7 所示。2 个未参与杂化的 p 轨道与 sp 杂化轨道相互垂直。乙炔分子中的碳原子是 sp 杂化,所以乙炔为直线形结构。

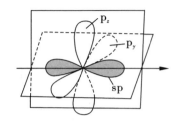

图 8-7 sp 杂化轨道和 p_y、p_z 轨道

原子轨道杂化的结果使原子的成键能力增强,成键后体系能量降低,有利于达到最稳定的分子状态。

三、共价键的类型

按照成键时不同原子轨道间结合方式的不同,共价键有不同的类型,最常见的是 σ 键和 π 键,σ 键和 π 键是两类重要的共价键。

1. σ 键 原子轨道沿着核间连线对称轴的方向以"头对头"方式相互重叠形成的共价键称为 σ 键,图 8-8(a)是 σ 键的几种类型。构成 σ 键的电子称为 σ 电子。

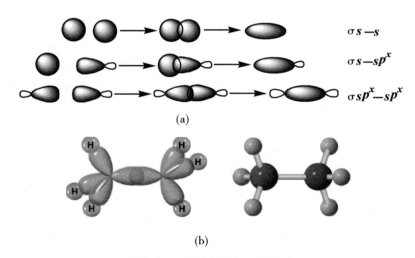

$\sigma s-s$

$\sigma s-sp^x$

σsp^x-sp^x

(a)

(b)

图 8-8 σ 键的结构与乙烷分子

σ 键的结构特点如下。
(1)"头对头"重叠成键,成键的电子云绕键轴对称分布,电子云近似圆柱状分布。
(2)σ 键可以绕键轴自由旋转,不会引起键的断裂。

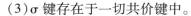

（3）σ 键存在于一切共价键中。

因为构成 σ 键的原子轨道重叠程度较大,形成的共价键相对牢固,所以仅含有 σ 键的有机化合物(像烷烃)性质较稳定。图 8-8(b)是乙烷分子结构的示意图。

2. π 键　原子中垂直于核间连线的相互平行的 p 轨道间侧面重叠(肩并肩平行交盖)形成的化学键称为 π 键。例如,碳碳双键就是一个 σ 键和一个 π 键组成的。sp^2 杂化的两个碳原子间,垂直于 σ 键的未参与杂化的 p 轨道"肩并肩"平行交盖,形成了 π 键。可以看出,π 键电子云分布在 5 个 σ 键确定的平面的两侧,如图 8-9 所示。

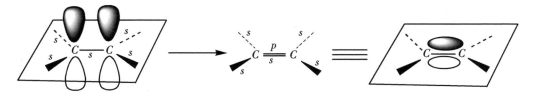

图 8-9　π 键的结构

π 键的结构特点如下。

(1)p 轨道间"肩并肩"平行交盖。

(2)电子云分布距两成键原子核较远,局部电子云密度较高,较 σ 键活泼。

(3)π 键仅出现在双键或三键中,只能与 σ 键共存,不会独立存在。

(4)π 键为刚性键,成键两原子间不能自由旋转。

含有 π 键的化合物一般较活泼(像烯烃、炔烃等)。

一般而言,共价单键是 σ 键;共价双键中有一个 σ 键和一个 π 键;共价三键中有一个 σ 键和两个 π 键。σ 键和 π 键的主要特点见表 8-1。

表 8-1　σ 键和 π 键的主要特点

分类	σ 键	π 键
形成方式	成键轨道沿键轴重叠	成键轨道平行重叠
存在条件	可独立存在	只能与 σ 键同时存在
主要性质	1. 重叠程度大,稳定	1. 重叠程度小,不稳定
	2. 电子云受核约束大,不易极化	2. 电子云受核约束小,易极化
	3. 成键的两个原子可自由旋转	3. 成键的两个原子不能自由旋转

第三节　有机反应的类型

一、按照反应形式分类

根据反应物和生成物的组成和结构的变化形式,有机化学的重要反应可分为以下 4 类。

1.取代反应　有机物分子中的原子或原子团被其他的原子或原子团所替代的反应称为取代反应。例如,甲烷分子中的氢原子被卤素原子取代的反应。

$$CH_4+Cl_2 \xrightarrow{\text{光照}} CH_3Cl+HCl$$

2.加成反应　有机分子的双键或三键中的 π 键断裂,双键或三键两端的原子分别以 σ 键形式与其他原子或原子团结合生成产物,这种反应称为加成反应。加成反应是不饱和化合物的特性反应,例如,乙烯与溴化氢的反应。

$$CH_2=CH_2+HBr \longrightarrow CH_3CH_2Br$$

3.聚合反应　由小分子结合成高分子(或较大分子)的反应称为聚合反应。例如,乙烯在一定条件下聚合成聚乙烯的反应。

$$nCH_2=CH_2 \xrightarrow{TiCl_2,100\ ℃} \text{─}\!\!+\!CH_2-CH_2\text{─}\!\!\!+_n$$

4.消除反应　从一个有机化合物分子内脱去一个小分子(如 H_2O、HX 等),生成不饱和化合物的反应称为消除反应。例如,从氯乙烷分子中脱去 HCl 生成乙烯的反应。

$$\underset{\substack{| \quad\ | \\ H \quad Cl}}{CH_2-CH_2}+NaOH \xrightarrow{CH_3-CH_2-OH} CH_2=CH_2+HCl$$

二、按照反应机制分类

反应机制(也称反应历程)是对反应物转化为产物所经过的过程的详细描述。任何一个有机化学反应的实质都包括旧共价键的断裂和新共价键的形成。共价键的断裂主要有两种方式:均裂和异裂,不同的断裂方式产生不同的中间体。

均裂:　　　　A $\cdots\vdots\cdots$ B $\longrightarrow$ A·+B·

通过共价键的均裂,产生的具有未配对电子的原子或原子团称为自由基,又称游离基,由均裂后产生的自由基引发的化学反应称为自由基反应。

异裂:　　　　A $\vdots\vdots$ B $\longrightarrow$ A$^+$+[:B]$^-$

通过共价键的异裂,共用电子对被成键原子的某一方获得,产生正、负离子,由异裂后产生的正、负离子引发的化学反应称为离子型反应。

(一)自由基反应

共价键均裂产生的自由基由于具有未成对的单电子,化学性质非常活泼,极不稳定,很容易与其他化合物分子发生反应,产生新的自由基,而自身形成稳定结构。其反应过程(又称反应机制)大致分为链引发、链增长(或链传递)和链终止 3 个阶段,故自由基反应又称自由基链反应。例如,甲烷的氯代反应。

1.链引发　在光照或加热至 250~400 ℃时,氯气分子吸收能量,共价键发生均裂,生成 2 个活泼的氯原子自由基,引发反应。

$$Cl:Cl \xrightarrow{\text{光照或加热}} 2·Cl$$

2.链增长　氯原子自由基的化学活性很高,立即与甲烷分子作用,夺得一个氢原子,生成氯化氢分子,同时生成甲基自由基。

$$\cdot Cl + CH_4 \longrightarrow \cdot CH_3 + HCl$$

甲基自由基再与氯分子作用,生成一氯甲烷和新的氯自由基。

$$\cdot CH_3 + Cl_2 \longrightarrow \cdot Cl + CH_3Cl$$

如此传递下去,当一氯甲烷达到一定浓度时,氯自由基除了与甲烷作用外,也可以与一氯甲烷作用,生成 $\cdot CH_2Cl$ 自由基。

$$\cdot Cl + CH_3Cl \longrightarrow \cdot CH_2Cl + HCl$$

$\cdot CH_2Cl$ 自由基再与氯分子作用生成二氯甲烷和新的氯自由基。反应如此传递下去,逐步生成三氯甲烷和四氯化碳。

由此可见,自由基的链反应每一步都消耗一个活泼的自由基,产生另一个新的活泼自由基,生成产物。

3.链终止　随着反应的进行,自由基的浓度不断增加,各种自由基间相互碰撞的机会增多,便相互结合形成稳定的化合物,自由基消失,链反应随之终止。

$$\cdot Cl + \cdot Cl \longrightarrow Cl_2$$
$$\cdot CH_3 + \cdot CH_3 \longrightarrow CH_3CH_3$$
$$\cdot CH_3 + \cdot Cl \longrightarrow CH_3Cl$$
$$\cdots\cdots$$

反应的最终产物是由多种物质组成的混合物。其他烷烃甚至分子中含有类似烷烃结构的非烷烃化合物的卤代反应过程与甲烷的氯代反应类似,都属于自由基反应。

自由基反应一般需要光、热或过氧化物存在,常在非极性溶剂或气相中进行,多为链锁反应,反应一旦发生,将迅速进行,直到反应结束。

在人体内不断产生自由基,易与体内的蛋白质、脂类、核酸等发生反应,对人体产生不良影响和毒害作用,它和炎症、肿瘤、衰老等有密切关系,如体内的自由基能使老年人产生"老年斑",促进人体衰老。

(二)离子型反应

共价键异裂产生的正、负离子作为反应中间体易与进攻试剂进行反应,根据进攻试剂进攻的中间体不同反应可分为亲电反应和亲核反应。

$$-\overset{|}{\underset{|}{C}} : A \longrightarrow -\overset{|}{\underset{|}{C}} :^- + A^+ \qquad -\overset{|}{\underset{|}{C}} : A \longrightarrow -\overset{|}{\underset{|}{C}}^+ + A :^-$$

碳负离子　　　　　　　　　　　碳正离子

1.亲电反应　由亲电试剂(如 H^+、Cl^+、Br^+、NO_2^+ 等)进攻碳负离子所引起的反应称为亲电反应。亲电反应分为亲电取代反应和亲电加成反应。苯环上氢的取代反应(如卤代、硝化和磺化反应等)属于亲电取代反应。烯烃与卤素(如溴)的反应属于亲电加成反应。

$$\overset{\delta^+}{CH_2}{=\!=}\overset{\delta^-}{CH_2}$$
$$\overset{\delta^-}{Br}\longleftarrow\overset{\delta^+}{Br}$$
(第一步)

$$\overset{+}{CH_2}-CH_2$$
$$Br^-\qquad Br$$
(第二步)

$$CH_2-CH_2$$
$$Br\qquad Br$$

笔记栏

烯烃的加成反应因为首先是由试剂的正离子进攻负电性的碳原子而引起的,故称为亲电加成反应。

2.亲核反应　由亲核试剂(如 OH⁻、CN⁻、H_2O、ROH、NH_3、RNH_2 等)进攻碳正离子发生的反应称为亲核反应。亲核反应又分为亲核取代反应和亲核加成反应。

卤代烃的水解反应属于亲核取代反应。醛酮的加成反应属于亲核加成反应。

第四节　有机化合物的分类

有机化合物的数目庞大,其结构又与性质相关,为了便于研究,所以,有机化合物通常按原子相互结合形成分子的骨架特征及所含官能团(功能基)不同进行分类。

一、按照碳骨架特征分类

按照构成分子的碳原子的骨架,有机化合物可以分为两大类:链状化合物和环状化合物。

(一)链状化合物

链状化合物又称开链化合物,其特点是分子中的原子间相互连接成开放的链状。

$$CH_3—CH—CH_2—CH_2—CH_3$$
$$\quad\quad\quad |$$
$$\quad\quad\quad CH_3$$

$$CH_3—CH_2—CH(OH)—CH_2—CH_2—CH_3$$

2-甲基戊烷

3-己醇

$$CH_3—CH_2—O—CH_2—CH_3$$

$$CH_3—(CH_2)_{16}—COOH$$

乙醚

十八碳酸(硬脂酸)

因为早期发现的脂肪类化合物均具有开链的骨架,所以链状化合物又称为脂肪族化合物。

(二)环状化合物

碳原子相互连接成不同形状的环状结构,故称环状化合物,又称闭链化合物。根据成环的原子不同,分为碳环和杂环化合物。

1.碳环化合物　这类化合物分子中含有完全由碳原子组成的碳环。环中碳原子间的成键方式不同,又可分为脂环族化合物和芳香族化合物两类。

(1)脂环族化合物　从结构上可看作是开链化合物碳链首尾相接,闭合成环。因为性质与脂肪族化合物相似,所以称为脂环族化合物。

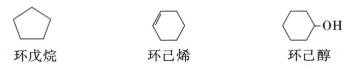

环戊烷　　　　　　环己烯　　　　　　环己醇

(2)芳香族化合物　分子中含有苯环或稠苯体系具有芳香性的化合物。它们的结构和性质与脂环族化合物有较大区别,由于最初是从某些带有芳香气味的有机化合物中发现的,因此称为芳香族化合物。

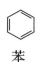 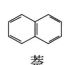 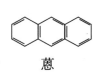 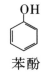 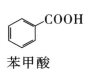

苯　　　　　萘　　　　　　　蒽　　　　　　　　苯酚　　　苯甲酸

2.杂环化合物　这类化合物也具有环状结构,但环是由碳原子和其他元素的原子(杂原子)组成,所以称为杂环化合物。杂原子通常是氧、硫、氮等原子。

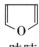 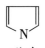 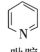

呋喃　　　　　　　噻吩　　　　　　　　　吡咯　　　　　　　　吡啶

二、按照官能团不同分类

官能团(功能基)是指有机化合物分子中性质活泼、容易发生化学反应的原子或基团,如碳碳双键(C═C)、醇羟基(—OH)、羧基(—COOH)分别是烯烃、醇、羧酸的官能团。有机化合物的性质一般由官能团决定,常见官能团及相应化合物见表8-2。

表 8-2　常见官能团及有关化合物的分类

官能团名称	官能团结构	化合物类别	化合物实例
碳碳双键	C═C	烯烃	$H_2C═CH_2$(乙烯)
碳碳三键	—C≡C—	炔烃	HC≡CH (乙炔)
羟基	—OH	醇或酚	CH_3CH_2—OH(乙醇) ⬡—OH(苯酚)
醚键(烷氧基)	—C—O—C—	醚	CH_3CH_2—O—CH_2CH_3(乙醚)
醛基(甲酰基)	O‖—C—H(简写—CHO)	醛	CH_3—CHO(乙醛)
酮基	O‖—C—	酮	H_3C—C(O)—CH_3(丙酮)
羧基	O‖—C—OH(简写—COOH)	羧酸	CH_3COOH(乙酸)
酯基	O‖—C—O—	酯	CH_3—C(O)—O—CH_2CH_3(乙酸乙酯)

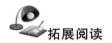

续表 8-2

官能团名称	官能团结构	化合物类别	化合物实例
磺酰基	—SO_3H	磺酸	CH_3—〈苯环〉—SO_3H(对甲苯磺酸)
氰基	—CN	腈	CH_3—CN(乙腈)
氨基	—NH_2	胺	CH_3CH_2—NH_2(乙胺)

拓展阅读

富勒烯

富勒烯是由 50、60、70 个碳原子组成的 C_{50}、C_{60}、C_{70} 等一类化合物的总称,是一族只有碳元素组成的笼状化合物。从组成看,富勒烯是除石墨、金刚石以外的碳的同素异形体,属于无机分子,但富勒烯及其衍生物的分子结构和化学性质又像芳香烃分子,因此也可以归属于有机化合物。

自罗伯特·科尔、哈罗德·沃特尔·克罗托和理查德·斯莫利于 1985 年发现 C_{60} 以来,C_{60} 和富勒烯族化合物的研究是当前化学研究中一个十分活跃的领域。目前富勒烯族化合物研究得比较多的是 C_{60}。C_{60} 是继苯分子后,化学领域中一个重大发现,为此这三位科学家共同获得了 1996 年诺贝尔化学奖。

C_{60} 是由 60 个碳原子组成的高度对称的笼状分子,很像美国著名设计师 Richard Buckminster Fuller 所设计的蒙特利尔世界博览会网格球体主建筑,因此,把 C_{60} 命名为 Buckminster Fullerene。此后人们便将这一类化合物命名为富勒烯。由于其形似足球,亦称分子足球、足球分子、足球烯等。

C_{60} 是由 60 个碳原子采用不等性 sp^2 杂化轨道互相成键形成的笼状分子,未杂化的 p 轨道形成一个非平面的共轭离域大 π 键。60 个碳原子在 12 个正五边形和 20 个正六边形组成的具有 32 个平面的多面体的 60 个顶点上,是一个高度对称的分子。富勒烯的结构如图 8-10 所示。

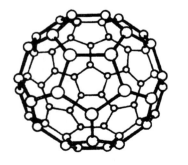
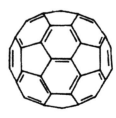

立体透视式　　　　　　平面投影式

图 8-10　富勒烯的结构

C_{60}自发现和常量合成至今,仅很短时间,研究虽然处于初级阶段,但涉及面很广。仅目前研究表明,它在许多领域发挥着巨大作用。如C_{60}是纳米级材料,可用作记忆元件,可制成超级耐高温润滑剂,可制造高能蓄电池、燃料、太空火箭推进剂等。纯的C_{60}是绝缘体,但在C_{60}笼中嵌入钾原子后,有较好的超导性和光学性,可在非线性光学材料和特殊有机磁性材料中应用。由于其结构的特殊性,表现出很强的非线性光学性质,在光学计算机和光纤通信中有特殊价值。C_{60}水溶性磷脂衍生物能与某些癌细胞结合,并显示出生物医学活性,从而为摧毁和杀灭癌细胞提供了条件。

富勒烯的出现,为化学、物理学、电子学、天文学、材料科学、生命科学和医学等学科开辟了崭新的研究领域,其意义非常重大。随着研究的深入发展,富勒烯及其衍生物的应用潜力将不断被开发出来而造福人类。

小　结

1. 碳原子　碳原子最外层4个电子总是通过共价键与其他原子相结合,在有机分子中,碳总是显4价。

2. 杂化轨道

(1) sp^3杂化轨道　由1个2s轨道和3个2p轨道($2p_x$、$2p_y$、$2p_z$)杂化,形成4个能量、形状完全相同的新轨道,称为sp^3杂化轨道。

(2) sp^2杂化轨道　由1个2s轨道和2个2p轨道杂化形成3个能量、形状完全相同的新轨道,称为sp^2杂化轨道。

(3) sp杂化轨道　由1个2s轨道和1个2p轨道杂化形成2个能量、形状完全相同的新轨道,称为sp杂化轨道

3. σ键和π键

(1) σ键　成键原子轨道沿键轴即成键原子两核间的连线方向接近,以"头碰头"的方式发生轨道重叠,其重叠部分沿键轴呈圆柱形对称分布,在两核间电子云密度最大,这样的共价键称为σ键。

(2) π键　由两个相互平行的p轨道从侧面以"肩并肩"的方式重叠,其重叠部分与C—C σ键轴所在平面呈上下块状对称分布,这样的共价键称为π键。

4. 有机反应类型

(1) 自由基反应　通过共价键的均裂产生自由基,又称游离基,再进行自由基之间的碰撞结合而进行的反应,称为自由基反应。

(2) 离子型反应　通过共价键的异裂产生正负离子,由正负离子与进攻试剂之间进行的反应,就是离子型反应。

5. 有机化合物分类方式

(1) 按碳骨架分类　分为链状化合物和环状化合物。

(2) 按官能团分类。

笔记栏

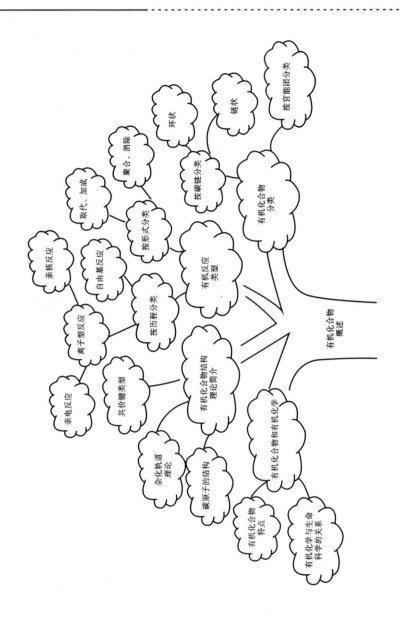

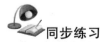同步练习

一、名词解释

1. 杂化轨道   2. sp^3 杂化轨道   3. σ 键和 π 键

4. 共价键的均裂和异裂   5. 自由基

二、选择题

1. 下列化合物分子中哪些碳原子采取 sp^2 杂化   (   )

$$^8CH_3C^7HC^6H{=\!=}^5CH{-\!-}^4CH_2C^3{\equiv}^2C^1CH_3$$
（其中 $^9CH_3$ 接在 C^7 上）

A. 4C、7C   B. 1C、8C、9C

C. 5C、6C   D. 2C、3C

笔记栏

2. 下列 C—X 键中哪个极性最大 　　　　　　　　　　　　　　（　　）

    A. C—F   B. C—Cl

    C. C—Br   D. C—I

3. sp^2 杂化轨道分布形状为 　　　　　　　　　　　　　　　（　　）

    A. 球形   B. 直线形

    C. 平面三角形   D. 四面体

4. 甲烷与氯气在光照条件下进行反应的历程是 　　　　　　　（　　）

    A. 自由基取代   B 亲电取代

    C. 亲核取代   D. 自由基加成

5. 下列有机化合物官能团中,哪一个是醛基 　　　　　　　　（　　）

    A. —COOH   B. —CHO

    C.    D. —OH

6. 下列有机化合物中,哪一个是羧酸类化合物 　　　　　　　（　　）

A. 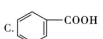   B.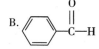

C. ⟨苯环⟩—COOH   D. CH_3—C(=O)—O—C_2H_5

三、简答题

1. 什么是有机化合物? 什么是有机化学?

2. 有机化合物的特点有哪些?

3. 共价键的断裂方式有哪几种?

4. σ 键和 π 键是如何形成的? 各自有何特点?

第九章

链 烃

学习目标

◆掌握 烷烃、烯烃、炔烃及二烯烃的结构、命名及化学性质。

◆熟悉 诱导效应、共轭效应。

◆了解 自由基链反应的反应机制及离子型亲电加成反应的反应机制。

◆能力 具有用化学方法鉴别烷烃、烯烃和炔烃的能力;具有在后续课程学习中应用所学链烃相关化学知识的能力。

烃是指由碳和氢两种元素组成的化合物,其他有机化合物均可看作烃的衍生物。分子中碳原子之间结合成为开链状的烃,称为开链烃,简称链烃,链烃分类如下。

$$链烃\begin{cases}饱和链烃:烷烃\\不饱和链烃\begin{cases}烯烃\\炔烃\\二烯烃\end{cases}\end{cases}$$

第一节 烷 烃

烷烃中碳原子之间以单键相连,其余价键均与氢原子结合,通式为C_nH_{2n+2},属于饱和烃。

一、烷烃的结构和异构现象

烷烃分子中碳原子均以sp^3杂化轨道与其他原子成键。图9-1(a)为甲烷的分子形成示意图,甲烷分子中碳原子的4个sp^3杂化轨道分别与4个氢原子的1s轨道沿键轴方向重叠,形成4个C—H σ键。4个C—H键键角均为109°28′,整个分子在空间呈四面体分布,碳原子处于四面体的中心,氢原子分布于四面体的顶点处,如图9-1(b)。

含3个以下碳原子的烷烃,分子中的碳骨架只有一种排列方式,从含4个碳原子

笔记栏

的烷烃开始,碳骨架的排列方式就具有多种。这种具有相同分子式,而分子中各原子的排列方式不同的化合物之间互称为同分异构体,如丁烷分子就有两种同分异构体。

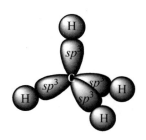

(a)甲烷的分子形成

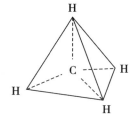

(b)甲烷的正四面体结构

图9-1 甲烷的分子形成与正四面体结构

$$CH_3CH_2CH_2CH_3$$
丁烷

$$CH_3—CH—CH_3 \atop |\ CH_3$$
异丁烷

根据烷烃中碳原子所连接的其他碳原子数目的不同,可以把碳原子分为4类。只与1个其他碳原子直接相连的碳原子,称为伯碳原子(或称一级碳原子),用1℃表示;与2个其他碳原子直接相连的碳原子,称为仲碳原子(或称二级碳原子),用2℃表示;与3个其他碳原子直接相连的碳原子,称为叔碳原子(或称三级碳原子),用3℃表示;与4个其他碳原子直接相连的碳原子,称为季碳原子(或称四级碳原子),用4℃表示。

与此相对应,连接在伯、仲、叔碳原子上的氢原子分别称为伯氢原子(1°H)、仲氢原子(2°H)、叔氢原子(3°H)。不同类型的碳和氢的化学反应活性不同。

二、烷烃的命名

烷烃的常用命名法有两种:普通命名法和系统命名法。

(一)普通命名法

直链烷烃的普通命名可根据分子中碳原子数称为"正某烷","正"字可省略。用10个天干数字(甲、乙、丙、丁、戊、己、庚、辛、壬、癸)分别表示1~10个碳原子的直链烷烃,10个以上碳原子的直链烷烃分别用十一、十二、十三……中文小写数字表示。

$$CH_3CH_3 \qquad CH_3CH_2CH_3 \qquad CH_3CH_2CH_2CH_2CH_2CH_2CH_2CH_2CH_2CH_2CH_3$$
乙烷 丙烷 十二烷

简单异构体用"正(n)""异(iso-)""新(neo-)"等前辍区分。直链烷烃称为"正某烷";碳链链端第二个碳原子上有一个甲基,且无其他支链的烷烃,称为"异某烷";碳链链端第二个碳原子上连有两个甲基,且无其他支链的烷烃,则称为"新某烷"。

笔记栏

$$CH_3CH_2CH_2CH_3 \qquad CH_3\underset{\underset{CH_3}{|}}{CH}CH_2CH_3 \qquad H_3C\underset{\underset{CH_3}{|}}{\overset{\overset{CH_3}{|}}{C}}CH_3$$

（正）戊烷 　　　　　　　　异戊烷 　　　　　　　　新戊烷

（二）烷基

烷烃分子中去掉一个氢原子后剩下的基团,称为烷基(用—R 表示)。烷基的命名可把相应烷烃名称中的"烷"字改为"基"字。常见的烷基见表9-1。

表 9-1　常见的烷基结构和名称

烷基	烷基名称	烷基	烷基名称
—CH_3	甲基	—$CH_2(CH_2)_2CH_3$	（正）丁基
—CH_2CH_3	乙基	—$CH(CH_3)CH_2CH_3$	仲丁基
—$CH_2CH_2CH_3$	（正）丙基	—$CH_2CH(CH_3)_2$	异丁基
—$CH(CH_3)_2$	异丙基	—$C(CH_3)_3$	叔丁基

（三）系统命名法

1. 选主链　选择含有取代基最多的最长碳链作为主链,根据主链上的碳原子数称为某烷。

2. 编号　从靠近支链的一端开始,对主链上的碳原子用阿拉伯数字编号。

3. 化合物名称书写　将支链名称写在母体名称的前面,并逐一标明支链的位次。相同的支链可以合并,用"二、三、四……"中文小写数字表示支链数目,支链的位次用阿拉伯数字表示,数字之间用","隔开,取代基位次和名称之间用半字线"–"连接起来;如果有几个不同的取代基,则依次按照小的在前,较大的在后的顺序。

$$CH_3\underset{\underset{CH_3}{|}}{\overset{\overset{CH_3}{|}}{C}}CH_2CH_2CH_3 \qquad CH_3\underset{\underset{CH_3}{|}}{CH}CH_2\underset{\underset{CH_3}{|}}{CH}CH_2CH_3$$

2,2-二甲基戊烷 　　　　　　2,4-二甲基己烷

三、烷烃的性质

烷烃的物理性质随碳原子数的增加而呈现规律性的变化。常温常压下,$C_1 \sim C_4$ 的烷烃是气体,$C_5 \sim C_{17}$ 的烷烃是液体,C_{18} 以上的烷烃是固体。

烷烃易溶于苯、氯仿、乙醚等有机溶剂,难溶于水和其他强极性溶剂。随分子中碳原子数目的增加,熔点、沸点有规律地增高,密度增大。

烷烃分子只存在"C—C"和"C—H"σ 键,比较牢固,所以烷烃具有比较高的化学稳定性。室温下,烷烃与强酸、强碱、强氧化剂、强还原剂、活泼金属等都不易发生反应。但在适当条件下,烷烃也能发生一些化学反应,如卤代反应、氧化反应等。

（一）卤代反应

在光照或加热条件下,烷烃分子中的氢原子被卤素取代的反应称为烷烃的卤代反应。甲烷与氯气在紫外光照射或加热到 250 ℃ 以上,发生卤代反应,生成一氯甲烷、二氯甲烷、三氯甲烷和四氯化碳的混合物。

$$CH_4 \quad + \quad Cl_2 \quad \xrightarrow{\text{光照}} \quad CH_3Cl \quad + \quad HCl$$

$$CH_3Cl \quad + \quad Cl_2 \quad \xrightarrow{\text{光照}} \quad CH_2Cl_2 \quad + \quad HCl$$

$$CH_2Cl_2 \quad + \quad Cl_2 \quad \xrightarrow{\text{光照}} \quad CHCl_3 \quad + \quad HCl$$

$$CHCl_3 \quad + \quad Cl_2 \quad \xrightarrow{\text{光照}} \quad CCl_4 \quad + \quad HCl$$

烷烃的卤代反应是按自由基链锁反应机制发生的。

（二）氧化反应

烷烃在空气中燃烧,生成二氧化碳和水,并放出大量的热能。

$$CH_4 \quad + \quad O_2 \quad \xrightarrow{\text{燃烧}} \quad CO_2 \quad + \quad H_2O \quad + \quad Q$$

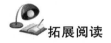拓展阅读

自由基链反应机制

氯分子受到光照或者加热时吸收能量发生共价键的均裂,生成两个高能量的氯自由基。

$$Cl{-}Cl \xrightarrow{\text{光照或加热}} 2 \cdot Cl$$

氯自由基与甲烷分子碰撞,夺取甲烷分子中的氢,生成甲基自由基和氯化氢。甲基自由基继续撞击氯分子,夺取一个氯原子生成一氯甲烷和一个新的氯自由基。反应如此循环,得到多取代甲烷衍生物。

自由基链反应

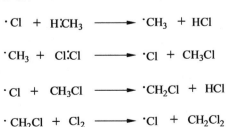

$$\cdot Cl \; + \; H{:}CH_3 \longrightarrow \cdot CH_3 \; + \; HCl$$

$$\cdot CH_3 \; + \; Cl{:}Cl \longrightarrow \cdot Cl \; + \; CH_3Cl$$

$$\cdot Cl \; + \; CH_3Cl \longrightarrow \cdot CH_2Cl \; + \; HCl$$

$$\cdot CH_2Cl \; + \; Cl_2 \longrightarrow \cdot Cl \; + \; CH_2Cl_2$$

$$\cdot Cl + CH_2Cl_2 \longrightarrow \cdot CHCl_2 + HCl$$

$$\cdot CHCl_2 + Cl_2 \longrightarrow \cdot Cl + CHCl_3$$

$$\cdot Cl + CHCl_3 \longrightarrow \cdot CCl_3 + HCl$$

$$\cdot CCl_3 + Cl_2 \longrightarrow \cdot Cl + CCl_4$$

自由基之间相互碰撞,形成稳定分子从而使反应终止。

$$\cdot Cl + \cdot Cl \longrightarrow Cl_2$$

$$\cdot CH_3 + \cdot CH_3 \longrightarrow CH_3CH_3$$

$$\cdot CH_3 + \cdot Cl \longrightarrow CH_3Cl$$

甲烷氯代反应每一步都会消耗一个活泼自由基,同时产生一个新自由基,整个反应像一个链锁,一环扣一环连续进行下去,称为自由基链反应。

第二节 烯 烃

分子中含碳-碳双键(C═C)的有机化合物称为烯烃,属于不饱和烃,单烯烃的组成通式为 $C_nH_{2n}(n \geqslant 2)$。

一、烯烃的结构

最简单的烯烃是乙烯,乙烯双键碳原子 sp^2 杂化,两个 sp^2 杂化碳原子各用一个 sp^2 杂化轨道"头碰头"相互重叠形成一个碳-碳 σ 键,每个碳原子剩余的两个 sp^2 杂化轨道分别与氢原子形成碳-氢 σ 键[图9-2(a)],因此,乙烯的6个原子在同一平面上,形成一平面型分子骨架。另外,每个 sp^2 杂化碳原子中还有一个未参加杂化的 p 轨道,p 轨道与平面型分子骨架相互垂直,两个 p 轨道侧面"肩并肩"相互重叠形成一个 π 键[图9-2(b)]。

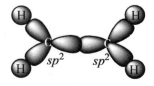
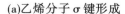
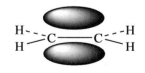

(a)乙烯分子 σ 键形成　　　　　(b)乙烯分子 π 键形成

图9-2　乙烯分子的形成

π 键的原子轨道重叠程度较小,键能小,稳定性差,不能单独存在,只能和 σ 键共存,不能自由旋转。

二、烯烃的命名

（一）普通命名法

和烷烃的命名类似,可根据烯烃含有的碳原子数目,称为"某烯"。

$$CH_2\!\!=\!\!CH_2 \qquad CH_2\!\!=\!\!CHCH_3 \qquad CH_2\!\!=\!\!\underset{\displaystyle CH_3}{\overset{\displaystyle CH_3}{C}}\!\!-\!\!CH_3$$

乙烯　　　　　　丙烯　　　　　　异丁烯

烯烃分子中去掉一个氢原子剩余的基团称为"烯基",下面是几个常见的烯基。

$$CH_2\!\!=\!\!CH\!\!-\!\! \qquad CH_2\!\!=\!\!CH\!\!-\!\!CH_2\!\!-\!\! \qquad CH_3\!\!-\!\!CH\!\!=\!\!CH\!\!-\!\!$$

乙烯基　　　　　烯丙基　　　　　　丙烯基

（二）系统命名法

烯烃总是以烯为母体,系统命名原则如下。

1. 选主链　选择含碳碳双键的最长碳链为主链,按主链的碳原子数目称为"某烯"。

2. 编号　从靠近双键一端开始,使双键的位次最小。

3. 化合物名称书写　将双键碳原子中位次较小的一个的位置标示在烯烃母体名称的前面,用半字线隔开,支链的书写方法与烷烃相同。

$$CH_3\!\!-\!\!\underset{\displaystyle CH_3}{\overset{\displaystyle CH_2CH_3}{CH}}\!\!-\!\!C\!\!=\!\!CH_2 \qquad\qquad CH_3\!\!-\!\!\underset{\displaystyle }{\overset{\displaystyle CH_3}{C}}\!\!=\!\!CH_2$$

3-甲基-2-乙基-1-丁烯　　　　2-甲基-1-丙烯

三、烯烃的性质

烯烃的物理性质与烷烃相似,熔点、沸点、溶解度、密度随着碳原子数的增加而规律性变化。常温常压下,含 $C_1\sim C_4$ 的烯烃为气体,含 $C_5\sim C_{18}$ 的为液体,高级烯烃为固体;烯烃密度均小于 $1.0\ g/cm^3$,比相应烷烃略大;烯烃难溶于水而易溶于有机溶剂。

烯烃分子中,π 键电子受原子核的约束弱、流动性大、易极化、易断裂,烯烃的化学性质非常活泼。特别是 π 键电子云分布在平面分子骨架的两侧,易受到亲电试剂进攻,所以易发生亲电加成反应、氧化反应等。

（一）加成反应

烯烃双键中的 π 键断裂,两双键碳原子上各加上一个其他原子。

$$\overset{\diagdown}{\underset{\diagup}{C}}\!\!=\!\!\overset{\diagdown}{\underset{\diagup}{C}} \quad + \quad XY \quad\longrightarrow\quad \overset{|}{\underset{|}{C}}\!\!-\!\!\overset{|}{\underset{|}{C}}$$
$$ X \quad Y$$

加成试剂(XY)不同,加成反应的类型也不同。常见的加成反应有催化加氢、亲电加成反应等。

1. 催化加氢　在催化剂 Pt、Pd、Ni 的作用下,烯烃和氢气加成生成相应的烷烃。

烯烃的催化加氢

$$RCH = CHR' + H_2 \xrightarrow{\text{催化剂}} RCH_2 - CH_2R'$$

烯烃的加氢反应是定量完成的,可以通过测定反应吸收氢的量来确定分子中所含双键的数目。

2. 与卤素加成　烯烃与卤素发生加成反应,生成邻二卤代烷。

$$CH_2 = CH_2 + Br_2 \xrightarrow{CCl_4} BrCH_2CH_2Br$$

邻二卤代烷为无色,反应的结果使溴的四氯化碳溶液褪色,可用于鉴别烯烃。

不同卤素与烯烃加成的活性次序为 $F_2 > Cl_2 > Br_2 > I_2$。氟与烯烃反应剧烈,反应放出大量热能使烯烃分解,碘的活性太低,几乎不发生反应,所以一般烯烃与卤素加成,是指氯和溴。

3. 加卤化氢　烯烃与卤化氢发生加成反应,生成一卤代烷。

$$CH_2 = CH_2 + HBr \longrightarrow CH_3CH_2Br$$

烯烃与卤素、卤化氢等亲电试剂的加成为离子型亲电加成。不同卤化氢与烯烃加成反应活性为 $HI > HBr > HCl$。

不对称烯烃与卤化氢加成时,可得到两种可能的产物,但常以一种产物为主。

$$CH_3CH_2CH = CH_2 \xrightarrow{HBr} \underset{\underset{Br}{|}}{CH_3CH_2CHCH_3} + \underset{\underset{Br}{|}}{CH_3CH_2CHCH_3}$$

$$\text{2-溴丁烷(80\%)} \qquad \text{1-溴丁烷(20\%)}$$

1869 年俄国化学家马尔柯夫尼柯夫(Markovnikov)总结出一条规则:卤化氢与不对称烯烃加成时,氢原子总是优先加到含氢较多的双键碳原子上,卤素原子则加到含氢较少的双键碳原子上。此规则称为马尔柯夫尼柯夫规则,简称马氏规则。应用马氏规则可预测烯烃加成反应的主要产物。马氏规则是经验规则,但得到了理论解释。

4. 与水的加成　一般情况下烯烃与水不发生反应,但在适当条件下,烯烃也可以直接加水得到醇,这是制备醇的另一种方法,称为烯烃直接水合法。

$$CH_2 = CH_2 + H_2O \xrightarrow[300\ ℃]{H_3PO_4} CH_3CH_2OH$$

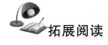拓展阅读

离子型亲电加成反应机制

　　以烯烃和溴的反应为例。第一步:溴与烯烃接近时,受到烯烃 π 电子云供电子的影响,溴分子发生极化,溴分子中离双键较远的溴原子带有部分负电荷,靠近双键的溴原子带有部分正电荷;溴分子中带部分正电荷的溴原子与双键作用,Br—Br 键断裂,形成带正电荷的环状溴鎓离子和溴负离子。

亲电加成

$$\underset{C}{\overset{C}{\parallel}} + \overset{\delta^+}{Br} - \overset{\delta^-}{Br} \xrightarrow{\text{慢}} \underset{C}{\overset{C}{\diagup}} Br + Br^-$$

　　第二步:溴负离子从背面进攻溴鎓离子,三元环开环,生成邻二溴代物。

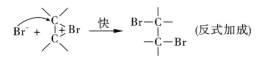

并且第一步反应为慢步骤,此步控制整个反应的反应速率,所以,烯烃与卤素的加成称为离子型亲电加成反应。

(二)氧化反应

烯烃容易被氧化,氧化产物取决于烯烃的结构,并使高锰酸钾溶液褪色,据此可鉴定烯烃及推测烯烃结构。

$$RCH = CH_2 \xrightarrow[H^+]{KMnO_4} RCOOH + CO_2 + H_2O$$

$$R-\overset{R'}{\underset{}{C}} = CH_2 \xrightarrow[H^+]{KMnO_4} R-\overset{O}{\overset{\|}{C}}-R' + CO_2 + H_2O$$

(三)诱导效应

分子中各原子(或基团)之间是相互影响的,相互作用和影响的结果可以改变有机分子的分子结构及反应活性。有机分子中各基团之间的影响一般可以用电效应和立体效应来描述。电效应是指对分子中电子云密度分布产生的影响;立体效应是分子中基团在空间的排斥作用所发生的影响,也称空间位阻。

电子效应主要包括诱导效应和共轭作用两种方式。

诱导效应(inductive effect)是指由于分子中成键原子或基团的电负性不同,使得分子中的电子云沿着碳链向某个方向移动的效应,诱导效应用I表示。

诱导效应沿着碳链短距离传递,随着链的增长而迅速减弱,经过 3 个原子后影响很弱,可以忽略不计。

$$\overset{\delta^-}{Cl} \leftarrow \overset{\delta^+}{CH_2} \leftarrow \overset{\delta\delta^+}{CH_2} \leftarrow \overset{\delta\delta\delta^+}{CH_3}$$

原子(或基团)的诱导效应通常以"C—H"中的 H 作为比较标准,并以符号"→"表示电子云移动的方向。电负性比氢大的原子(或基团)称为吸电子基,具有吸电子诱导效应(−I 效应);电负性比氢小的原子(或基团)称为供电子基,具有供电子诱导效应(+I 效应)。

$$\underset{-I}{-\overset{H}{\underset{H}{C}}\to X} \qquad \underset{比较标准}{-\overset{H}{\underset{H}{C}}-H} \qquad \underset{+I}{-\overset{H}{\underset{H}{C}}\leftarrow Y}$$

马氏规则可以利用诱导效应得到合理的解释。丙烯分子中,甲基的电负性小于氢原子,为+I,使双键的 π 键电子云偏移,1 号碳原子带有部分负电荷,2 号碳原子带有部分正电荷,与溴化氢加成时,亲电试剂 H$^+$ 首先加到带部分负电荷的双键碳原子上,然后溴离子加到带部分正电荷的双键碳原子上,得到符合马氏规则的产物。

$$CH_3 \rightarrow \overset{\delta^+}{C}H \overset{\frown}{=} \overset{\delta^-}{C}H_2 \ + \ HBr \ \xrightarrow{\text{慢}} \ CH_3\overset{+}{C}HCH_3$$

$$CH_3\overset{+}{C}HCH_3 \ + \ Br^- \ \xrightarrow{\text{快}} \ CH_3\underset{Br}{C}HCH_3$$

四、二烯烃

(一)二烯烃的分类和命名

分子中具有两个碳-碳双键的烯烃,称为二烯烃。二烯烃中,根据两个双键的相对位置不同可分为 3 类:聚集二烯烃,如 $CH_2 = C = CH_2$;共轭二烯烃,如 $CH_2 = CH —CH = CH_2$;隔离二烯烃,又称孤立二烯烃,如 $CH_2 = CH—CH_2—CH = CH_2$。

三类二烯烃中,聚集二烯烃比较少见;隔离二烯烃中的两个双键间隔较远,相互间基本没有影响,各自表现简单烯烃的性质;共轭二烯烃中两双键之间相互影响的结果使其具有特殊的结构和独特的性质。

二烯烃的命名原则与一般单烯烃相同,选含有两个双键的最长碳链为主链,根据主链碳原子数称"某二烯"。

$$CH_2 = CH—CH = CH_2 \qquad CH_2 = CH—\overset{\overset{\displaystyle CH_3}{|}}{C}H—CH = CH_2$$

$$\text{1,3-丁二烯} \qquad\qquad \text{3-甲基-1,4-戊二烯}$$

(二)共轭二烯烃的结构

最简单的共轭二烯烃是 1,3-丁二烯。在 1,3-丁二烯分子中,4 个碳原子均为 sp^2 杂化,相邻碳原子之间均以 sp^2 杂化轨道沿轴向重叠形成 3 个"C—C"σ 键,其余的 sp^2 杂化轨道分别与氢原子的 1s 轨道形成 6 个"C—H"σ 键,分子中所有 σ 键处于同一平面。每个碳原子上未参加杂化的 p 轨道垂直于该平面,相互平行。这样,4 个 p 轨道之间彼此侧面重叠,形成一个以 4 个碳原子为中心,含 4 个 p 轨道的大 π 键,称为共轭大 π 键(conjugated π bond),如图 9-3 所示。

共轭大 π 键中,所有 π 电子在整个大 π 键中运动,π 电子扩大到更大区域的这种运动称为离域(delocalization),有电子离域的体系称为共轭体系。π 电子离域使分子中电子云密度分布趋向于平均化,引起键长平均化;π 电子离域使整个体系内能降低,分子稳定性增加。

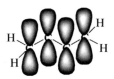

图 9-3 1,3-丁二烯的共轭大 π 键

(三)共轭二烯烃的化学性质

1.1,2-加成反应和 1,4-加成反应 1,3-丁二烯与一分子卤素或卤化氢等亲电试

剂发生加成反应时,可生成两种加成产物。

$$CH_2=CH-CH=CH_2+Br_2 \longrightarrow \underset{\underset{Br}{|}}{CH_2}-\underset{\underset{Br}{|}}{CH}-CH=CH_2 + \underset{\underset{Br}{|}}{CH_2}-CH=CH-\underset{\underset{Br}{|}}{CH_2}$$

（1）　　　　　　　　　　　（2）

产物（1）是溴原子分别加在 C_1、C_2 上的产物,称 1,2-加成;产物（2）是溴原子分别加在 C_1、C_4 上的产物,称 1,4-加成。

1,2-加成产物和 1,4-加成产物的比例取决于反应物结构、溶剂极性、产物稳定性及反应温度等多种因素。一般在高温及极性溶剂中有利于生成 1,4-加成产物,在低温及非极性溶剂中有利于生成 1,2-加成产物。

2.狄尔斯-阿尔德反应　共轭二烯烃与某些含碳-碳双键或三键的化合物进行 1,4-加成,生成环状化合物的反应称为狄尔斯-阿尔德（Diels-Alder）反应,又称烯合成反应。共轭二烯称为双烯体,含双键或三键的化合物称为亲双烯体。

$$\diagdown\diagup \quad + \quad \overset{CH_2}{\underset{CH_2}{\|}} \quad \longrightarrow \quad \bigcirc$$

（四）共轭作用

共轭体系中电子可以自由流动,当共轭体系受到外界影响时,通过 π 电子流的自由流动迅速传递到整个共轭体系而不减弱,存在于共轭体系中的电子效应称为共轭作用（conjugation effect）,用"C"表示。

共轭作用有方向性,分为吸电子共轭作用（electron-withdrawing conjugation,用-C 表示）和供电子共轭作用（electron-donating conjugation,用+C 表示）。凡共轭体系上的取代基能降低体系的 π 电子云密度,这些基团均产生吸电子共轭作用;凡共轭体系上的取代基能增高体系的 π 电子云密度,这些基团均产生供电子共轭作用。

像 1,3-丁二烯分子,由单双键相间形成的共轭体系称为 π-π 共轭体系。共轭现象是有机分子中普遍存在的一种现象,除 π-π 共轭体系外,还可形成 p-π 共轭体系、σ-π 超共轭体系、σ-p 超共轭体系等。

第三节　炔　烃

分子中含有碳-碳三键（C≡C）的不饱和烃称为炔烃（alkyne）。单炔烃的组成通式为 C_nH_{2n-2},与二烯烃的组成通式相同。

一、炔烃的结构

最简单的炔烃是乙炔,分子式为 C_2H_2。乙炔分子中,碳原子为 sp 杂化,两个碳原子各以一个 sp 杂化轨道沿轴向互相重叠,形成"C—C"σ 键,又各用一个 sp 杂化轨道分别与氢原子的 1s 轨道形成"C—H"σ 键,3 个 σ 键在一条直线上,乙炔分子为直线型分子。未参加杂化的 p 轨道两两平行重叠,形成两个彼此相垂直的 π 键,如图 9-4

笔记栏

所示。实际上乙炔分子中 2 对 π 电子呈圆桶型分布在 σ 键的四周。

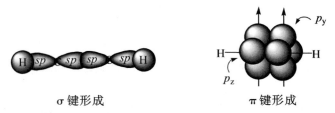

σ 键形成　　　　　　　π 键形成

图 9-4　乙炔分子的形成

二、炔烃的命名

炔烃的命名与烯烃相似,只需将"烯"改为"炔"。

$$H—C{\equiv}C—CH_2CH_2CH_3 \qquad CH_3—C{\equiv}C—CH_2CH_3 \qquad H—C{\equiv}C—\overset{\overset{\displaystyle CH_3}{|}}{C}H—CH_3$$

1-戊炔　　　　　　　　　2-戊炔　　　　　　　3-甲基-1-丁炔

三、炔烃的性质

常温下,$C_2\sim C_4$ 的炔烃为气体,$C_5\sim C_{15}$ 的炔烃为液体,C_{16} 以上的炔烃为固体。炔烃和烷烃、烯烃相似,熔点和沸点随相对分子质量的增加而升高,但由于炔键中 π 电子增多,同时炔键呈直线型结构,分子间较易靠近,分子间作用略增大,其沸点、熔点、密度均比烷烃和烯烃略高。炔烃在水中的溶解度很小,但易溶于有机溶剂。

炔烃的官能团是碳-碳三键,三键中有两个较弱的 π 键,因此和烯烃相似,炔烃亦可以发生加成、氧化等反应。

(一)催化氢化

炔烃在催化剂 Pt、Pd、Ni 等催化下,可与 H_2 发生加成反应,先生成烯,继续加氢得到烷烃。

$$R—C{\equiv}CH \xrightarrow[\text{催化剂}]{H_2} RCH{=}CH_2 \xrightarrow[\text{催化剂}]{H_2} RCH_2CH_3$$

(二)亲电加成反应

1. 加卤素　炔烃加卤素首先生成邻二卤代烯,进一步加成生成四卤代烷。

$$HC{\equiv}CH \xrightarrow{Br_2} BrHC{=}CHBr \xrightarrow{Br_2} Br_2CHCHBr_2$$

Br_2 与炔烃的亲电加成反应使溴水褪色,此反应可用于炔烃的鉴别。

2. 加卤化氢　炔烃和一分子 HX 加成,生成一卤代烯,进一步加成生成同碳二卤代烷(也称为偕二卤代烷)。

$$HC{\equiv}CH \xrightarrow[\text{HgCl}_2]{HCl} H_2C{=}CHCl \xrightarrow{HCl} CH_3CHCl_2$$

不对称炔烃和卤化氢加成时符合马氏规则。

$$CH_3C\equiv CH \xrightarrow{HBr} H_3CC\overset{Br}{=}CH_2 \xrightarrow{HBr} H_3C-\overset{\overset{\displaystyle Br}{|}}{\underset{\underset{\displaystyle Br}{|}}{C}}-CH_3$$

(三)氧化反应

炔烃被 $KMnO_4$ 氧化,无论是在碱性或酸性条件下,碳–碳三键都发生断裂,生成羧酸或二氧化碳。

$$CH_3CH_2CH_2CH_2C\equiv CH \xrightarrow[OH^-]{KMnO_4,H_2O} CH_3CH_2CH_2CH_2COOH + CO_2$$

炔烃和 $KMnO_4$ 反应,$KMnO_4$ 很快褪色,可用于鉴别炔烃,也可以由产物推测原炔烃的结构。

小　结

1. 烷烃　只有碳和氢两种元素组成的化合物称为烃,分子中所有键均为饱和键(σ键)的烃称为烷烃,通式为 C_nH_{2n+2},烷烃中所有碳原子均为 sp^3 杂化,所连其他4个原子在空间呈四面体分布,烷烃中只有"C—C"σ键和"C—H"σ键两种。烷烃总是以烷为母体命名,烷烃性质稳定,但可以发生卤代反应和氧化反应。烷烃的卤代反应机制为自由基链反应机制。

2. 烯烃和二烯烃　分子中含有碳–碳双键的烃为烯烃,同时含有两个碳–碳双键的烃为二烯烃,单烯烃的通式为 C_nH_{2n},二烯烃的通式为 C_nH_{2n-2}。双键碳原子 sp^2 杂化,双键包括一个 σ 键和一个 π 键,π 键的 π 电子垂直于双键分子骨架所在的平面。烯烃要选择包括双键在内的最长碳链作为主链,称为"某烯",以此为母体命名。烯烃最具代表性的性质为加成反应和氧化反应,烯烃与卤素、卤化氢等发生的加成反应为离子型亲电加成反应,不对称烯烃和不对称亲电试剂加成时主产物符合马氏规则。两双键之间通过一个单键相连时,两双键之间发生共轭,称为共轭二烯烃,共轭二烯烃中不存在简单的 π 键,而是存在一个共轭大 π 键,共轭的结果使共轭二烯烃的性质特殊,具有 1,2-加成和 1,4-加成及狄尔斯-阿尔德反应。

3. 炔烃　分子中含有碳–碳三键的烃称为炔烃,通式为 C_nH_{2n-2}。三键碳原子 sp 杂化,形成一直线型分子骨架,三键包括一个 σ 键和两个 π 键,两对 π 电子呈圆桶型分布在 σ 键的四周。炔烃容易发生加成反应和氧化反应。

4. 电效应

(1)诱导效应　由某一个原子或基团的电负性而导致的电子云沿分子链向某一方向移动的效应,称为诱导效应,分为供电子诱导效应和吸电子诱导效应。

(2)共轭作用　共轭体系中存在的特殊电子效应称为共轭作用。

笔记栏

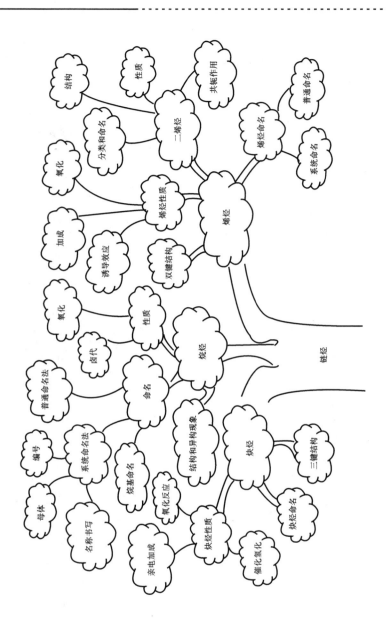

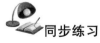同步练习

一、名词解释

1. 诱导效应　　2. 共轭作用　　3. σ 键　　4. π 键

二、选择题

1. 下列化合物不能使溴水褪色的是　　　　　　　　　　　　　　　　　　　（　　）

　　A. 1－丁烯　　　　　B. 1－丁炔　　　　　C. 丁烷　　　　　D. 2－丁炔

2. 丙二烯分子中 2 号碳原子是(　　)杂化。

　　A. sp　　　　　　　B. sp^2　　　　　　　C. sp^3　　　　　D. 未

3. 烷烃分子中碳原子的空间构型是　　　　　　　　　　　　　　　　　　　（　　）

　　A. 正四面体　　　B. 平面四边形　　　C. 直线型　　　D. 金字塔形

笔记栏

4.下列化合物中,属于共轭二烯烃的是 （　　）

  A. 丙二烯　　　　　　　　　B.1,3-戊二烯

  C.1,4-戊二烯　　　　　　　D.2,5-庚二烯

5.区别烷烃和烯烃的试剂是 （　　）

  A. 溴化氢　　　　B. 氯化银　　　　C. 高锰酸钾　　　　D. 氢氧化钾

三、命名下列各化合物

1. $\begin{array}{c} CH_3 \\ | \\ CH_3CH_2CCH_3 \\ | \\ CH_3 \end{array}$

2. $\begin{array}{c} CH_3 \\ | \\ CH_3CHCH_2CHCH_2CH_3 \\ | \\ CHCH_3 \\ | \\ CH_3 \end{array}$

3. $\begin{array}{c} CH_3 \quad CH_3 \\ | \qquad | \\ CH_3CHCH_2CHCHCH_2CH_2CH_3 \\ | \\ CHCH_3 \\ | \\ CH_3 \end{array}$

4. $\begin{array}{c} CH_3 \\ | \\ CH_3CH_2CHCHCHCH_2CH_3 \\ | \quad | \\ CH_3 \quad CH_2CH_3 \end{array}$

5. $(CH_3CH_2)_2C{=\!=}CH_2$

6. $\begin{array}{c} CH_3C{=\!=}CHCHCH_2CH_3 \\ | \qquad | \\ C_2H_5 \quad CH_3 \end{array}$

7. $\begin{array}{c} CH_3C{\equiv}C-CHCH_2CH_3 \\ | \\ CH_2CH_3 \end{array}$

8. $\begin{array}{c} CH_3 \\ | \\ CH{\equiv}C-CCH_2CH_3 \\ | \\ CH_3 \end{array}$

四、完成下列反应方程式

1. $(CH_3CH_2)_2C{=\!=}CH_2 \xrightarrow{Br_2}$

2. $CH_3CH_2CH{=\!=}CH_2 \xrightarrow{HCl}$

3. $\begin{array}{c} CH_3 \\ | \\ CH{\equiv}C-CHCH_2CH_3 \end{array} \xrightarrow[Pd/PbO,\ CaCO_3]{H_2}$

4. $CH_3CH_2CH{=\!=}CH_2 \xrightarrow{H^+,\ H_2O}$

5. $\diagup\!\!\!\!\diagdown \quad + \quad \|^{CHO} \xrightarrow{\triangle}$

6. $CH_3CH_2CH{=\!=}CH_2 \xrightarrow[\text{冷},\ OH^-]{KMnO_4,\ H_2O}$

五、推导结构

  分子式为 C_4H_8 的两种化合物,与氯化氢作用,生成相同的氯代烷,试写出两种化合物的结构式。

第十章

环 烃

具有环状结构的碳氢化合物称为环烃,环烃包括脂环烃和芳香烃。许多合成药物和天然药物中都含有脂环烃和苯型芳香烃的结构。

第一节　脂环烃

脂环烃是指链状烃碳链的不相邻的两个碳原子连接成环,其性质与开链烃相似的烃。脂环烃及其衍生物广泛存在于自然界中。

一、脂环烃的分类和命名

(一)脂环烃的分类

根据环中是否含有双键或三键,脂环烃可分为饱和脂环烃和不饱和脂环烃。饱和脂环烃又称为环烷烃,不饱和脂环烃又分为环烯烃和环炔烃。

环丙烷　　　　　　环戊二烯　　　　　　环辛炔

上述脂环烃简写如下。

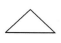　　　　　　

　　环丙烷　　　　　　环戊二烯　　　　　　环辛炔

根据分子中所含环的数目,脂环烃可分为单环、双环和多环脂环烃。

共用两个以上碳原子的多环脂环烃称为桥环烃。只共用一个碳原子的多环脂环烃称为螺环烃,被共用的碳原子称为螺原子。

　　桥环烃　　　　　　　　　　螺环烃

(二)单环脂环烃的命名

环烷烃的命名是在相同数目碳原子的开链烃名称之前加一冠词"环",称为环某烷。

　　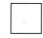　　　　　　　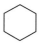

环丙烷　　　环丁烷　　　环戊烷　　　环己烷　　　环庚烷　　　环辛烷

带有取代基的环烷烃,命名时要使取代基编号最小,且编号顺序一般从小基团开始。当环上含有不饱和键时,要从不饱和键开始编号,在此基础上使取代基有较小位次。

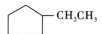　　　　　　　　　　H₃C—⟨⟩—CH₂CH₃

　乙基环戊烷　　　　1-甲基-2-乙基环丁烷　　　　3-甲基-6-乙基-1,4环己二烯

当环上含有复杂取代基时,可将脂环作为取代基来命名。

脂环烃碳环上的 C—C 单键因受环的限制而不能自由旋转,所以二取代和多取代的脂环烃可产生顺、反两种构型异构体。2 个取代基位于环平面的同侧,称为顺式异构体;位于环平面的异侧,则称为反式异构体。

　　　H₃C　CH₃　　　　　　　H　CH₃
　　　　△　　　　　　　　　　△
　　　H　　H　　　　　　　CH₃　H

　顺-1,2-二甲基环丙烷　　　　反-1,2-二甲基环丙烷

笔记栏

二、环烷烃的性质

环烷烃的物理性质与烷烃相似。常温下,小环环烷烃是气态,五元、六元环烷烃是液态,大环环烷烃是固态。环烷烃不溶于水,溶于乙醚等有机溶剂。由于脂环烃分子中单键的旋转受到一定限制,分子运动幅度较小,并具有一定的对称性和刚性,所以环烷烃的沸点、熔点和相对密度都比相应的开链烷烃高。

环丙烷和环丁烷及其烷基衍生物,环系不稳定,易开环,化学性质活泼;而环戊烷和环己烷及其烷基衍生物的化学性质稳定,不活泼。

1. 加成反应　三元和四元的环烷烃分子不稳定,容易开环,发生与烯烃类似的加成反应。

(1)加氢　在催化剂作用下,环烷烃加一分子氢生成烷烃。加氢时环烷烃开环,碳链两端的碳原子与氢原子结合。举例如下。

$$\triangle \quad + \quad H_2 \quad \xrightarrow[80\ ℃]{Ni} \quad \underset{H}{CH_2}CH_2\underset{H}{CH_2}$$

环烷烃加氢反应的活性顺序为:环丙烷>环丁烷>环戊烷,含碳原子数较多的环烷烃则很难发生催化加氢反应。

(2)加卤素　在室温下,环丙烷可以与卤素发生加成反应。环丁烷需要在加热的条件下才能与卤素反应。举例如下。

$$\triangle \quad + \quad Br_2 \quad \longrightarrow \quad \underset{Br}{CH_2}CH_2\underset{Br}{CH_2}$$

环戊烷以上的环烷烃很难与溴发生加成反应,随着温度升高发生自由基取代反应。

(3)加卤化氢　环丙烷和环丁烷很容易与卤化氢发生加成反应而开环,其衍生物加成时遵循马氏规则。举例如下。

$$\triangle\!\!-CH_3 \quad + \quad HI \quad \longrightarrow \quad CH_3CH_2\underset{I}{CH_3}$$

环戊烷以上的环烷烃很难与溴化氢发生加成反应。

2. 氧化反应　环烷烃与烷烃相似,不易被氧化,即使是最不稳定的环丙烷,在室温也不被高锰酸钾所氧化,利用此性质,可以鉴别环烷烃与烯烃。

三、环烷烃的结构和稳定性

(一)环烷烃的稳定性

通过以上环烷烃的开环反应可以看出,环的反应活性依次为三元环>四元环>五、六元环。即环的大小不同,其化学稳定性也不一样,从环丙烷到环戊烷,环的稳定性顺序为六元环>五元环>四元环>三元环。

（二）环烷烃的结构

环丙烷的电子云重叠呈弯曲形状,形成弯曲的键,C—C—C 键角约为 105.5 °,H—C—C 键角为 114 °,C—C 键长为 152 pm,比正常的单键键长 154 pm 略短。这是由于环烷烃的碳为 sp³ 杂化,两键之间的夹角达到 109.5 时,两个碳原子的 sp³ 杂化轨道才能达到最大重叠,而环丙烷的几何形状要求碳原子之间的夹角为 60 °,这时 sp³ 杂化轨道不能沿键轴进行最大重叠,只能形成一个弯曲的键,此键有断裂恢复原有键角的趋势,因此使整个分子具有张力,此张力称为角张力(又称为拜尔张力)。图 10-1 为环丙烷的 C-C σ 键的形成示意图。

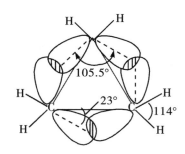

图 10-1 C-C σ 键的形成

由于弯曲键的成键电子云重叠程度小,键的稳定性差,容易开环,弯曲键就具有了 σ 键和 π 键两重性,这就是小环环烷烃易于发生开环加成(π 键的性质)而不易被氧化(σ 键的性质)的原因所在。

环丁烷的情况与环丙烷相似,碳碳键也是弯曲键,但其弯曲程度较环丙烷小,重叠程度增大,所以环丁烷比环丙烷相对稳定。

至于环戊烷和环己烷,成环碳原子不在同一平面上。C—C—C 的键角,环戊烷非常接近 109.5°,而环己烷等于 109.5°,其中的 C—C σ 键不是弯曲键,而是正常的 σ 键,所以它们的环系稳定不易开环。通常情况下,环戊烷的空间结构是信封式的,环己烷是椅式或船式的(椅式为主)。

环己烷椅式构象的书写

 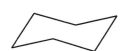 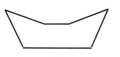

信封式   椅式   船式

环己烷椅式构象的翻转

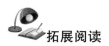拓展阅读

螺环烃和桥环烃的命名

1. 螺环烃的命名 螺环烃的命名是根据螺环上碳原子的总数称为"螺某烃",并在"螺"字后面写一方括号,方括号内用阿拉伯数字标明每个螺环上除螺原子之外碳原子的数目(数字从小到大排列),数字之间在下角用圆点隔开。螺环的编号应从螺原子邻位碳

原子开始,先编较小的环,通过螺原子再编较大的环,并使环上的不饱和碳原子及取代基的位次尽可能的小。

6-甲基-螺[3.4]辛烷   3-乙基-螺[4.5]-1,6-癸二烯

2. 桥环烃的命名　在桥环烃中最重要的为二环桥环烃。命名二环桥环烃时,以"二环"为词头,在方括号内用阿拉伯数字标出各桥路所含碳原子数目,桥头碳原子除外,数字按从大到小排列,中间用圆点隔开。再根据桥环中碳原子总数称为某烷。桥环烃编号顺序是从一个桥头碳原子开始,沿最长的桥路到另一个桥头碳原子,再沿次长的桥路回到第一个桥头碳原子,最后编最短桥并使取代基位次最小。

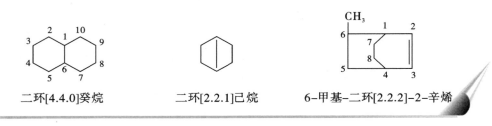

二环[4.4.0]癸烷   二环[2.2.1]己烷   6-甲基-二环[2.2.2]-2-辛烯

第二节　芳香烃

芳香烃简称芳烃,是芳香族化合物的母体。

在有机化学发展的初期,从植物中提取到一些具有芳香气味的物质,并发现它们大多含有苯环结构,因此将这类化合物称为芳香族化合物。后来发现,许多含有苯环结构的化合物并无香味,有些甚至具有难闻的气味。所以"芳香"一词早已失去了原来的含意。

芳香烃是具有"芳香性"的环状碳氢化合物。所谓"芳香性",是指环具有特殊稳定性,不易破裂,化学性质表现为难加成、难氧化、容易发生取代反应。

一、芳香烃的分类

芳香烃分为苯型芳香烃和非苯型芳香烃。含有苯环结构的称为苯型芳香烃,相当比例的合成药物及天然药物中都含有苯型芳香烃。不含苯环结构,但结构和化学性质与苯相似的环状烃,称为非苯芳香烃。

根据分子中苯环的数量和连接方式的不同,苯型芳香烃又可分为单环芳香烃、多环芳香烃和稠环芳香烃。

单环芳香烃是指分子中只含有一个苯环的芳香烃。

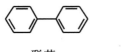

甲苯   乙苯   氯苯   硝基苯

多环芳香烃是指分子中含有 2 个或 2 个以上独立苯环的芳香烃。

联苯   二苯甲烷

稠环芳香烃是指分子中含有 2 个或 2 个以上苯环,苯环之间共用相邻 2 个碳原子互相结合的芳香烃。

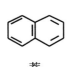   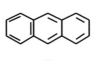   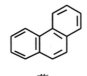 或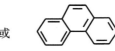

萘   蒽   菲

二、单环芳香烃

(一) 苯的凯库勒(Kekulé)式

根据元素分析,苯由碳、氢两种元素组成,其分子式为 C_6H_6。苯分子中碳与氢比例为 $1:1$,应该是一个不饱和化合物,具有不饱和烃的性质。然而苯却是一个比较稳定的化合物,不易与卤素发生加成反应,也很难被高锰酸钾溶液氧化。在一定条件下可以与卤素发生取代反应,苯的一元取代物只有一种结构;邻二取代物也只有一种结构。这说明苯一定具有特殊的结构。

1865 年,凯库勒(F. A. Kekulé)提出了苯的环状结构,认为 6 个碳原子连接成六元环,每个碳原子上连接一个氢原子,碳原子之间以间隔的单双键相结合,以满足碳的化合价为 4 价,苯的这种结构式称为凯库勒式。

简写为

苯的凯库勒式在一定程度上反映了客观事实,如苯经催化加氢生成环己烷,说明苯分子的 6 个碳原子是结合成环状结构;也能解释苯的一元取代物只有一种,说明 6 个氢原子是完全等同的。但却无法解释苯分子既然含有 3 个双键,却难发生加成反应和苯的邻二取代物只有一种,可见凯库勒式并不能完全解释苯的结构。

由于成键电子的离域导致每个碳原子上的电子云密度和键长的完全平均化,在苯分子中没有一般意义上的单键和双键之分,6 个碳碳键是完全等同的,所以邻二取代物也只有一种构型。共轭体系的形成使苯分子的内能降低,也使苯环具有特殊的化学稳定性,表现出具有芳香性。由于苯分子中存在着共轭的大 π 键,也可以用 ⬡ 表示苯分子,圆圈代表苯分子中的大 π 键。

(二)苯的同系物和命名

苯的同系物是指苯分子中的氢原子被烃基取代的衍生物。按取代基的多少可分为一元取代物、二元取代物和多元取代物。

一元取代物的命名一般以苯环为母体,烷基作为取代基,称为"某烷基苯",其中的"基"字常常省略。

| CH₃ 甲苯 | CH₂CH₃ 乙苯 | H₃C—CH—CH₃ 异丙苯 |

二元取代物可产生 3 种异构体,根据两个取代基的相对位置不同,可用数字表示,也可用"邻"或 o-(ortho-)、"间"或 m-(meta-)、"对"或 p-(para-)等词头表示。

邻二甲苯
(1,2-二甲苯)　　间二甲苯
(1,3-二甲苯)　　对二甲苯
(1,4-二甲苯)

三元取代物也可产生 3 种异构体,根据取代基的相对位置,常用数字编号来区别,如取代基相同,则常用"连""偏""均"等词头来表示。

连三甲苯
(1,2,3-三甲苯)　　偏三甲苯
(1,2,4-三甲苯)　　均三甲苯
(1,3,5-三甲苯)

当苯环上有不同烃基取代时,一般以甲苯为母体,母体官能团的位置编号为 1,其他烃基作为取代基,取代基的编号要尽可能小,并按次序规则列出,小基团优先。

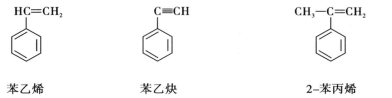

4-异丙基甲苯　　　　　　2,4-二乙基甲苯

当苯环上连接不饱和烃基时,命名时以不饱和烃基作为母体,将苯基作为取代基。

苯乙烯　　　　　　苯乙炔　　　　　　2-苯丙烯

当分子含有较复杂的烃基或含一个以上苯环的化合物,则以烃为母体来命名。

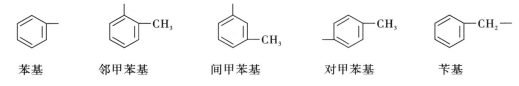

2-甲基-3-苯基己烷　　　　　　　　三苯甲烷

芳香烃分子中去掉一个氢原子形成的基团称为芳香基或芳基(aryl-),简写为Ar-。苯去掉一个氢形成的基团称为苯基(phenyl),简写为Ph-。甲苯分子中苯环上去掉一个氢,得到甲苯基,甲苯的甲基上去掉一个氢形成的基团称为苄基。

苯基　　　邻甲苯基　　　间甲苯基　　　对甲苯基　　　苄基

(三)苯及其同系物的性质

苯及其同系物一般为液体,具有特殊的气味,易燃,不溶于水,易溶于石油醚、乙醚等有机溶剂,液态芳烃本身就是良好的溶剂。苯及其同系物的蒸气有毒,苯蒸气能通过呼吸道对人体产生损害,高浓度的苯蒸气主要作用于中枢神经系统引起急性中毒,长期接触低浓度的苯蒸气会损害造血器官,引起白细胞数量减少和头晕、乏力等症状。

在苯的同系物中,沸点随着相对分子质量的增加而升高,一般每增加一个 CH_2,沸点增加 20~30 ℃,含相同碳数的异构体沸点相差不大。对称性较好的分子熔点较高,如苯的对称性非常高,它的熔点为5.5 ℃;甲苯对称性较差,它的熔点为-95 ℃,比苯低近 100 ℃。苯及其同系物相对密度都小于1,但比链烃、环烷烃、环烯烃高。

苯环上的大 π 键结构使得苯环化学性质稳定,具有特殊的"芳香性",主要表现在易发生取代反应,难发生加成反应和氧化反应。

1. 亲电取代反应　由于苯环富有 π 电子, 易受亲电试剂的进攻, 反应中苯环上的氢易被–X、–NO$_2$、–SO$_3$H 等原子或基团所取代, 发生亲电取代反应。

(1) 卤代反应　苯与卤素在三卤化铁或铁粉等催化剂作用下可以生成卤代苯。

$$\text{苯} + Cl_2 \xrightarrow[55\sim60\,℃]{FeCl_3} \text{氯苯–Cl} + HCl$$

氟代反应非常剧烈, 不易控制; 碘代反应不完全且速度太慢, 所以此反应多用于制备氯代苯和溴代苯。

甲苯比苯容易发生卤代反应, 生成邻位和对位卤代产物。

$$\text{甲苯} \xrightarrow{Fe} \text{邻溴甲苯} + \text{对溴甲苯} + HBr$$

邻溴甲苯　　　对溴甲苯

如果是在光照或加热的条件下, 甲苯与卤素的取代反应不是发生在苯环上, 而是发生在侧链上。而且是卤素原子优先取代与苯环直接相连的碳 (称 α–C) 上的氢 (α–H 或称苄基氢), 其反应机制与烷烃的卤代反应相同, 为卤素分子均裂引发的自由基反应。

$$\text{乙苯} + Cl_2 \xrightarrow[\triangle]{光照} \text{1-苯基-1-溴乙烷}$$

1-苯基-1-溴乙烷

苯环的侧链卤代与苯环上的取代不同, 是由于苯环共轭结构的影响, α–H 较活泼, 容易被其他原子所取代, 而且反应中间体苄基自由基非常稳定的缘故。

(2) 硝化反应　苯与浓硝酸和浓硫酸的混合物 (称为混酸) 反应, 生成硝基苯。

$$\text{苯} + HNO_3 \xrightarrow[52\,℃]{浓H_2SO_4} \text{硝基苯–NO}_2 + H_2O$$

甲苯比苯易硝化, 生成邻硝基甲苯和对硝基甲苯。

$$\text{甲苯} + HNO_3 \xrightarrow{浓H_2SO_4} \text{邻硝基甲苯} + \text{对硝基甲苯} + H_2O$$

(3) 磺化反应　苯与浓硫酸在加热情况下, 或苯与发烟硫酸 (三氧化硫与硫酸的混合物) 反应, 苯环上氢原子被磺酸基 (–SO$_3$H) 取代生成苯磺酸, 此反应称为磺化反

笔记栏

应。磺化反应是一个可逆反应,苯磺酸与过热水蒸气可以发生水解,生成苯和稀硫酸。

$$\text{（苯）} + H_2SO_4 \xrightleftharpoons[40\ ℃]{SO_3} \text{（}-SO_3H\text{）} + H_2O$$

甲苯也能发生磺化反应,主要生成对-甲基苯磺酸。

（4）傅-克（Friedel-Crafts）烷基化反应 苯与卤代烃在无水 $AlCl_3$ 等催化剂作用下,苯可以被烷基化生成烷基苯,此反应称为傅-克烷基化反应。反应结果是苯环上引入了一个烷基。

$$\text{（苯）} + RCl \xrightarrow{\text{无水}AlCl_3} \text{（}-R\text{）} + HCl$$

傅-克烷基化反应同样是苯环的亲电取代反应。

（5）傅-克（Friedel-Crafts）酰基化反应 苯与酰卤或酸酐在无水 $AlCl_3$ 的催化下反应,在苯环上引入了一个酰基而生成芳香酮,这一反应称为傅-克酰基化反应。

$$\text{（苯）} + R-\overset{O}{\overset{\|}{C}}-Cl \xrightarrow{\text{无水}AlCl_3} \text{（}-\overset{O}{\overset{\|}{C}}-R\text{）} + HCl$$

2. 加成反应 苯及其同系物与烯烃、炔烃相比,不易发生加成反应,但在一定条件下（高温、高压或催化剂）仍可发生加成反应,生成脂环烃及其衍生物。

$$\text{（苯）} + 3H_2 \xrightarrow[\triangle]{Ni} \text{（环己烷）}$$

3. 氧化反应 苯环由于其特殊的稳定性不易被氧化,但甲苯等苯的同系物在强氧化剂如酸性 $KMnO_4$ 溶液或酸性 $K_2Cr_2O_7$ 溶液作用下,苯环上含 $\alpha-H$ 的侧链能被氧化。氧化时,不论侧链的长短,最后都被氧化成苯甲酸。

$$\text{（}CH_2CH_3\text{）} \xrightarrow{KMnO_4/H^+} \text{（}COOH\text{）}$$

如果与苯环直接相连的碳上没有氢（$\alpha-H$）,如叔丁基苯,则在酸性 $KMnO_4$ 溶液作用下不发生氧化反应。

如果苯环上有 2 个含 $\alpha-H$ 的侧链,则氧化成二元羧酸。

$$\text{（}CH_3，CH_2CH_3\text{）} \xrightarrow{KMnO_4/H^+} \text{（}COOH，COOH\text{）}$$

由于是一个侧链氧化成一个羧基,因此通过分析氧化产物中羧基的数目和相对位置,可以推测出原化合物中烷基的数目及相对位置。

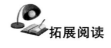拓展阅读

苯环上取代基的定位效应及其应用

1. 定位规律 当苯环上已有一个取代基,再进行取代反应时,第二个取代基进入苯环的位置取决于第一个取代基,苯环上原有的第一个取代基称为定位基。能使苯环容易发生取代反应的定位基为活化基;相反,使苯环难发生取代反应的定位为钝化基。一般活化基是邻、对位定位基,钝化基则属于间位定位基。

(1)邻、对位定位基 邻、对位定位基具有如下特点:①与苯环相连的原子均以单键与其他原子相连;②与苯环相连的原子大多带有孤电子对;③除卤素以外,均可使苯环发生亲电取代反应变得比苯容易,称为苯环的活化。属于这类定位基的有—NR_2、—NH_2、—OH、—OR、—NHCOR、—OCOR、—R、—Ar和—X。

邻、对位定位基可使第二个取代基进入它的邻位和对位,主要生成邻−二取代苯和对−二取代苯2种产物。如甲苯的溴代,主要生成邻−溴甲苯和对−溴甲苯2种产物。

(2)间位定位基 间位定位基具有如下特点:①与苯环相连的原子带正电荷或是极性不饱和基团;②使苯环发生亲电取代反应变得比苯困难,称为苯环的钝化。属于这类定位基的有—NR_3^+、—NO_2、—CN、—SO_3H、—CHO和—COOH。

间位定位基可使第二个取代基进入它的间位,主要生成间二取代苯。如硝基苯继续硝化时,要求更高的反应条件,主要生成间二硝基苯。

2. 定位规律的解释 苯环是一个闭合的共轭体系,未取代的苯环上6个碳原子的π电子云分布是均等的。当苯环上的氢原子被一个取代基取代时,取代基就会改变苯环π电子云密度的分布,使苯分子发生了极化。取代基对苯环的影响主要是由于发生了诱导效应和共轭效应。

当苯环上有烷基时,因为烷基是给电子基,其诱导效应使苯环上的电子云密度增大,对苯环有致活作用,有利于苯环发生亲电取代反应。诱导效应沿共轭体系较多地传递给烷基的邻、对位,使其电子云密度较间位大,所以主要生成邻、对位取代的产物。

当苯环上连有—OH、—OR、—NH_2等取代基时,由于氧原子和氮原子电负性大,会吸引苯环上电子向氧原子或氮原子方向转移,发生吸电子诱导效应。但同时氧原子与氮原子p轨道上的未共用电子对与苯环形成p−π共轭,未共用电子对向苯环转移。由于共轭效应大于诱导效应,其结果是苯环上的电子云密度增大,使苯环发生亲电取代反应的活性增大。而位于定位基邻位和对位的碳原子上电子云密度增加更多,所以产生邻、对位定位效应。

3. 间位定位基 —NO_2、—COOH、—COR、—SO_3H等取代基是吸电子基,同时可与苯环发生π−π共轭,使电子向取代基上电负性较高的氧原子转移。吸电子诱导效应和吸电子共轭效应均使苯环上的电子云密度减小,使苯环发生亲电取代反应的活性降低。电子效应沿共轭体系传递的结果,苯环的邻、对位电子云密度降低较多,所以亲电取代反应主要发生在电子云密度相对较大的间位。

苯环上—N^+R_3或—N^+H_3等带正电荷的基团对电子有强烈的吸引力,使苯环上的电子向其移动,同样起到间位定位效应。

应用定位规律,可以预测亲电取代反应的主要产物及选择适当的合成路线等。例如,由苯合成间−硝基溴苯,应先硝化再溴代;而合成邻或对−硝基溴苯,则应先溴代再硝化。

三、稠环芳香烃

稠环芳香烃是由 2 个或 2 个以上苯环共用 2 个相邻碳原子稠合而成的芳香烃。

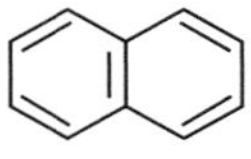

萘 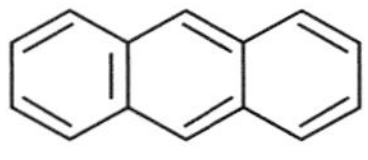　　　　　　　　　蒽 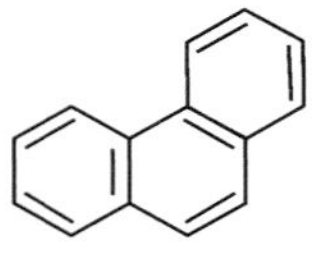　　　　　　　　　菲

（一）萘

1. 萘的结构　萘由 2 个苯环共用一对邻位碳原子稠合而成,分子式为 $C_{10}H_8$。萘分子中,1、4、5、8 位是等同的,又称为 α 位;2、3、6、7 位是等同的,又称为 β 位。萘分子中 2 个苯环共用的一对碳原子上没有氢原子,不会发生取代反应,不必标明位置。命名时可以用阿拉伯数字标明取代基的位置,也可以用希腊字母标明取代基的位置。

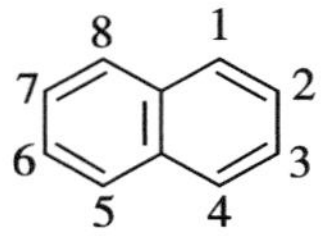

萘 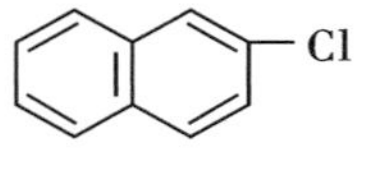　　　　　　　2-氯萘 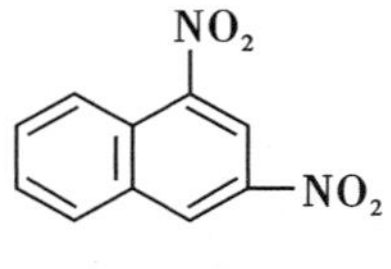　　　　　　1,3-二硝基萘

萘是一平面分子。与苯相似,萘分子中的每个碳原子均为 sp^2 杂化,碳原子之间及碳氢原子之间均以 σ 键相连,每个碳原子上的未杂化的 p 轨道相互平行侧面重叠形成封闭的共轭体系。与苯不同的是,分子中碳碳双键的键长和电子云密度并没有完全平均化,萘的 α-位电子云密度要比 β-位的电子云密度大。

2. 萘的性质　萘为白色片状结晶,有特殊气味,熔点为 80.3 ℃,沸点为 218 ℃,易升华,不溶于水,易溶于乙醚、苯等多种有机溶剂中,是重要的化工原料。

萘具有芳香烃的一般特性,其性质比苯活泼,亲电取代反应、加成反应及氧化反应都比苯容易进行。

（1）亲电取代反应　萘可发生卤代、硝化、磺化及傅-克酰基化反应。

萘的苯溶液在 $FeCl_3$ 的催化下通入 Cl_2,主要生成 α-氯萘。

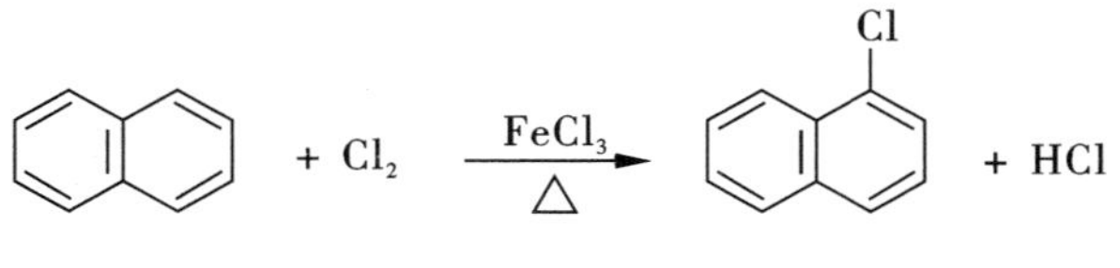

萘与混酸（H_2SO_4、HNO_3）反应,主要产物为 α-硝基萘。

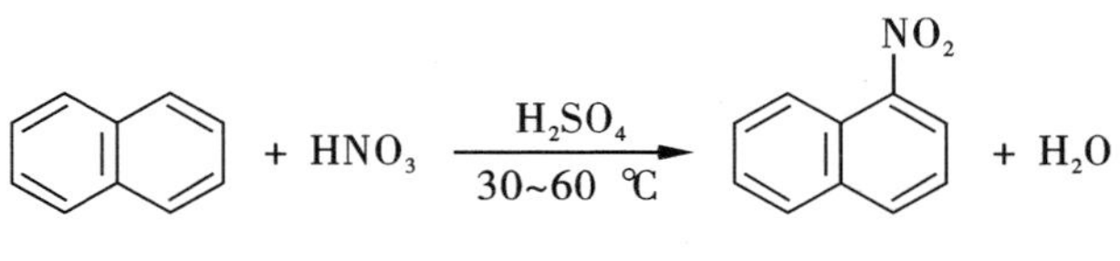

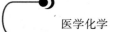

萘与浓硫酸反应,是一个可逆反应。低温时,生成α-萘磺酸;高温时,则主要生成β-萘磺酸。

$$\text{2-萘磺酸} \xrightleftharpoons[\ 160\ ℃\ ]{\ H_2SO_4\ } \text{萘} \xrightleftharpoons[\ 65\ ℃\ ]{\ H_2SO_4\ } \text{1-萘磺酸}$$

萘的傅-克酰基化反应既可以在α-位发生,也可以在β-位发生,反应产物与温度和溶剂有关。如用二硫化碳为溶剂,得到α-酰化和β-酰化的混合物,如用硝基苯为溶剂,主要生成β-酰化产物。

由以上反应可以看出,由于萘的α-位电子云密度比较大,取代反应主要发生在α-位;而且所需反应条件比苯的亲电取代反应温和。

(2)加成反应　萘的加成比苯容易,在常温下能与 Cl_2、Br_2 发生反应。

$$\text{萘} \xrightarrow{\ Cl_2\ } \text{四氯化产物}$$

由于萘的不饱和性比苯显著,所以能与氢作用发生部分或全部还原(氢化)。

(3)氧化反应　由于萘的芳香性比苯差,因此比苯容易被氧化,当遇强氧化剂时,其中一个环被氧化开环。

$$\text{萘} \xrightarrow[\ 375\sim380\ ℃\ ]{\ O_2,V_2O_5\ } \text{邻苯二甲酸酐} \xrightarrow{\ H_2O\ } \text{邻苯二甲酸(COOH)}$$

如果环上有羟基、氨基等基团,能氧化生成醌类。

(二)蒽和菲

蒽和菲的分子式都为 $C_{14}H_{10}$,它们互为异构体。

蒽　　　　　菲　　　或

蒽和菲都存在于煤焦油中,为无色的结晶,不溶于水,微溶于醇及醚中,易溶于热苯中。

两者的芳香性比苯及萘都差,容易发生氧化、加成及取代反应。蒽和菲的 9、10 位最活泼,易氧化成醌。蒽醌的衍生物是重要的染料原料,也是某些天然药物的重要成分。

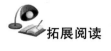拓展阅读

致癌芳香烃

致癌芳香烃主要是稠环芳香烃及其衍生物。3 个苯环稠合的稠环烃(蒽、菲)本身不致癌,但在分子中某些碳上连有甲基时就有致癌性;4 环和 5 环的稠环烃和它们的部分甲基衍生物有致癌性;6 环的稠环芳香烃部分有致癌性。以下是几种重要的致癌稠环芳香烃,其中苯并[b]芘的致癌作用最强。

苯并[b]芘

10-甲基-1,2-苯并蒽

2-甲基-3,4-苯并菲

1,2,3,4-二苯并菲

苯并[b]芘为特强致癌物,是煤焦油的主要致癌成分,煤的燃烧、干馏及有机化合物的燃烧、焦化,如糖类、脂类、蛋白质等加热、燃烧都可以产生苯并[b]芘,在食物烟熏过程中也能遭到此致癌物的污染。

苯并[b]芘的致癌作用是由于代谢产物能够与 DNA 结合,从而导致 DNA 突变,增加致癌可能。

小　结

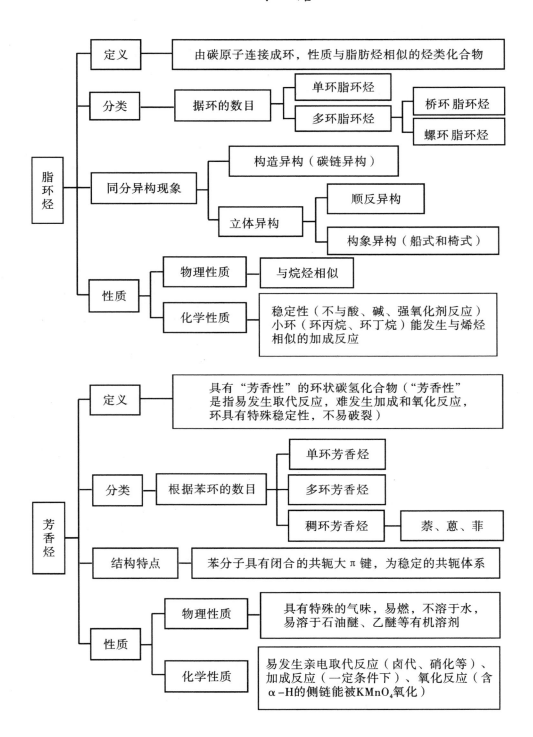

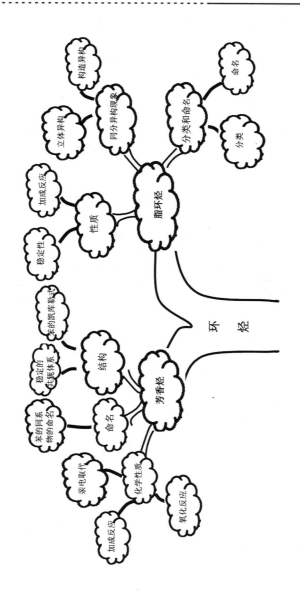

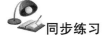 **同步练习**

一、选择题

1. 在室温条件下,环丙烷与溴发生的反应是　　　　　　　　　　　　　　　　　　（　　　）

    A. 加成　　　　　　　B. 取代　　　　　　　C. 氧化　　　　　　　D. 取代或加成

2. 在室温条件下,甲基环丙烷与 HBr 反应的产物是　　　　　　　　　　　　　　（　　　）

    A. 溴丙烷　　　　　　B. 溴丁烷　　　　　　C. 2-溴丁烷　　　　　D. 3-溴丁烷

3. 在环己烷的构象中,优势构象为　　　　　　　　　　　　　　　　　　　　　　（　　　）

    A. 椅式构象　　　　　B. 船式构象　　　　　C. 扭船式构象　　　　D. 半椅式构象

4. 下列化合物硝化时,硝基导入的位置正确的是　　　　　　　　　　　　　　　　（　　　）

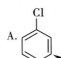 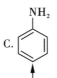

A. 　B. 　C.　D.

5. 对于芳香烃的"芳香性",以下叙述中正确的是　　　　　　　　　　　（　　）

    A. 易发生加成反应　　　　　　　　B. 易发生氧化反应

    C. 易发生取代反应　　　　　　　　D. 难发生取代反应

6. 苯环中的 6 个碳原子都为（　　）杂化。

    A. sp　　　　　　B. sp^2　　　　　　C. sp^3　　　　　　D. sp^2 和 sp^3

7. 对于结构式为 $H_3C-C=CH-CH_3$ 的化合物,其命名正确的是　　　　　　（　　）

    A. 苯丁烯　　　　　　　　　　　B. 3-甲基-苯丙烯

    C. 3-苯基-2-丁烯　　　　　　　　D. 2-苯基-2-丁烯

8. 对于环烷烃,以下叙述中错误的是　　　　　　　　　　　　　　　　　（　　）

    A. 环烷烃与烯烃互为异构体

    B. 环烷烃的通式为 C_nH_{2n}

    C. 环状化合物之间可以形成碳链异构体

    D. 环烷烃没有顺反异构体

9. 苯的二元取代物可以产生几种异构体　　　　　　　　　　　　　　　（　　）

    A. 2 种　　　　　　B. 5 种　　　　　　C. 4 种　　　　　　D. 3 种

10. 对于苯及其同系物的性质,以下叙述错误的是　　　　　　　　　　　（　　）

    A. 有特殊气味,易燃,不溶于水

    B. 苯蒸气有毒,主要损害造血器官

    C. 分子中每增加一个 CH_2,沸点降低 20~30 ℃

    D. 相对密度小于 1

11. 苯与卤素的取代反应主要是指什么反应　　　　　　　　　　　　　（　　）

    A. 氯代和溴代　　B. 只是氯代　　　C. 氟代　　　　　D. 碘代

12. 甲苯的卤代反应的主要产物有　　　　　　　　　　　　　　　　　（　　）

    A. 3 种　　　　　　B. 2 种　　　　　　C. 1 种　　　　　　D. 4 种

13. 乙苯与氯气在光照或加热的条件下,反应产物是　　　　　　　　　（　　）

    A. 1-溴-1-苯基乙烷　　　　　　　B. 1-溴-2-苯基乙烷

    C. 邻氯乙苯　　　　　　　　　　D. 对氯乙苯

14. 苯环上的下列反应不属于亲电取代反应的是　　　　　　　　　　　（　　）

    A. 硝化　　　　　　B. 氧化　　　　　　C. 磺化　　　　　D. 傅-克烷基化

15. 以下基团中,属于邻、对位定位基的是　　　　　　　　　　　　　（　　）

    A. —X　　　　　　B. —COOH　　　　C. —NO_2　　　　D. —SO_3H

16. 以下基团中,能钝化苯环的定位基是　　　　　　　　　　　　　　（　　）

    A. —OH　　　　　B. —$N(R)_2$　　　C. —CN　　　　　D. —OR

17. 对于萘的性质,下列叙述错误的是　　　　　　　　　　　　　　　（　　）

    A. 萘为白色片状结晶,有特殊的气味

    B. 萘易升华,不溶于水

    C. 萘的化学性质没有苯活泼

D. 萘能发生亲电取代反应、加成反应和氧化反应

二、用化学方法鉴别下列各组化合物

1. 苯、苯乙烯和苯乙炔。

2. 1-苯基环己烯、甲苯和硝基苯。

第十一章

醇、酚、醚

学习目标

◆掌握 醇、酚、醚的结构,分类,命名;醇、酚的重要化学性质及醚的稳定性。

◆熟悉 醇的物理性质。

◆了解 醇、酚、醚的重要代表物及在医学上的意义。

◆能力 强化学生关注健康、关心生活、关爱社会的责任意识,培养学生的观察能力、归纳问题能力及动手操作能力。

醇、酚、醚都是烃的含氧衍生物。脂肪烃、脂环烃或芳香烃侧链上的氢原子被羟基取代而生成的化合物称为醇。芳香环上的氢原子被羟基取代而生成的化合物称为酚。醇和酚分子中都含有相同的官能团——羟基(—OH),但由于羟基连接的烃基不同,故在性质上有显著差别。醇分子中的羟基称为醇羟基,酚分子中的羟基称为酚羟基。

醚可看作醇或酚分子中羟基上的氢原子被烃基取代而生成的化合物。醚分子中的 C—O—C 键称为醚键,是醚的官能团。

醇、酚和醚的结构可用下列通式表示,R 代表脂肪烃基,Ar 代表芳烃基。

$$R—OH \qquad Ar—OH \qquad (Ar)R—O—R(Ar)$$
$$醇 \qquad\qquad 酚 \qquad\qquad 醚$$

醇、酚、醚都是重要的有机物,在有机合成和医药卫生中具有重要作用。

第一节　醇

一、醇的结构、分类和命名

(一)醇的结构

从结构上看,醇可以看作脂肪烃、脂环烃分子中的氢原子或芳香烃分子侧链上的氢原子被羟基取代后生成的化合物。其羟基称为醇羟基,它是醇的官能团。

$CH_3—CH_2—OH$

乙醇

环己醇

苯甲醇

$CH_2—CH_2$
$\quad OH \quad OH$

乙二醇

（二）醇的分类

醇的分类方法一般有下面 3 种。

1. 根据醇羟基所连烃基种类分类　醇可分为脂肪醇、脂环醇和芳香醇。脂肪醇又可分为饱和醇和不饱和醇。

（1）醇羟基与脂肪烃基连接的醇称为脂肪醇,其中烃基是饱和脂肪烃基的称为饱和醇,烃基是不饱和脂肪烃基的称为不饱和醇。

饱和醇：　$CH_3—OH$　　　$CH_3—CH_2—OH$

不饱和醇：$CH_2=CH—CH_2—OH$　　　　$CH_3—CH=CH—CH_2—CH_2—OH$

（2）醇羟基与脂环烃基连接的醇称为脂环醇。

饱和脂环醇　　　　　　不饱和脂环醇

（3）醇羟基与芳香烃侧链上碳原子相连的醇称为芳香醇。

2. 根据羟基所连碳原子的类型分类　醇可分为伯醇、仲醇和叔醇。

伯醇:羟基连在伯碳原子上的醇称为伯醇。

$$CH_3—CH_2—CH_2—CH_2—OH$$

仲醇:羟基连在仲碳原子上的醇称为仲醇。

$$CH_3—CH—CH_3$$
$$\qquad OH$$

叔醇:羟基连在叔碳原子上的醇称为叔醇。

$$CH_3$$
$$CH_3—C—CH_2—CH_3$$
$$\quad OH$$

3. 根据分子中所含醇羟基的数目分类　醇可分为一元醇、二元醇和多元醇。含两个以上羟基的醇称为多元醇。

$CH_3—CH_2—OH$
一元醇

$CH_2—CH_2$
$\ OH \quad OH$
二元醇

$CH_2—CH—CH_2$
$\ OH \quad OH \quad OH$
三元醇

（三）醇的命名

结构简单的醇采用普通命名法,即在烃基名称后加一"醇"字。

$$CH_3CHCH_2OH$$
$$CH_3$$
异丁醇

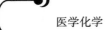

苯甲醇(苄醇)

结构复杂的醇采用系统命名法,首先选择含有羟基碳原子在内的最长碳链作为主链,按主链碳原子数称为"某醇";然后以距离羟基最近的一端为起点,开始给主链碳原子编号;再把羟基的位置用阿拉伯数字写在"某醇"前面,并用短线隔开;最后把其他取代基的位次、数目和名称都写在羟基位置之前。

$$CH_3-CH_2-CH_2-CH_2$$
$$OH$$
1-丁醇

$$CH_3-CH-CH_2-CH-CH_3$$
$$CH_3 \quad\quad OH$$
4-甲基-2-戊醇

苯甲醇

此外,有些醇根据来源还常有俗名,如木醇、酒精、肌醇等。

二、醇的性质

(一)醇的物理性质

低级醇是无色透明易挥发的液体,有显著的酒味和烧舌感,较高级的醇是具有刺鼻性气味的液体。十二个碳以上的高级醇是无色、无味的蜡状固体,密度均小于 1 g/cm³。

直链饱和一元醇的沸点随着碳原子数目的增加而上升。碳原子数目相同的醇,支链越多,沸点越低。低级醇的沸点比相对分子质量相近的烷烃高得多。例如,甲醇(相对分子质量 32)的沸点为 65 ℃,而乙烷(相对分子质量 30)的沸点为-88.6 ℃。这是因为,醇和水一样,分子中的氢氧键高度极化,羟基上带部分正电荷的氢原子可以和另一个分子的羟基上带部分负电荷的氧原子相互吸引而形成氢键,分子间通过氢键缔合。醇在沸腾时,从液态的缔合状态变为气态单分子,除克服分子间作用力外,还要消耗一部分能量用以破坏氢键(键能 20.9 kJ/mol),故而需要更多的能量,导致醇的沸点较高。醇分子间的氢键可表示为:

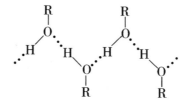

低级醇如甲醇、乙醇、丙醇都能与水混溶,但随相对分子质量增加溶解度降低。直链的醇从丁醇开始,溶解度显著降低,癸醇以上的醇基本不溶于水。低级醇易溶于水的原因主要在于其结构与水相似,能和水分子借助于氢键相互缔合。然而,随着碳原子的增加,醇分子中烃基逐渐增大,烃基对羟基产生屏蔽作用,妨碍它与水形成氢键,水溶性逐渐降低,但却易溶于有机溶剂。

（二）醇的化学性质

醇的化学性质主要由其官能团——羟基所决定,反应主要发生在羟基及与其相连的碳原子上。醇的主要反应部位如下。

反应中,究竟是 C—O 键断裂(取代羟基),还是 O—H 键断裂(取代羟基氢原子),取决于烃基的结构及反应的条件。另外,羟基是吸电子基,由于吸电子诱导效应使 α-碳(与羟基相连的碳)原子上的氢(α-氢)原子比较活泼,表现出一定的反应活性。

1. 与活泼金属反应　在结构上,醇与水有相似之处,因此与水有相似的化学性质。它可与各种活泼金属反应,生成各种醇金属化合物,并放出氢气和一定的热量。如醇与金属钠作用,生成醇钠和氢气。醇钠是一种白色固体,是一种强碱,遇水即分解成氢氧化钠及醇。

$$2R—OH+2Na \longrightarrow 2R—ONa+H_2 \uparrow$$
$$R—ONa+H—OH \longrightarrow NaOH+R—OH$$

醇与金属钠的反应比水与金属钠的反应要缓和得多,放出的热也不足以使生成的氢气自燃,说明醇的酸性比水弱。利用这个性质可以销毁残余的金属钠,而不至于发生燃烧和爆炸。随着醇烃基的加大,和金属钠反应的速度也随之减慢。反应活性:甲醇>伯醇>仲醇>叔醇。

2. 与氢卤酸反应　醇与氢卤酸反应,生成卤代烷和水,此反应是可逆的。

$$R—OH+HX \rightleftharpoons R—X+H_2O$$

上述反应速度取决于酸的性质和醇的结构。氢卤酸活性顺序:HI>HBr>HCl。醇活性顺序:叔醇>仲醇>伯醇。如伯醇与盐酸作用的速度很慢,通常要在脱水剂无水 $ZnCl_2$ 存在下并加热才能产生氯代烃,而且不同类型的醇其反应速度也有显著差别,以此可鉴别伯醇、仲醇、叔醇。

无水 $ZnCl_2$ 和浓盐酸所配成溶液称为卢卡斯(Lucas)试剂。低级一元醇(6 个碳原子以下)能溶于该试剂中,但反应生成物卤代烷则不溶,使反应液混浊。所以可根据反应液出现混浊所需的时间来衡量反应活性,判断醇的类型。一般叔醇立即反应使溶液变混浊并分层;仲醇在温水浴中加热片刻才反应并变混浊;而伯醇在水浴中加热数小时后才见混浊。此法可用于鉴别含 6 个碳原子以下的伯、仲、叔一元醇。

3. 与无机含氧酸反应　醇与无机含氧酸(如硝酸、硫酸和磷酸等)作用,脱去水分子而生成无机酸酯。醇和无机含氧酸的反应是醇的碳氧键断裂,羟基被无机酸的负离子取代而生成酯。

$$CH_3CH_2—OH+H—O—NO_2 \longrightarrow CH_3CH_2—O—NO_2+H_2O$$

　　　　　硝酸　　　　　　　　　　硝酸乙酯

$$\begin{array}{c} CH_2-OH \\ | \\ CH-OH \\ | \\ CH_2-OH \end{array} +3H-O-NO_2 \xrightarrow{H_2SO_4} \begin{array}{c} CH_2-O-NO_2 \\ | \\ CH-O-NO_2 \\ | \\ CH_2-O-NO_2 \end{array} +3H_2O$$

三硝酸甘油酯

多数硝酸酯受热后因剧烈分解而爆炸,多元醇的硝酸酯是一种猛烈的炸药。三硝酸甘油酯俗称硝酸甘油,具有扩张血管的作用,可用作心脏病急救药物。亚硝酸异戊酯是血管舒张药,可缓解心绞痛。

4.脱水作用 醇的脱水方式有两种:分子内脱水和分子间脱水。通常温度高时发生分子内脱水生成烯烃,温度低时发生分子间脱水生成醚。这也是实验室制备烯和醚的常用方法。常用的脱水剂有浓硫酸、氧化铝等。

(1)分子内脱水(消去反应)

醇分子内脱水成烯

$$\begin{array}{c} CH_2-CH_2 \\ | \quad\quad | \\ H \quad\quad OH \end{array} \xrightarrow[170℃]{浓H_2SO_4} CH_2=CH_2 + H_2O$$

乙烯

仲醇、叔醇分子内脱水,遵循札依采夫(Zaitsev)规则,主要产物是分子中双键上连有较多取代基团的烯烃。

$$\begin{array}{c} CH_3CH_2CHCH_3 \\ | \\ OH \end{array} \xrightarrow[H^+]{-H_2O} CH_3CH=CHCH_3 + CH_3CH_2CH=CH_2$$

2-丁烯(主产物)   1-丁烯(副产物)

醇分子内脱水的反应活性:叔醇>仲醇>伯醇。叔醇只要在稀酸中加热即可脱水生成烯,伯醇最难脱水,仲醇介于两者之间。机体代谢过程中,某些含羟基的化合物在酶的催化作用下常脱水形成含有双键的化合物。

(2)分子间脱水

$$CH_3CH_2-OH + HO-CH_2CH_3 \xrightarrow[140℃]{浓H_2SO_4} CH_3CH_2-O-CH_2CH_3 + H_2O$$

乙醚

由于叔醇很容易分子内脱水生成烯烃,所以叔醇实际上不能发生分子间脱水生成醚。可见反应条件对有机反应非常重要,相同的反应物,不同的反应条件,就会生成不同的产物。

5.氧化反应 有机物分子中加入氧或脱去氢的反应都称为氧化反应;反之,加氢或去氧的反应则称为还原反应。醇分子中与羟基相连的碳原子上的 α-氢原子,受羟基的影响而比较活泼,容易氧化或脱氢。不同结构的醇氧化产物不同。

(1)加氧氧化 常用的氧化剂是重铬酸钾或高锰酸钾的硫酸溶液。伯醇氧化成醛,醛继续氧化成羧酸;仲醇氧化成酮;叔醇因分子中没有 α-氢原子不被氧化。

$$R-CH_2-OH \xrightarrow{[O]} \left[R-\overset{\overset{\displaystyle O-H}{|}}{\underset{\underset{\displaystyle H}{|}}{C}}-OH \right] \xrightarrow{-H_2O} R-\overset{\overset{\displaystyle O}{\|}}{C}-H \xrightarrow{[O]} R-\overset{\overset{\displaystyle O}{\|}}{C}-OH$$

醛   羧酸

$$R-\overset{\underset{\displaystyle R'}{|}}{CH}-OH \xrightarrow{[O]} \left[R-\overset{\overset{\displaystyle O-H}{|}}{\underset{\underset{\displaystyle R}{|}}{C}}-OH \right] \xrightarrow{-H_2O} R-\overset{\overset{\displaystyle O}{\|}}{C}-R$$

酮

伯醇、仲醇被 $K_2Cr_2O_7$ 酸性溶液氧化时,在几秒钟内重铬酸钾由橙色变成绿色（ Cr^{3+} ）;叔醇无此反应。此原理也可用于检查驾驶员是否酒后开车。

（2）脱氢氧化 伯醇、仲醇蒸气在氧化铜或氧化银的催化下,可直接脱氢,生成相应的醛和酮。叔醇因分子中没有 α-氢原子,不发生脱氢反应。

$$R-\overset{\overset{\displaystyle H(R')}{|}}{\underset{\underset{\displaystyle H}{|}}{C}}-O-H \xrightarrow[\triangle]{CuO或Ag_2O} R-\overset{\overset{\displaystyle H(R')}{|}}{C}=O + H_2$$

脱氢反应常见于机体代谢过程中,某些含有羟基的化合物在脱氢酶的作用下脱氢氧化生成羰基化合物,是体内生物氧化的重要方式。例如,乙醇主要在肝内通过酶的作用氧化生成乙酸,并被细胞利用,但肝不能转化过量的乙醇,饮酒过量时,大量乙醇仍继续在血液中循环,最终引起乙醇中毒。

6.邻二醇的特性 具有两个或两个以上相邻羟基的多元醇与新配制的氢氧化铜反应,可使其沉淀溶解形成一种深蓝色的溶液。常利用此反应来鉴别含有邻二羟基结构的多元醇。

$$\begin{matrix} CH_2-OH \\ | \\ CH-OH \\ | \\ CH_2-OH \end{matrix} + \begin{matrix} HO \\ \quad Cu \\ HO \end{matrix} \longrightarrow \begin{matrix} CH_2-O \\ \qquad\quad Cu \\ CH-O \\ | \\ CH_2-OH \end{matrix} + 2H_2O$$

甘油铜(蓝色)

三、重要的醇

（一）甲醇（ CH_3OH ）

甲醇是最简单的饱和一元醇,因最初是从木材干馏得到的,故又称木精或木醇。甲醇为无色挥发性透明液体,沸点为 64.7 ℃;甲醇能与水及许多有机溶剂混溶;有酒味,毒性很强。甲醇在体内迅速被肝内的脱氢酶氧化成甲醛,甲醛比甲醇毒性更大,会

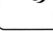

干扰蛋白质的功能,少量会引起头痛、疲倦、恶心、视力减弱甚至失明。工业上可用 CO 和 H_2 在高压下经催化反应制得甲醇。甲醇是重要的化工原料和溶剂。甲醇与汽油(2∶8)的混合物是一种优良的发动机燃料。

(二)乙醇(CH_3CH_2OH)

乙醇是无色挥发性透明液体,沸点为 78.5 ℃,密度为 0.789 3 g/cm^3。它是饮用酒的主要成分,俗名酒精。乙醇能与水和多数有机溶剂混溶,毒性小,是常用的有机溶剂,也是重要的化工、制药原料和燃料。无水乙醇又称绝对乙醇,其乙醇含量在99.5%以上,主要用作化学试剂。药用乙醇,其乙醇含量为 95%,医学上主要用于配制碘酊(碘酒)、浸制药酒、配制消毒乙醇和擦浴乙醇等。乙醇能使细菌的蛋白质变性而达到灭菌目的,是一种有效的外用消毒剂。医学上把 75% 的乙醇溶液称作消毒乙醇。乙醇也用于制取中草药浸膏及提取中草药有效成分等。利用乙醇挥发时能吸收热量这一性质,临床上用含量为 25%~50% 的乙醇溶液给高热患者擦浴,以达到物理退热、降温的目的;其中 50% 的乙醇溶液还可用于预防压疮。

(三)丙三醇 $\left(\begin{array}{l}CH_2-OH \\ | \\ CH-OH \\ | \\ CH_2-OH\end{array}\right)$

丙三醇俗称甘油,为无色黏稠而带有甜味的液体,沸点为 290 ℃,能与水和乙醇互溶。油脂水解可得甘油,是制皂工业的副产品。它可以用来润泽皮肤,在化妆品中用作吸湿剂。但由于其吸湿性很强,对皮肤有刺激作用,故使用时要先用水稀释。甘油在药剂上可用作溶剂、赋形剂和润滑剂,如酚甘油、碘甘油等。临床上常用甘油栓或50% 的甘油溶液灌肠以治疗便秘,作轻泻剂。

(四)苯甲醇 $\left(\bigcirc-CH_2-OH\right)$

苯甲醇又称苄醇,是最简单的芳香醇。苯甲醇为无色液体,沸点为 205.2 ℃,具有芳香气味,难溶于水,易溶于有机溶剂。苯甲醇具有微弱的麻醉作用,既能镇痛又能防腐,含有苯甲醇的注射用水一般称为无痛水,但肌内注射时使用苯甲醇过量易造成肌肉萎缩,已禁用。10% 的苯甲醇软膏或其洗剂可作为局部止痒剂。

第二节　酚

一、酚的结构、分类和命名

(一)酚的结构

酚可看作芳环上的氢原子被羟基取代后的化合物。

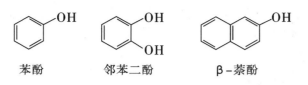

苯酚 　　　邻苯二酚 　　　β－萘酚

酚中的羟基称为酚羟基,是酚的官能团。酚的结构通式为 Ar—OH。

(二)酚的分类

根据分子中羟基的数目,酚可分为一元酚、二元酚等。含两个以上酚羟基的酚统称为多元酚。根据芳基不同,酚又可分为苯酚和萘酚等。

(三)酚的命名

1. 一元酚的命名　以苯酚为母体,苯环上的其他原子、原子团或烃基为取代基,它们与羟基的相对位置用阿拉伯数字表示,编号从酚羟基碳原子开始,遵循系统命名法原则;也可用邻、间、对等字表示取代基与酚羟基的相对位置。

2. 二元酚的命名　以苯二酚为母体,酚羟基间的相对位置用阿拉伯数字或邻、间、对等字表示。

3. 三元酚的命名　以苯三酚为母体,酚羟基间的相对位置用阿拉伯数字或连、偏、均等字表示。

4. 复杂酚的命名　对于结构复杂的酚,可把羟基作为取代基来命名。

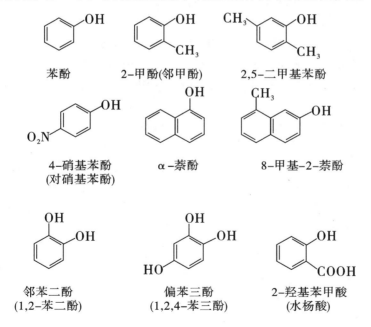

苯酚 　　2-甲酚(邻甲酚)　　2,5-二甲基苯酚

4-硝基苯酚
(对硝基苯酚)　　α-萘酚　　8-甲基-2-萘酚

邻苯二酚
(1,2-苯二酚)　　偏苯三酚
(1,2,4-苯三酚)　　2-羟基苯甲酸
(水杨酸)

二、酚的性质

(一)物理性质

大多数的酚为无色晶体,有特殊气味。因在空气中易被氧化,故酚常带有不同程度的黄色或红色。由于酚分子间及酚与水分子间能形成氢键,所以熔点、沸点比相对

分子质量相近的芳香烃高得多,其水溶性随酚羟基数目增多而增大,如一元酚微溶于水,多元酚易溶于水。酚能溶于乙醇、乙醚等有机溶剂。

(二)化学性质

1.弱酸性　酚具有弱酸性,它不仅能和活泼金属反应,而且能和强碱发生中和反应生成盐。

$$2 \langle \text{苯环} \rangle{-}OH + 2Na \longrightarrow 2 \langle \text{苯环} \rangle{-}ONa + H_2\uparrow$$

$$\langle \text{苯环} \rangle{-}OH + NaOH \rightleftharpoons \langle \text{苯环} \rangle{-}ONa + H_2O$$

酚的酸性比醇强,但比碳酸弱,因此它只能和强碱反应生成盐,而不能和碳酸氢钠作用。若向无色透明的苯酚钠溶液中加入无机酸如盐酸,甚至通入二氧化碳,就可析出苯酚而出现混浊。利用酚的这一特性,可以进行酚的分离提纯。

$$\langle \text{苯环} \rangle{-}OH + Na_2CO_3 \longrightarrow \langle \text{苯环} \rangle{-}ONa + NaHCO_3$$

$$\langle \text{苯环} \rangle{-}ONa + CO_2 + H_2O \longrightarrow \langle \text{苯环} \rangle{-}OH + NaHCO_3$$

2.与氯化铁的显色反应　含酚羟基的化合物大多数都能与氯化铁溶液发生显色反应,不同的酚所产生的颜色也不同。例如,苯酚、间苯二酚和1,3,5–苯三酚与氯化铁溶液作用显紫色;邻苯二酚、对苯二酚显绿色;甲酚显蓝色等。利用这种显色反应可以鉴别酚。

3.苯环上的亲电取代反应　与芳香烃一样,酚的芳环上也可发生卤代、硝化、磺化等取代反应。由于羟基与苯环形成p-π共轭后使苯环活化,苯环上的电子云密度增加,尤其是羟基的邻、对位增加更多。故酚的邻、对位更容易发生亲电取代反应。

(1)卤代反应　酚极易发生卤代反应。苯与溴水一般不发生反应,但苯酚与溴水在常温下作用,立即生成2,4,6–三溴苯酚白色沉淀。反应非常灵敏,极稀的苯酚溶液就可呈现明显的混浊,此特性可用于苯酚的定性定量分析。

$$\langle \text{苯环–OH} \rangle + 3Br_2 \longrightarrow \langle \text{2,4,6–三溴苯酚} \rangle + 3HBr\downarrow$$

(2)硝化反应　苯的硝化反应需要加浓硝酸和催化剂。但苯酚与稀硝酸在常温下反应就可生成邻–硝基苯酚和对–硝基苯酚的混合物,两者可用水蒸气蒸馏法分开。

（3）磺化反应　酚比苯容易发生磺化反应。苯酚与浓硫酸的反应可在室温下进行，产物主要是邻-羟基苯磺酸；若在 100 ℃下进行反应，产物主要是对-羟基苯磺酸。

4. 氧化反应　酚很容易被氧化，产物也很复杂。例如，无色的苯酚长时间与空气接触，就会被氧化而显粉红色、红色或暗红色；酚与重铬酸钾及硫酸作用，不但羟基被氧化，同时羟基对位的氢原子也被氧化，得到黄色的对-苯醌。

多元酚更容易氧化。人们利用酚类化合物易氧化的特性，将其作为抗氧化剂。

三、重要的酚

（一）苯酚

苯酚俗称石炭酸，因最初是从煤炭中分离得到，并具有弱酸性，因此而得名。纯净苯酚为无色结晶，熔点为 40.8 ℃，沸点为 181.8 ℃，具有特殊气味。常温下微溶于水；温度高于 65 ℃时，能与水任意混溶。苯酚易溶于乙醇和乙醚等有机溶剂。

苯酚能使蛋白质变性，具有杀菌作用，在医学上用作消毒剂和防腐剂。苯酚有毒，对皮肤、黏膜有强烈的腐蚀作用，可通过皮肤吸收进入人体引起中毒，也可抑制中枢神经系统或损害肝、肾功能。

（二）甲酚

甲酚有邻、间、对 3 种异构体，其结构式分别如下。

OH CH₃　　　CH₃　　　CH₃

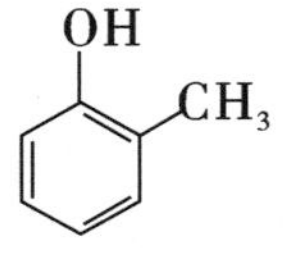

邻甲酚　　　　　间甲酚　　　　　对甲酚
(沸点191 ℃)　　(沸点203 ℃)　　(沸点202 ℃)

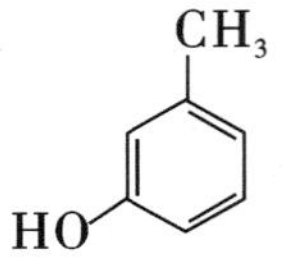

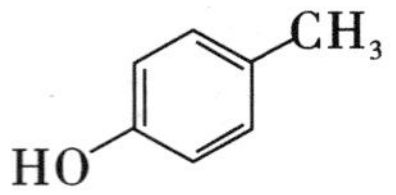

　　3 种异构体都存在于煤焦油中,因沸点相近,不易分离,故常用其混合物,总称甲酚,俗称煤酚。甲酚的杀菌能力比苯酚强,而腐蚀性、毒性则比苯酚小。因它难溶于水,故常配成 50% 的肥皂溶液,称为煤酚皂溶液,俗称来苏儿。使用时需加水稀释,常用于消毒皮肤、器具、环境及排泄物等。

（三）苯二酚

　　苯二酚有邻、间、对 3 种异构体。邻苯二酚俗称儿茶酚,间苯二酚俗称雷琐辛,对苯二酚俗称氢醌。

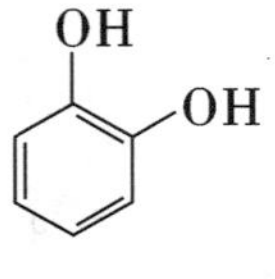

OH OH　　　OH　　　OH

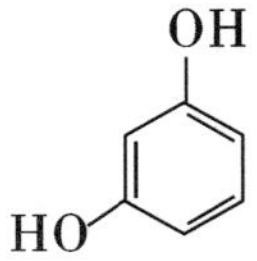

邻苯二酚　　　　间苯二酚　　　　对苯二酚
(沸点105 ℃)　　(沸点110 ℃)　　(沸点170 ℃)

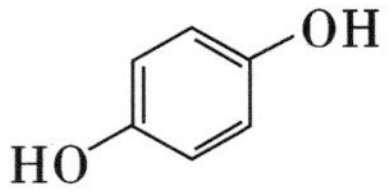

　　3 种异构体均为无色结晶。邻苯二酚和间苯二酚易溶于水,而对苯二酚熔点最高,易溶于热水。间苯二酚用于合成染料、酚醛树脂、胶黏剂、药物等,医学上用作消毒剂,刺激性小,强度仅为苯酚的 1/3。其 2% ~ 10% 的油膏及洗剂可治疗皮肤病,如湿疹、癣证等。对苯二酚具有还原性,可用作显影剂。邻苯二酚常以结合态存在于自然界中,它最初是由干馏儿茶酚得到,故俗名又叫儿茶酚。

　　在生物体内,苯二酚以衍生物形式存在,邻苯二酚的一个重要衍生物为肾上腺素。它既有氨基又有酚羟基,显两性,既溶于酸也溶于碱,微溶于水及乙醇,不溶于乙醚、氯仿等,在中性、碱性条件下不稳定,医学上用其盐酸盐,有加速心脏搏动、收缩血管、升高血压、扩张瞳孔的作用,也有使肝糖原分解、增加血糖的含量及使支气管平滑肌松弛的作用。一般用于支气管哮喘、过敏性休克及其他过敏性反应的急救。

　　在人体代谢中从蛋白质得到的有邻苯二酚结构的中间物质(如 3,4-二羟基苯丙氨酸,又称多巴),氧化得到黑色素,它是赋予皮肤、眼睛、头发以黑色的物质。

　　具有醌式结构的辅酶 Q(多取代的对苯二酚)广泛存在于细胞中,参与生命过程中的电荷转移,促进脂肪溶解。

（四）萘酚

　　萘酚有 α 和 β 两种异构体。

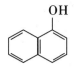

α-萘酚(熔点96 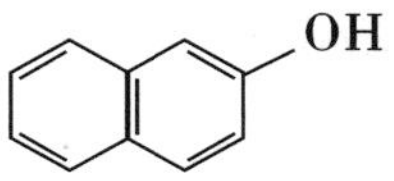 ℃)　　　　β-萘酚(熔点122 ℃)

α-萘酚为黄色晶体,β-萘酚为无色晶体,都难溶于水,可溶于有机溶剂,性质与苯酚相似,呈弱酸性,与氯化铁作用分别生成紫色、绿色沉淀。两者都是合成染料的原料,β-萘酚还具有抗细菌、霉菌和寄生虫的作用。

第三节　醚

一、醚的分类和命名

由两个烃基通过氧原子连接起来的化合物称为醚。醚的官能团为醚键(C—O—C)。醚分子中的两个烃基可以相同,也可以不同。两个烃基相同的称为单醚,又称为对称醚,通式为 R—O—R′或 Ar—O—Ar′。两个烃基不同的则称为混醚,又称不对称醚,通式为 R—O—R′、Ar—O—Ar′或 R—O—Ar。

单醚命名时,先写烃基名称,在前面加"二"字,把"基"改成"醚"字;若烃基为烷基时,往往把"二"省略。混醚命名时,简单的烃基放在复杂的烃基前面,芳烃基放在脂肪烃基前面,把"基"字全部省略,在后面加上"醚"字。

简单醚:

$$CH_3—O—CH_3$$
甲醚

$$CH_3—CH_2—O—CH_2—CH_3$$
乙醚

$$CH_2=CH—O—CH=CH_2$$
二乙烯醚

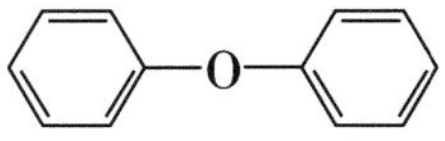

二苯醚

混合醚:

$$CH_3—O—CH_2—CH_3$$
甲乙醚

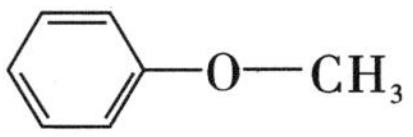

苯甲醚

二、乙醚

乙醚是最常见和最重要的醚。乙醚是具有特殊气味的无色透明液体,沸点为34.5 ℃,难溶于水,比水轻,极易挥发和着火。空气中乙醚蒸气体积分数达到1.85%~36.5% 时,遇火即会引起爆炸。故使用乙醚时要特别小心,避免接近火源。乙醚能溶解许多有机化合物,因而是常用的有机溶剂。

乙醚化学性质比较稳定,一般不易进行化学反应,但在一定条件下乙醚有以下特点,使用时应当注意。

1.过氧化物的生成　乙醚对氧化剂较稳定,但若长期与空气接触,α–氢被氧化,逐渐形成过氧化物。人体吸入少量的过氧化乙醚对呼吸道有刺激作用,吸入过量时能引起肺炎和肺水肿。

$$CH_3{-}CH_2{-}O{-}CH_2{-}CH_3+O_2 \longrightarrow CH_3{-}\overset{\overset{\displaystyle OOH}{|}}{CH}{-}O{-}CH_2{-}CH_3$$

过氧化乙醚因含过氧团(—O—O—),性质很不稳定,不易挥发,多沉于器皿底部,当浓度达到一定程度时,受热或受撞击易发生爆炸。所以,蒸馏乙醚时不宜蒸干,以防发生意外。储存乙醚时,应放在深色玻璃瓶中。

2.锌盐的形成　乙醚分子中的氧原子具有未共用电子对,可以和强无机酸(如浓盐酸或浓硫酸等)作用,形成类似盐结构的化合物——锌盐。

$$CH_3{-}CH_2{-}O{-}CH_2{-}CH_3+HCl \longrightarrow \left[CH_3{-}CH_2{-}\overset{\overset{\displaystyle H}{\cdots}}{\underset{\cdots}{O}}{-}CH_2{-}CH_2 \right]^+ Cl^-$$

乙醚生成锌盐而溶解于浓酸,由于锌盐是一种弱碱强酸形成的盐,仅在浓酸中才稳定,锌盐用冰水稀释,则在水中分解而又析出醚层。利用醚能溶于强酸这一特殊性质,可作为区分醚与烷烃、卤代烃等的一种简便方法。

3.医学上的应用　乙醚是一种应用很广泛的有机溶剂,在提取中草药中某些脂溶性的有效成分时,常用乙醚作为溶剂。乙醚有麻醉作用,临床上曾用作全身麻醉剂。由于乙醚可引起恶心、呕吐等副作用,目前作为麻醉剂用的乙醚已逐渐被性质更稳定、更好的药物如安氟醚和异氟醚所代替,并广泛用于临床。

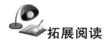

拓展阅读

硫醇的医学用途

硫醇的化学性质主要表现在它具有弱酸性,硫醇的酸性比相应的醇强,能和氢氧化钠作用生成盐。

$$R{-}SH+NaOH \rightleftharpoons R{-}SNa+H_2O$$

硫醇还可以与重金属离子铜、汞、银、铅等生成不溶于水的硫醇盐。临床上的重金属中毒,即是由于重金属离子与机体内酶的巯基(—SH)结合,使酶失去活性所致。由于硫醇可与重金属离子生成稳定的盐,某些含—SH的化合物如二巯基丙醇、二巯基丁二酸钠和二巯基丙磺酸钠等,不仅能使重金属离子与之结合而不再与酶的—SH反应,而且还能夺取已与酶结合的重金属离子使酶复活,因而硫醇可作为汞、铅等重金属中毒的解毒剂。

$$\begin{array}{c} CH_2OH \\ | \\ CH{-}SH \\ | \\ CH_2{-}SH \end{array} \xrightarrow{Hg^{2+}} \begin{array}{c} CH_2OH \\ | \\ CH{-}S \\ \quad\quad\searrow \\ \quad\quad\quad Hg \\ \quad\quad\nearrow \\ CH_2{-}S \end{array}$$

由于二巯基丙醇有一定毒性,目前已逐渐被其他毒性更低、效力更大的化合物(如二巯基丁二酸钠)所代替。

硫醇很容易被氧化生成二硫化物,而后者也易还原成硫醇。二硫化物中的—S—S—称为二硫键。

$$2R-SH \xrightleftharpoons[[H]]{[O]} R-S-S-R$$

硫醇　　　二硫化物

在生物体内，—SH与二硫键之间的氧化还原反应是非常重要的生理过程。二硫键对于维系蛋白质分子空间结构的稳定起着很重要的作用。

小　结

1. 醇的定义、官能团　脂肪烃、脂环烃或芳香烃侧链上的氢原子被羟基取代后生成的化合物称为醇。其羟基叫作醇羟基，它是醇的官能团。

2. 醇的化学性质

（1）伯、仲、叔醇与金属钠的反应活性次序　甲醇>伯醇>仲醇>叔醇。

（2）伯、仲、叔醇与卢卡斯试剂的反应活性次序　叔醇>仲醇>伯醇。

（3）无机酸酯的生成　醇与无机含氧酸（如硝酸、硫酸和磷酸等）作用，脱去水分子而生成无机酸酯。

（4）醇的脱水反应　分子内脱水生成烯烃；分子间脱水生成醚。

（5）醇的氧化反应　伯醇氧化或脱氢生成酸或醛；仲醇氧化或脱氢生成酮；叔醇不能被氧化。

（6）多元醇的性质　具有两个或两个以上相邻羟基的多元醇与新配制的氢氧化铜反应。

3. 酚的定义、结构特点　芳环上的氢原子被羟基取代后的化合物；苯环与羟基中氧原子的孤对p电子轨道发生重叠，构成了p-π共轭体系。

4. 酚的化学性质

（1）弱酸性（分离提纯）　酚的酸性比醇强，比碳酸弱。

（2）与氯化铁的显色反应（鉴别）　含酚羟基的化合物大多数都能与氯化铁溶液发生显色反应。

（3）苯环上的亲电取代反应（较苯容易）　与芳香烃一样，酚的芳环上也可发生卤代、硝化、磺化等取代反应。

（4）氧化反应　酚较苯容易被氧化，生成醌类。

5. 醚的定义　两个烃基通过氧原子连接起来的化合物称为醚。

6. 乙醚的化学性质　稳定，不易发生化学反应，常用作溶剂。

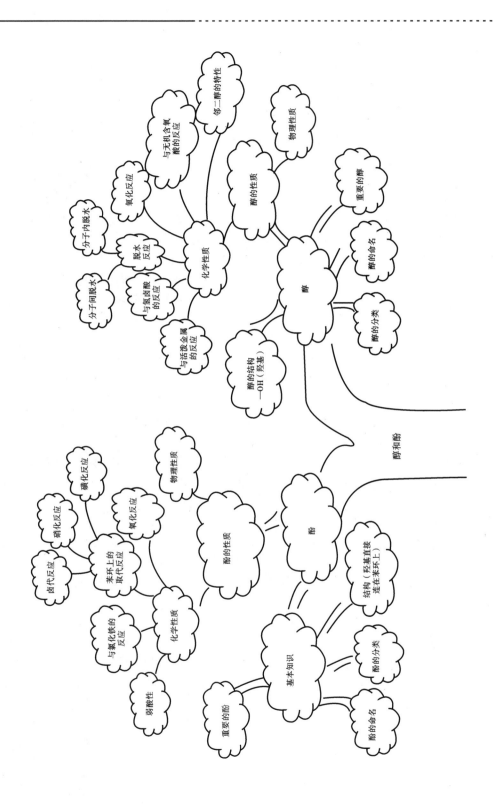

笔记栏

同步练习

一、命名或写出结构式

1. $\underset{\underset{\underset{CH_3}{|}}{\overset{\overset{CH_2CH_3}{|}}{CH_3CHCH}}}{}CH_2OH$

2. $CH_3CH_2 \overset{\overset{CH_2CH_3}{|}}{\underset{\underset{OH}{|}}{C}} CH_2 - CH_3$

3. $CH_3 \overset{CH_2CH_3}{\underset{OH}{\text{苯环}}}$

4. $\text{苯环} \overset{\overset{CH_3}{|}}{\underset{\underset{OH}{|}}{C}} CH_2 - CH_3$

5. $CH_3 - CH_2 - CH_2 - O - CH_3$

6. $\underset{\underset{CH_3}{|}}{\overset{\overset{CH_3}{|}}{CH_3 - CH - CH}} \overset{OH}{\underset{}{CH}} - CH_3$

7. 4-苯基-3-丁烯-2-醇

8. 2-甲基环戊醇

9. α-萘酚

10. β-萘乙醚

二、单项选择题

1. 下列醇与金属钠反应时,速度最快的是　　　　　　　　　　　(　)
   A. $(CH_3)_3COH$ 　　　　　　B. $(CH_3)_2CHOH$
   C. CH_3CH_2OH 　　　　　　D. CH_3OH

2. 下列醇与卢卡斯(Lucas)试剂反应时,速度最快的是　　　　　(　)
   A. $(CH_3)_3COH$ 　　　　　　B. $(CH_3)_2CHOH$
   C. CH_3CH_2OH 　　　　　　D. CH_3OH

3. 下列化合物中不能使高锰酸钾水溶液褪色的是　　　　　　　(　)
   A. RCH_2OH 　　　　　　　B. R_2CHOH
   C. CH_3OH 　　　　　　　　D. R_3COH

4. 鉴别 1,2-丙二醇和 1,3-丙二醇可以选择的试剂是　　　　　　(　)
   A. $KMnO_4$ 　　　　　　　　B. $Ag^+(NH_3)_2$
   C. 新配 $Cu(OH)_2$ 　　　　　　D. Br_2/CCl_4

5. 下列化合物中酸性最强的是　　　　　　　　　　　　　　　(　)
   A. $(CH_3)_3COH$ 　　　　　　B. $(CH_3)_2CHOH$
   C. CH_3CH_2OH 　　　　　　D. C_6H_5OH

6. 下列化合物中酸性最弱的是　　　　　　　　　　　　　　　(　)
   A. 苯酚 　　　　　　　　　　B. 对-甲苯酚
   C. 对-硝基苯酚 　　　　　　　D. 2,4,6-三硝基苯酚

三、多项选择题

1. 下列化合物中能使高锰酸钾水溶液褪色的是　　　　　　　　(　)
   A. RCH_2OH 　　　　　　　　B. $R_2CH-O-CH_3$
   C. CH_3OH 　　　　　　　　D. R_3COH
   E. C_6H_5OH

2. 下列化合物中,能与新配 $Cu(OH)_2$ 反应的是　　　　　　　(　)
   A. 丙三醇 　　　　　　　　　B. 1,2-丙二醇

C.1,3-丙二醇   D.1-丙醇

E. 甲乙醚

3. 下列化合物中能与 NaOH 反应的是   (　　)

 A. 苯酚   B. 苯甲酸

 C. 碳酸   D. 苯甲醇

 E. 环己醇

4. 鉴别苯甲醇和苯酚可以选择下列哪些试剂   (　　)

 A. $KMnO_4$ B. NaOH

 C. $NaHCO_3$ D. $FeCl_3$

 E. Br_2-H_2O

5. 分离苯酚和苯甲醇需要选用下列哪些试剂   (　　)

 A. $KMnO_4$ B. NaOH

 C. $NaHCO_3$ D. CO_2+H_2O

 E. Br_2-H_2O

四、完成下列反应

1. $CH_3\underset{\underset{CH_3}{|}}{\overset{\overset{OH}{|}}{CH}}CHCH_2CH_3 \xrightarrow[\triangle]{H_2SO_4}$

2. $HOH_2C-\langle\bigcirc\rangle-OH + NaOH \longrightarrow$

3. $\langle\bigcirc\rangle-OH \xrightarrow{K_2Cr_2O_7}$

4. $\langle\bigcirc\rangle-OH \xrightarrow[H_2O]{Br_2}$

五、用简单化学方法区别下列各组化合物

1. 苯酚、苯甲醇、苯甲醚。

2. 乙醇、乙醚、乙二醇。

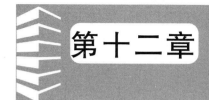

第十二章

醛和酮

许多生物代谢反应都含有醛、酮及其衍生物,它们是生物化学反应的重要物质,对医学及生命科学具有重要意义。

第一节 醛和酮的结构、分类与命名

一、醛和酮的结构

醛、酮的官能团是醛基和酮基,醛、酮是由烃基或氢原子与醛基或酮基组成的化合物。

醛和酮分子中都含有羰基($-\overset{O}{\overset{\|}{C}}-$),总称为羰基化合物。醛的官能团是醛基($-\overset{O}{\overset{\|}{C}}-H$ 或 $-CHO$),醛基是羰基与氢原子相连的基团。醛基总是位于分子的端位。醛基决定了醛类有机化合物的化学性质。

酮的官能团是酮基($-\overset{O}{\overset{\|}{C}}-$),它是与两个碳原子相连的羰基。酮基不能位于分子的末端。酮基决定了酮类有机化合物的化学性质。

$$(Ar)R—\overset{\displaystyle O}{\overset{\|}{C}}—H \qquad (Ar)R_1—\overset{\displaystyle O}{\overset{\|}{C}}—R_2(Ar)$$

与烯烃相似,羰基中的碳氧双键,一个是 σ 键,一个是 π 键。π 键不稳定,易断裂。醛基与酮基的结构既有相同之处也有不同之处,因而它们有共同的化学性质,也有各自的特性。

二、醛和酮的分类与命名

(一)分类

醛、酮的分类有多种形式。根据烃基的不同可将醛、酮分为脂肪醛和脂肪酮,脂环醛和脂环酮,芳香醛和芳香酮;根据烃基是否饱和分为饱和醛和饱和酮,不饱和醛和不饱和酮;根据羰基数目还可分为一元醛和一元酮,多元醛和多元酮。

(二)命名

脂肪醛和脂肪酮的系统命名与醇的命名方法相似。选择分子中含羰基的最长碳链为主链,称为"某醛"或"某酮",并从靠近羰基的最近端开始给主链碳原子编号。将主链上的取代基,不饱和键,酮基的位置、数目、名称写在醛和酮的前面,醛的羰基位次是1,不必标出,先写小基团后写大基团,并用"–"将它们隔开。芳香醛和芳香酮以脂肪醛和脂肪酮为母体,芳香烃基作为取代基来命名。

脂环酮命名是以环为母体,根据环的碳原子数目,称为"环某酮"。

脂肪族醛:　HCHO　　　CH_3—CHO
　　　　　　甲醛　　　　乙醛

脂肪族酮:　CH_3—$\overset{\displaystyle O}{\overset{\|}{C}}$—$CH_3$
　　　　　　　　丙酮

CH_3—CH—CH_2—CHO
　　　　$|$
　　　　CH_3
3-甲基丁醛

CH_3—CH—$\overset{\displaystyle O}{\overset{\|}{C}}$—$CH_3$
　　　$|$
　　　CH_3
3-甲基-2-丁酮

脂环族醛: 环己基甲醛

脂环族酮: 环己酮

芳香族醛: 苯甲醛

芳香族酮: CH_2—$\overset{\displaystyle O}{\overset{\|}{C}}$—$CH_3$
1-苯基-2-丙酮

二元醛: $\overset{\displaystyle CH_2—CHO}{\underset{\displaystyle CH_2—CHO}{|}}$
丁二醛

二元酮: CH_3—$\overset{\displaystyle O}{\overset{\|}{C}}$—$CH_2$—$\overset{\displaystyle O}{\overset{\|}{C}}$—$CH_3$
2,4-戊二酮

不饱和醛: $CH_2=CH-\overset{\overset{\displaystyle CH_3}{|}}{CH}-CHO$ 　　不饱和酮: $CH_3-\overset{\overset{\displaystyle O}{||}}{C}-\overset{\overset{\displaystyle CH_3}{|}}{CH}-CH=CH_2$

　　2-甲基-3-丁烯醛　　　　　　　　　　3-甲基-4-戊烯-2-酮

　　碳原子的位置也可用希腊字母表示,与羰基相连的第一个碳原子称为 α-碳,其余依次是 β-碳原子、γ-碳原子等。

$$H_3C\underset{\gamma}{-}CH=\underset{\beta}{CH}-\underset{\alpha}{CH_2}-CHO$$

β-戊烯醛

　　酮也可以采用普通命名法按照羰基所连接的两个烃基命名。如把丁酮称为甲乙酮,把 3-戊酮称为二乙酮,一般用于简单的低级酮。

　　此外,醛、酮还根据其最初的来源和(或)氧化后所生成酸的俗名来命名,如蚁醛、醋醛、月桂醛和硬脂醛等。

第二节　醛和酮的化学性质

　　醛和酮的化学性质主要由羰基决定,由于它们分子中都含有羰基,所以它们具有相似的化学性质,主要表现在羰基亲核加成反应、α-活泼氢反应及氧化还原反应。但由于醛和酮羰基位置不同,所以它们的化学性质又有所不同。在一般反应中,醛比酮活泼,某些反应只有醛能发生,而酮则不能。醛和酮主要反应部位如下。

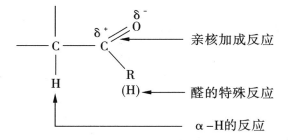

　　此外,受羰基的影响,与羰基直接相连的 α-碳原子上的氢原子(α-H)较活泼,能发生一系列反应。亲核加成反应、还原反应和 α-H 的反应是醛、酮的主要的共同化学性质。

一、醛和酮相似的化学性质

(一)亲核加成反应

　　1. 与氢氰酸、亚硫酸氢钠加成　醛和酮可以与氢氰酸、亚硫酸氢钠加成生成 α-羟基腈和 α-羟基磺酸钠。前者用于有机合成上增长碳链,后者用于提纯醛和酮。

亲核加成

$$R-C=O \quad + \quad H-CN \quad \Longrightarrow \quad R-\overset{H(R')}{\underset{CN}{C}}-OH$$

α-羟基腈

反应中,首先是 CN⁻ 向羰基进攻,然后氧负离子接受 H⁺ 生成 α-羟基腈。

$$HCN \underset{H^+}{\overset{OH^-}{\Longrightarrow}} H^+ + CN^-$$

$$R-\overset{O}{\overset{\|}{C}}-H(R') + CN^- \overset{慢}{\Longrightarrow} R-\overset{O^-}{\underset{}{C}}-H(R') \underset{快}{\overset{H_3O^+}{\Longrightarrow}} R-\overset{OH}{\underset{CN}{C}}-H(R')$$

醛和脂肪族甲基酮及少于 8 个碳的脂环酮都可与亚硫酸氢钠发生加成。

2. 与醇加成　在干燥氯化氢的作用下,醇可与醛中的羰基加成生成半缩醛,分子中同时产生半缩醛羟基。

$$R-\overset{H}{\overset{\|}{C}}=O \ + \ H-OR_1 \overset{干燥HCl}{\Longrightarrow} R-\overset{H}{\underset{O-R_1}{C}}-OH$$

半缩醛羟基

半缩醛羟基一般较活泼,在相同条件下,过量的醇与半缩醛进一步反应,失去一分子水生成较稳定的缩醛。

$$R-\overset{H}{\underset{O-R_1}{C}}-O-H \ +HO-R_2 \overset{干燥\ HCl}{\Longrightarrow} R-\overset{H}{\underset{O-R_1}{C}}-O-R_2 \ +H_2O$$

半缩醛性质不稳定,易分解成醛和醇。酮在上述条件下一般得不到半缩酮和缩酮,原因是平衡反应偏向于反应物酮的一方;在特殊装置中或特殊情况下,将生成物中的水移去,也能制得缩酮。环状的半缩醛和半缩酮比较稳定,是糖类环状结构的基础。

3. 与氨的衍生物加成　醛、酮能够与氨的衍生物(又称羰基试剂,用 NH_2—Y 表示,Y 代表不同的取代基,如羟氨、肼、苯肼、2,4-二硝基苯肼等)进行亲核加成,生成的化合物继续脱水生成含有 —C=N—Y 结构的化合物。

$$\overset{R_1}{\underset{(H)R}{C}}=O \ + \ H-N-Y \longrightarrow \left[\overset{R_1}{\underset{(H)R}{\underset{OH\ H}{C}}}-N-Y\right] \overset{-H_2O}{\longrightarrow} \overset{R_1}{\underset{(H)R}{C}}=N-Y$$

也可以直观地写为如下格式。

例如,乙醛、丙酮与2,4-二硝基苯肼反应的化学反应方程式。

2,4-二硝基苯肼能与所有的醛和酮发生反应,生成不同的晶体,具有不同的熔点,沉淀呈橙黄色或橙红色,因此常用它鉴别醛、酮化合物。临床上用2,4-二硝基苯肼与丙酮酸(转氨酶作用的产物)起反应,通过测定生成物丙酮酸2,4-二硝基苯腙量的多少,来测定转氨酶的活性。

其他氨的衍生物与醛和酮反应的产物见表12-1。

表 12-1　常见氨的衍生物及其与醛酮反应的产物

醛或酮	氨的衍生物	反应产物
	H_2N—OH （羟胺）	
	H_2N—NH_2 （肼）	
	H_2N—NH—⬡ （苯肼）	
	H_2N—NH—⬡（NO_2）（NO_2） （2,4-二硝基苯肼）	

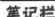

笔记栏

(二)还原反应

与烯烃相似,在铂、钯或镍等金属催化剂作用下,醛、酮分子中羰基加氢能还原为相应的醇羟基;有机化合物分子中加入氢原子或失去氧原子的反应被称为还原反应。醛加氢还原为伯醇,酮加氢还原为仲醇。

$$\underset{乙醛}{CH_3\overset{\overset{O}{\|}}{C}H} +H_2 \xrightarrow{Ni} \underset{乙醇}{CH_3CH_2OH}$$

$$\underset{丙酮}{CH_3\overset{\overset{O}{\|}}{C}CH_3} +H_2 \xrightarrow{Ni} \underset{2-丙醇}{CH_3\overset{\overset{OH}{|}}{C}HCH_3}$$

(三)α-活泼氢的反应

醛、酮分子中与羰基直接相连的碳原子称为 α-碳原子,α-碳原子上的氢称为 α-氢。受相邻羰基极化等作用的影响,α-氢性质活泼,容易发生亲电取代反应。

醛、酮的 α-氢容易与卤素(Cl_2、Br_2、I_2)发生取代反应,生成 α-卤代醛(酮)。

$$\underset{H}{R-\overset{\alpha}{C}H}-\overset{\overset{O}{\|}}{C}-H + Cl-Cl \xrightarrow{OH^-} R-\overset{\alpha}{\underset{Cl}{C}}H-\overset{\overset{O}{\|}}{C}-H + HCl$$

在碱性条件下,乙醛或甲基酮与卤素的氢氧化钠溶液反应,乙醛或甲基酮中的 α-氢逐渐被取代生成三卤代物,三卤代物在碱性溶液中不稳定而分解生成卤仿(CHX_3,如碘仿 CHI_3、氯仿 $CHCl_3$、溴仿 $CHBr_3$)和羧酸盐,此反应称为卤仿反应。

$$CH_3\overset{\overset{O}{\|}}{C}-H(R) +3X_2+4NaOH \longrightarrow CHX_3\downarrow + (R)H-\overset{\overset{O}{\|}}{C}-ONa +3NaX+3H_2O$$

若使用的卤素是碘,则得到碘仿,称为碘仿反应。

例如,乙醛的碘仿反应。

$$CH_3\overset{\overset{O}{\|}}{C}-H(R) +3I_2+4NaOH \longrightarrow CHI_3\downarrow + (R)H-\overset{\overset{O}{\|}}{C}-ONa +3NaI+3H_2O$$

碘仿是黄色不溶于水的固体,具有特殊气味,容易辨别。因而常用碘和氢氧化钠溶液来鉴别乙醛和甲基酮。

由于反应过程中碘在碱性条件下生成氧化剂次碘酸钠,能将结构为

$$H_3C-\overset{\overset{OH}{|}}{C}H-R(H)$$ 的醇氧化为乙醛或甲基酮,进而发生碘仿反应,所以该反应也可鉴别具有这种结构的醇。

(四)羟醛缩合反应

在稀碱的作用下,具有 α-氢的醛、酮可以相互作用,生成 β-羟基醛或酮。

$$H_3C-\overset{\underset{\displaystyle ||}{O}}{C}H \ + \ \overset{\alpha}{C}H_2-\overset{\underset{\displaystyle ||}{O}}{C}H \ \xrightarrow{10\% \ NaOH} \ H_3C-\underset{\beta}{C}H-\overset{\alpha}{C}H_2-\overset{\underset{\displaystyle ||}{O}}{C}H$$

生成物分子中 α-氢受到羰基和 β-羟基的影响,极易与 β-羟基结合脱去一分子水,生成 α,β-不饱和醛。

$$H_3C-\underset{\beta}{\overset{OH}{C}H}-\underset{\alpha}{\overset{H}{C}H}-\overset{\underset{\displaystyle ||}{O}}{C}H \ \longrightarrow \ H_3C-\underset{\beta}{C}H=\underset{\alpha}{C}H-\overset{\underset{\displaystyle ||}{O}}{C}H$$

含 α-氢的酮,由于其羰基碳原子的电正性比醛的弱,空间位阻又较大,所以发生羟醛缩合反应比醛困难。羟醛缩合反应是增长碳链的反应,广泛存在于生物化学反应中和有机化合物的工业合成。

拓展阅读

生物代谢中存在着复杂的化学反应,其中产生能量的重要环节——三羧酸循环的开始阶段就是羟醛缩合反应。

$$\begin{array}{c}HOOC-\overset{\underset{\displaystyle ||}{O}}{C}\\HOOC-CH_2\end{array} + \begin{array}{c}H \ \ \overset{\underset{\displaystyle ||}{O}}{}\\CH_2-C\sim SCoA\end{array} \xrightarrow{\text{酶}} \begin{array}{c}H_2C-COOH\\HO-C-COOH\\H_2C-COOH\end{array} \xrightarrow[\text{酶}]{-H_2O} \begin{array}{c}H_2C-COOH\\C-COOH\\HC-COOH\end{array}$$

草酰乙酸　　　　乙酰辅酶A　　　　　柠檬酸　　　　　　顺乌头酸

反应式中的乙酰辅酶 A 可以视为醛或酮,其 α-氢和碳原子可以分别与草酰乙酸分子中的氧原子和碳原子结合,生成柠檬酸,柠檬酸分子继续脱水,生成顺乌头酸。本过程是三羧酸循环的初始阶段,反应在细胞的线粒体中进行。

二、醛和酮不同的化学性质

(一)与弱氧化剂的反应

醛的分子中,醛基上的氢原子比较活泼,很容易被氧化,甚至一些弱氧化剂(如托伦试剂、斐林试剂和班氏试剂)也能氧化成羧酸。酮则不能被弱氧化剂氧化,常利用这一性质来区别醛和酮。

1. **银镜反应**　托伦试剂是硝酸银的氨溶液,主要成分是银氨配离子,即 $[Ag(NH_3)_2]^+$。当托伦试剂与乙醛共热时,生成羧酸盐和银,银在试管内形成明亮的银镜,故称为银镜反应。反应通式如下。

$$CH_3-CHO+2[Ag(NH_3)_2]OH \xrightarrow{\text{水浴加热}} CH_3-COONH_4+2Ag\downarrow+3NH_3+H_2O$$
银镜

$$(Ar)R-CHO+2[Ag(NH_3)_2]OH \xrightarrow{\text{水浴加热}} (Ar)R-COONH_4+2Ag\downarrow+3NH_3+H_2O$$
银镜

所有醛都能发生银镜反应,酮不发生此反应,因此银镜反应可用于鉴别醛和酮。

2.斐林反应　斐林试剂由硫酸铜溶液(斐林试剂甲)、酒石酸钾钠的氢氧化钠溶液(斐林试剂乙)两种溶液组成。使用时将两种溶液等体积混合后,形成深蓝色透明溶液,即斐林试剂。斐林试剂的主要成分是深蓝色 Cu^{2+} 的配合物。

乙醛与斐林试剂共热,Cu^{2+} 被还原为砖红色的 Cu_2O 沉淀。

$$CH_3-CHO+2Cu^{2+}+5OH^- \xrightarrow{\triangle} CH_3-COOH+Cu_2O\downarrow+2H_2O$$

醛与斐林试剂反应的通式如下。

$$R-CHO+2Cu^{2+}+5OH^- \xrightarrow{\triangle} R-COOH+Cu_2O\downarrow+2H_2O$$

芳香醛不能与斐林试剂作用,可用此性质区别脂肪醛和芳香醛。酮不能被斐林试剂氧化,可用此性质区别脂肪醛和脂肪酮。

(二)与希夫试剂反应

品红是一种红色染料,在其水溶液中通入二氧化硫,红色褪去成为无色溶液,即为品红亚硫酸试剂,又称希夫试剂。醛与希夫试剂作用立即呈现紫红色,反应灵敏,酮不与希夫试剂反应。这是鉴别醛和酮的简便方法。

加入希夫试剂后,甲醛所显的颜色加硫酸后不消失,而其他醛所显的颜色加硫酸后褪去,故可用此法鉴别甲醛与其他醛。

第三节　重要的醛和酮

一、甲醛

甲醛($HCHO$)俗称蚁醛,是最简单的醛。甲醛是一种无色、有强烈刺激性气味的气体。医药上质量分数(ω_B)为 $35\% \sim 40\%$ 的甲醛水溶液称为福尔马林。此溶液沸点为 $19\,^{\circ}\!C$,故在室温时极易挥发,随着温度的上升挥发速度加快。质量分数为 2% 的甲醛溶液用于外科器械消毒,体积分数为 10% 的甲醛溶液用于保存动物标本和尸体。

甲醛溶液与氨水共同蒸发时,生成环六亚甲基四胺[$(CH_2)_6N_4$],药名乌洛托品。乌洛托品是具有吸湿性的白色晶体,在医学上可用作尿道消毒剂,这是因为它能在患者体内慢慢分解产生甲醛,由尿道排出时将细菌杀死。

甲醛易发生聚合反应,生成多聚甲醛固体。长期放置的福尔马林会产生混浊或白色沉淀——多聚甲醛。多聚甲醛加热到 $160 \sim 200\,^{\circ}\!C$ 时,能解聚重新生成甲醛。若在甲醛中加入少量甲醇,可防止甲醛聚合。

$$n(HCHO) \underset{\text{解聚}}{\overset{\text{聚合}}{\rightleftharpoons}} (HCHO)_n$$

甲醛具有凝固蛋白质的作用,可杀菌和防腐,因此常用作消毒剂和防腐剂。但同时甲醛对人体有一定的危害作用,主要表现为对黏膜和皮肤的刺激作用、致敏作用和致病作用。在现代家庭装修中,以甲醛为原料合成的黏合剂广泛用于装饰板中,如脲醛树脂胶、三聚氰胺胶和酚醛胶等都是以甲醛为原料合成的黏合剂,由于脲醛树脂在制胶过程中不可避免地残留一部分游离甲醛,甲醛在室内大量挥发,影响人体健康。

二、乙醛

乙醛（CH_3CHO）是一种无色、具有刺激性气味的液体，易挥发，沸点为 21 ℃，易溶于水和乙醇、乙醚等有机溶剂中。乙醛也容易发生聚合反应，生成三聚乙醛，工业上常以三聚乙醛的形式来保存乙醛。

在乙醛中通入氯气，氯原子取代乙醛分子中的 3 个 α-氢原子而生成三氯乙醛，三氯乙醛与水加成后得到水合三氯乙醛（$CCl_3—CHO \cdot H_2O$），其药名为水合氯醛。水合氯醛为白色固体，能溶于水，有刺激性臭味。在临床上它用于催眠和抗惊厥，多用于神经性失眠、伴有显著兴奋的精神病、破伤风痉挛、士的宁中毒等。水合氯醛不易引起蓄积中毒，但味道欠佳，且对胃有刺激性，不宜作为口服药，用灌肠法给药，药效较好。

三、苯甲醛

苯甲醛（图）是最简单的芳香醛，是无色、有苦杏仁味的液体，沸点为 179 ℃。它微溶于水，易溶于乙醇和乙醚等有机溶剂中。苯甲醛常以结合状态存在于桃、杏等水果的核仁中，又称苦杏仁精（油），是合成药物、香料、调味料等的原料。

四、丙酮

丙酮（图）是最简单的酮，是无色、易挥发、易燃的液体，沸点为 56.5 ℃。它能与水、乙醇、乙醚和氯仿等混溶，并能溶解树脂、油脂等有机化合物，是常用的有机溶剂。丙酮又是重要的工业原料，用于制备有机玻璃，合成树脂、氯仿、碘仿等。

丙酮是体内脂肪代谢的中间产物。正常情况下，血液中丙酮的浓度很低。糖尿病患者由于代谢障碍，体内常有过量的丙酮产生，使血液及尿液中的丙酮含量较高，体内过量的丙酮从尿液中排出或随呼吸呼出。临床上检查糖尿病患者的血液及尿液中的丙酮，可向其中滴加亚硝酰铁氰化钠[$Na_2Fe(CN)_5NO$]溶液和氢氧化钠溶液，如有丙酮存在，尿液即呈鲜红色，也可用碘仿反应来鉴别。

五、戊二醛

戊二醛（$OHCCH_2CH_2CH_2CHO$）纯品为无色或浅黄色油状液体，有微弱的醛气味，沸点为 187~189 ℃，易溶于水和醇。戊二醛水溶液呈酸性。

戊二醛在酸性条件下稳定，可长期储存，商业出售的戊二醛通常是质量分数为 2%、25%、50% 的酸性溶液。

戊二醛是近年使用较广泛的化学消毒剂，具有广谱高效杀菌作用、对金属腐蚀性小、受有机化合物影响小等特点。消毒用的戊二醛通常为 2% 的碱性溶液，酸性溶液在使用之前需活化（碱性化）。

笔记栏

六、樟脑

樟脑 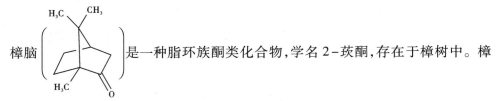 是一种脂环族酮类化合物,学名 2-莰酮,存在于樟树中。樟脑为无色、半透明固体,具有特殊的芳香气味,熔点为 176~177 ℃,在常温下即挥发。它不溶于水,能溶于有机溶剂和油脂中。

樟脑在医学上用途甚广,10% 的樟脑磺酸钠溶液能兴奋呼吸、血管运动中枢,同时能兴奋心肌,挽救垂危患者;100% 的樟脑乙醇溶液用于治疗冻疮和局部炎症。中成药清凉油、十滴水、消炎镇痛膏等均含有樟脑。樟脑也可用于驱虫防蛀。

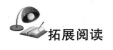拓展阅读

醛和酮在生物反应中的应用

在生物体中发生许多生物化学反应,其中醛和酮在生物化学中占有极其重要的作用。一部分维生素就是醛或酮,或者是他们的衍生物,例如,维生素 B_6 包含 3 种吡啶衍生物(吡哆醇、吡哆醛和吡哆胺)。

吡哆醇   磷酸吡哆醛   磷酸吡哆胺

吡哆醇在体内可以转化为吡哆醛和吡哆胺,后者经磷酸化生成磷酸吡哆醛和磷酸吡哆胺。磷酸吡哆醛是氨基酸转氨酶的辅酶,由于醛可以与氨的衍生物发生亲核加成反应,磷酸吡哆醛接受氨基成磷酸吡哆胺,通过这种反应及其互变传递氨;此外磷酸吡哆醛也是氨基酸脱羧酶、丝氨酸羟甲基转移酶的辅酶,所以,醛的性质在维生素 B_6 的氨基酸代谢中起着重要的作用。

人体内激素是一类调节代谢反应速度的有机化合物,其含量虽微而效力甚高,甾体激素是激素中的一种,它的基本结构即使含有甾族化合物的母核,大多数也是酮类或醛类,如黄体酮、睾酮等。

黄体酮(雌性激素)   睾酮(雄性激素)

人体的主要营养素之一——糖类,一般是多羟基醛或多羟基酮,由于分子内部本身具有羟基和醛基,因而可以通过分子内羰基和羟基加成,生成具有稳定的五元环或六元环半缩醛或半缩酮。如葡萄糖。

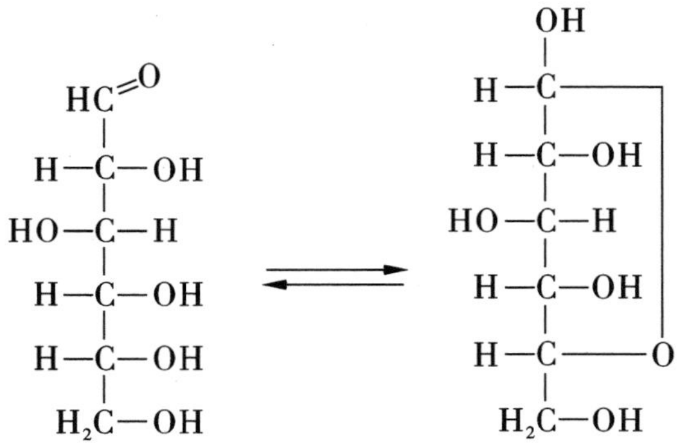

D-葡萄糖   葡萄糖

此外,羰基与羧基结合形成酮酸,酮酸在生物反应中起着极其重要的作用。

小　结

(一)醛和酮的分子结构比较
见表 12-2。

表 12-2　醛和酮的分子结构比较

项目	醛	酮	说明
定义	烃分子中的氢原子被醛基取代后生成的化合物(甲醛除外)	羰基两端连接两个烃基的化合物	
官能团	—CHO	(R)—CO—(R)	—CO—羰基
分类	脂肪醛、脂环醛、饱和醛、不饱和醛、芳香醛等	脂肪酮、脂环酮、饱和酮、不饱和酮、芳香酮等	

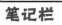

笔记栏

（二）醛、酮的化学性质比较

见表12-3。

表12-3　醛、酮的化学性质比较

项目			醛	酮	说明
主要化学性质	亲核加成反应	氢氰酸、亚硫酸氢钠、氨的衍生物	能反应	部分能进行	醛和甲基酮、少于8个碳的环酮能进行
		加醇	能反应	难进行	在干燥HCl条件下进行
	α-氢的反应	卤代反应	能反应	能反应	乙醛、甲基酮、具有 $CH_3-CH(OH)R(H)$ 结构的醇可以发生卤仿反应
		羟醛缩合反应	能反应	能反应	稀碱条件下，一分子醛（或酮）的α-氢加到另一分子醛（或酮）的羰基氧上，α-碳则加到羰基碳上，生成β-羟基醛
	还原反应	催化氢化	生成伯醇	生成仲醇	醛和酮的性质差别
	氧化反应	与托伦试剂反应	能进行	不能进行	现象：在试管上形成明亮的银镜反应
		与斐林试剂反应	脂肪醛能进行 芳香醛不能进行	不能进行	现象：出现砖红色沉淀
		与希夫试剂反应	能进行	不能进行	现象：显紫红色

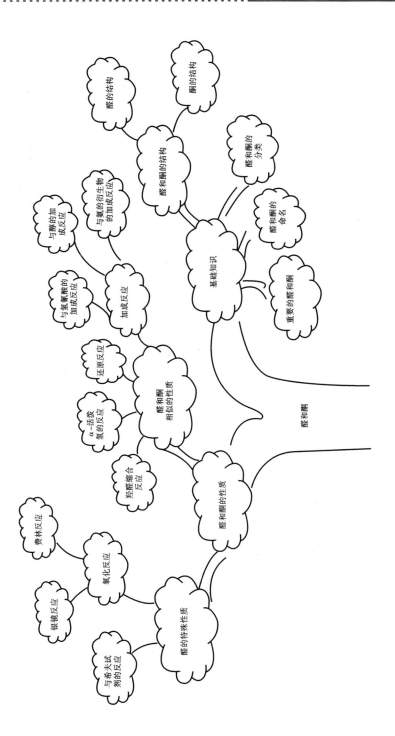

笔记栏

同步练习

一、命名下列化合物或写出它们的结构式

1.
$$H_3C-\overset{\overset{\displaystyle CH_3}{|}}{\underset{\underset{\displaystyle CH_3}{|}}{C}}-CH_2-CH_2-\overset{\overset{\displaystyle O}{||}}{C}-CH_3$$

2.
苯环—CHO，邻位—CH_3

3.
$$H_3C-\overset{\overset{\displaystyle CH_3}{|}}{\underset{\underset{\displaystyle CH_3}{|}}{C}}-CH=CH-CH_2\overset{\overset{\displaystyle O}{||}}{C}-H$$

4.
苯环—$\overset{\overset{\displaystyle O}{||}}{C}-CH_3$，邻位—$CH_3$

5. 间–羟基苯乙酮

6. 3–甲基–2–乙基戊醛

7. 4–氯–1–苯基–2–戊酮

8. 3,3–二甲基–2,4–戊二酮

9. 3–苯基–2–丁烯醛

二、完成下列反应

1. $CH_3COCH_3 + HCN \longrightarrow$

2. $CH_3CH_2CHO + CH_3CH_2-OH \xrightarrow{\text{干燥 HCl}}$

3. $CH_3CH_2CHO + Cu(OH)_2 \longrightarrow$

4. $CH_3CH_2OH + I_2 + NaOH \longrightarrow$

5. $CH_3CHO + CH_3CHO \longrightarrow$

6. $CH_3CH_2CHO + H_2N-OH \longrightarrow$

7. $CH_3CHO + H_2 \xrightarrow{Pt}$

8. $CH_3CH_2CHO + [Ag(NH_3)_2]OH \longrightarrow$

三、用化学方法鉴别下列各组有机化合物

1. 丙醇、丙醛、丙酮

2. 甲醛、乙醛、苯甲醛

3. 苯甲醇、苯乙酮、苯甲醛

4. 甲醇、乙醇、甘油

5. 3–戊酮、2–戊酮、环己酮

四、写出乙醛与下列各种试剂作用的化学反应式

1. 斐林试剂

2. HCN

3. $NaHSO_3$

4. H_2（Ni 催化剂）

5. 2,4–二硝基苯肼

6. 碘的氢氧化钠溶液

五、填空题

1. 乙醛和丙酮溶液中分别加入下列溶液，请填写下列表格。

试剂名称	反应物质	不反应物质	反应现象
托伦试剂			
斐林试剂			
希夫试剂			
亚硝酰铁氰化钠			

2. 福尔马林是指质量分数为____的_____；甲醛溶液常用于外科手术器械的消毒；三氯乙醛的分子结构简式为_____，它与水加成后得到_____，其药名为_____；苦杏仁精中含有_____。

3. 临床上检查糖尿病患者尿液中的丙酮，可向其中滴加_____和氢氧化钠溶液，若出现____色，表明有丙酮。戊二醛是新型的化学消毒剂，具有_____杀菌作用，它的结构简式为_____。

六、简答题

1. 醛和酮的官能团是什么？写出它们的结构通式。

2. 醛和酮在分子结构中有何不同？在化学性质上有何不同？

3. 下列哪些能发生碘仿反应？哪些能与 $NaHSO_3$ 加成？哪些既能发生碘仿反应，又能与 $NaHSO_3$ 加成？

(1)苯甲醛　(2)乙醛　(3)2-丁醇　(4)丁酮　(5)丙醛　(6)苯乙酮

第十三章

羧酸和取代羧酸

学习目标

- ◆掌握 羧酸的结构、分类、命名及理化性质。
- ◆熟悉 羟基酸和酮酸的结构、分类、命名及理化性质。
- ◆了解 重要的羧酸和取代羧酸在医学上的意义。
- ◆能力 强化学生结构决定性质的意识,可以根据羧酸的结构及甲酸的特殊结构鉴别甲酸及羧酸,培养学生观察、分析、解决问题的能力及逻辑推理能力。

有机酸分子中一般含有羧基(—COOH),从结构上又可分为羧酸和取代羧酸。自然界中,它们常以游离态、盐或酯的形式广泛存在于动植物体中。许多有机酸是生物代谢的重要物质,一些有机酸对某些疾病具有治疗作用。这类有机化合物对医药及生命科学具有重要意义。本章重点讨论羧酸和取代羧酸的结构特点、命名和主要化学性质。

第一节 羧 酸

羧酸可以看作烃基或氢原子与羧基相连的化合物。羧酸的官能团是羧基(—COOH)。一元羧酸的结构通式如下。

$$(Ar)R—\overset{\overset{O}{\|}}{C}—OH \text{ 或简写成}(Ar)R—COOH(甲酸除外)$$

一、羧酸的分类和命名

(一)羧酸的分类

根据羧酸分子中烃基的结构不同,羧酸可分为脂肪羧酸、脂环羧酸和芳香羧酸;按照烃基是否饱和,可分为饱和羧酸和不饱和羧酸;根据分子中所含羧基的数目不同,又可分为一元羧酸和多元羧酸。链状羧酸通常称为脂肪酸。

脂肪羧酸:　　　CH_3COOH　　　　　　　$HOOC—COOH$

乙酸(醋酸)　　　　　　　　　乙二酸(草酸)

$CH_2\!\!=\!\!CHCOOH$　　　　　　$HOOCCH\!\!=\!\!CHCOOH$

丙烯酸　　　　　　　　　　　丁烯二酸

脂环羧酸:

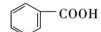　　　　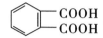

环己基甲酸　　　　　　1,2-环戊基二甲酸

芳香羧酸:

苯甲酸(安息香酸)　　　　邻苯二甲酸

(二)羧酸的命名

1. **羧酸常用俗称**　通常根据天然来源命名。如甲酸($HCOOH$)俗称蚁酸,乙二酸($HOOC—COOH$)俗称草酸,十六酸俗称软脂酸,十八酸俗称硬脂酸等。

2. **系统命名法**　与醛的命名相似,只是把"醛"字改成"酸"字。

(1)饱和脂肪酸的命名　选择包括羧基在内的最长碳链作为主链,按主链碳原子数称"某酸",从羧基碳原子开始编号,确定支链或其他取代基的位次。主链碳原子的编号也可以用希腊字母 $\alpha,\beta,\gamma,\cdots,\omega$ 等表示,与羧基直接相连的碳原子称 α-碳原子,其他碳原子依次称为 $\beta,\gamma,\cdots,\omega$ 等。

$$CH_3CH_2CH_2COOH \qquad H_3C\!-\!\underset{\underset{CH_3}{|}}{CH}\!-\!CH_2\!-\!COOH \qquad CH_3CH_2\underset{\underset{CH_3}{|}}{CH}\,\underset{\underset{CH_3}{|}}{CH}CH_2COOH$$

丁酸　　　　　3-甲基丁酸(β-甲基丁酸)　　　3,4-二甲基己酸(β,γ-二甲基己酸)

(2)不饱和脂肪酸的命名　选择包括羧基和不饱和键在内的最长碳链为主链,称为"某烯酸",注明双键的位置,当主链碳原子数大于10时,应在中文数字之后加一个"碳"字。

$$H_2C\!\!=\!\!CH\!-\!\underset{\underset{CH_2-CH_2-CH_3}{|}}{CH}\!-\!CH_2COOH$$

3-丙基-4-戊烯酸

$$H_3C\!-\!(CH_2)_4\!-\!CH\!\!=\!\!CH\!-\!CH_2\!-\!CH\!\!=\!\!CH\!-\!(CH_2)_7\!-\!COOH$$

9,12-十八碳二烯酸(亚油酸)

(3)脂环酸和芳香酸的命名　以脂肪酸为母体,将脂环烃基和芳香烃基作为取代基。

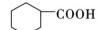　　　　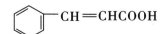　　　　　　$\langle\!\rangle\!\!-\!CH\!\!=\!\!CHCOOH$

环己基甲酸　　　3-环己基丙酸(β-环己基丙酸)　　3-苯基丙烯酸(β-苯基丙烯酸)

（4）二元羧酸的命名　选择包括两个羧基在内的最长碳链作为主链,按主链的碳原子数称为"某二酸"。

$$HOOCCH_2COOH \qquad HOOCCH_2CH_2COOH \qquad HOOCCH=CHCOOH$$

丙二酸　　　　　　丁二酸（琥珀酸）　　　　　丁烯二酸

$$HOOCCH_2CHCH_2CHCOOH$$
$$| \qquad\quad |$$
$$C_2H_5 \quad CH_3$$

2-甲基-4-乙基己二酸

二、羧酸的性质

（一）羧酸的物理性质

含有 1~3 个碳原子的饱和脂肪酸是具有强烈刺激性气味的液体,含 4~9 个碳原子的羧酸是带有不愉快气味的油状液体,含 10 个碳原子以上的羧酸为无味的蜡状固体,其挥发性很低,脂肪族二元羧酸和芳香族羧酸都是结晶固体。

低级脂肪酸易溶于水,随着相对分子质量的增加,羧酸在水中的溶解度逐渐减小,以至难溶或不溶于水,但可溶于有机溶剂。

羧酸的沸点高于相对分子质量相近的醇。例如,甲酸的沸点为 100.5 ℃,乙醇的沸点为 78.5 ℃。这是因为羧酸分子间能以 2 个氢键形成二缔合体,羧酸分子间的氢键比醇分子间的氢键更稳定,低级羧酸即使在气态也是以二缔合体的形式存在。

$$R-C\begin{array}{c}O\cdots H-O\\ \\ O-H\cdots O\end{array}C-R$$

饱和脂肪酸的熔点随着分子中碳原子数的增加呈锯齿形变化,含偶数碳原子的羧酸其熔点比其相邻的两个含奇数碳原子羧酸的熔点高。

（二）羧酸的化学性质

羧酸的化学性质主要表现在羧基的酸性、羧基的取代和脱羧反应等。其结构与性质关系表示如下。

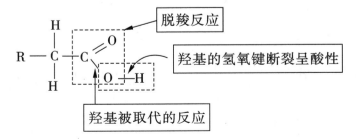

1. 羧酸的酸性　羧酸在水中即可解离出质子,而显酸性,其 pK_a 值一般为 4~5。

$$RCOOH \rightleftharpoons RCOO^- + H^+$$

羧酸的酸性强于碳酸($pK_a=6.35$),但比盐酸、硫酸等无机酸要弱得多。羧酸能与碳酸盐和碳酸氢盐反应,放出二氧化碳气体,此反应可用于羧酸与酚的鉴别。

$$2RCOOH+Na_2CO_3 \longrightarrow 2RCOONa+CO_2\uparrow+H_2O$$

$$RCOOH+NaHCO_3 \longrightarrow RCOONa+CO_2\uparrow+H_2O$$

羧酸、碳酸、酚和醇的酸性顺序:

$$RCOOH>H_2CO_3>C_6H_5OH>H_2O>C_2H_5OH$$

$$pK_a \quad 4.0\sim5.0 \quad 6.4 \quad 10.0 \quad 15.7 \quad 17.0$$

羧酸的钾盐、钠盐及铵盐易溶于水,故医药上常将一些水溶性差的含羧基药物制成羧酸盐,以增加其在水中的溶解度,便于临床使用。

羧酸的酸性强弱受与羧基直接或间接相连的原子或原子团的影响,具有吸电子诱导效应($-I$)的取代基使羧酸的酸性增强,具有给电子诱导效应($+I$)的取代基使羧酸的酸性减弱。从下列取代羧酸的 pK_a 可以看出这种影响。

$$HCOOH \quad CH_3COOH \quad ClCH_2COOH \quad Cl_2CHCOOH \quad Cl_3CCOOH$$

$$pK_a \quad 3.77 \quad 4.76 \quad 2.86 \quad 1.36 \quad 0.63$$

$$FCH_2COOH \quad ClCH_2COOH \quad BrCH_2COOH \quad ICH_2COOH$$

$$pK_a \quad 2.66 \quad 2.86 \quad 2.90 \quad 3.16$$

取代基的诱导效应随着距离的增加而迅速减弱,取代基距羧基越近影响越大。

$$\underset{\underset{Cl}{|}}{CH_3CH_2CHCOOH} \quad \underset{\underset{Cl}{|}}{CH_3CHCH_2COOH} \quad \underset{\underset{Cl}{|}}{CH_2CH_2CH_2COOH}$$

$$pK_a \quad 2.80 \quad 4.06 \quad 4.52$$

2.羧酸衍生物的生成　酰卤、酸酐、酯和酰胺是通常所指的4种羧酸衍生物。

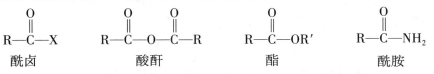

加成消除

上述4种羧酸衍生物可看作羧酸分子中羧基上的羟基被卤素原子(X)、酰氧基

$$(\underset{\underset{\overset{\|}{O}}{}}{O-C-R})、烃氧基(-OR)和(-NH_2)所取代生成的化合物。$$

羧酸分子中去掉羧基上的羟基后剩余的基团($RCO-$)称为酰基。

(1)酰卤的生成　羧酸分子中羧基上的羟基被卤素原子取代生成的化合物叫作酰卤。羧酸(除甲酸外)能与三卤化磷、五卤化磷或亚硫酰氯($SOCl_2$)反应,生成相应的酰卤。用 $SOCl_2$ 制备酰卤时,副产物都是气体,便于处理及提纯。

$$\underset{\underset{\overset{\|}{O}}{}}{R-C-OH} + PCl_3 \longrightarrow \underset{\underset{\overset{\|}{O}}{}}{R-C-Cl} + H_3PO_3$$

亚磷酸

$$\underset{\underset{\overset{\|}{O}}{}}{R-C-OH} + PCl_5 \longrightarrow \underset{\underset{\overset{\|}{O}}{}}{R-C-Cl} + POCl_3 + HCl\uparrow$$

三氯氧化磷

$$\underset{\underset{\overset{\|}{O}}{}}{R-C-OH} + SOCl_2 \longrightarrow \underset{\underset{\overset{\|}{O}}{}}{R-C-Cl} + SO_2\uparrow + HCl\uparrow$$

酰卤的命名:酰基的名称加上卤原子的名称。

$$CH_3-\overset{\overset{O}{\|}}{C}-Cl$$

乙酰氯

$$\text{苯}-\overset{\overset{O}{\|}}{C}-Cl$$

苯甲酰氯

（2）酸酐的生成　一元羧酸（除甲酸外）与脱水剂（如 P_2O_5）共热时，两分子羧酸可脱去一分子水，生成酸酐。

$$R-\overset{\overset{O}{\|}}{C}-\boxed{OH+H}O-\overset{\overset{O}{\|}}{C}-R\ \xrightarrow[\triangle]{P_2O_5}\ R-\overset{\overset{O}{\|}}{C}-O-\overset{\overset{O}{\|}}{C}-R+H_2O$$

酸酐

酸酐的命名：相应羧酸的名称后面加上"酐"字。

$$\begin{array}{c}CH_3-\overset{\overset{O}{\|}}{C}\\ \\ CH_3-\overset{\underset{\|}{O}}{C}\end{array}\!\!\!O$$

乙酸酐

$$\begin{array}{c}CH_2-\overset{\overset{O}{\|}}{C}\\ \;\;|\\ CH_2-\overset{\underset{\|}{O}}{C}\end{array}\!\!\!O$$

丁二酸酐（琥珀酸酐）

（3）酯的生成　酸与醇发生分子间脱水生成酯的反应称为酯化反应。

$$R-\overset{\overset{O}{\|}}{C}-\boxed{OH+H}O-R\ \underset{}{\overset{\text{浓}H_2SO_4}{\rightleftharpoons}}\ R-\overset{\overset{O}{\|}}{C}-O-R+H_2O$$

羧酸与醇的酯化反应是可逆的，而且反应速率很慢，需用酸作催化剂。

$$CH_3-\overset{\overset{O}{\|}}{C}-\boxed{OH+H}O-C_2H_5\ \underset{}{\overset{\text{浓}H_2SO_4}{\rightleftharpoons}}\ CH_3-\overset{\overset{O}{\|}}{C}-O-C_2H_5+H_2O$$

乙酸　　　　　　乙醇　　　　　　　　　乙酸乙酯

酯的命名：酸的名称加上醇的烃基名称（通常"基"可省略），最后加"酯"字，称为"某酸某酯"。

$$CH_3-\overset{\overset{O}{\|}}{C}-OCH_2CH_3$$

乙酸乙酯

$$CH_3-\overset{\overset{O}{\|}}{C}-OCH_3$$

乙酸甲酯

$$\text{苯}-\overset{\overset{O}{\|}}{C}-OCH_2CH_3$$

苯甲酸乙酯

（4）酰胺的生成　羧酸分子中羧基上的羟基被氨基（—NH_2）取代生成的化合物称为酰胺。在羧酸中通入氨气或加入碳酸铵得到羧酸的铵盐，铵盐加热后分子内失水即生成酰胺。

$$R-\overset{\overset{O}{\|}}{C}-OH \xrightarrow{NH_3} R-\overset{\overset{O}{\|}}{C}-ONH_4 \xrightarrow[\triangle]{-H_2O} R-\overset{\overset{O}{\|}}{C}-NH_2$$

羧酸　　　　　　　　　　羧酸铵　　　　　　　　　　酰胺

酰胺的命名:通常是酰基的名称后加胺。

$$CH_3-\overset{\overset{O}{\|}}{C}-NH_2$$

乙酰胺　　　　　　　　　　　　　　　　苯甲酰胺

3. 脱羧反应　羧酸分子脱去羧基放出 CO_2 的反应称为脱羧反应。

$$R-\overset{\overset{O}{\diagup}}{C}\diagdown_{O+H} \xrightarrow{\triangle} RH + CO_2 \uparrow$$

除甲酸外,一元羧酸通常较稳定,直接加热时难以脱羧,但在特殊条件下,可脱羧生成少一个碳原子的烃。

$$CH_3COONa+NaOH \xrightarrow[\triangle]{NaOH+CaO} CH_4 \uparrow +Na_2CO_3$$

生物体内发生的许多重要脱羧反应是在脱羧酶的催化下进行的。

4. 二元羧酸的特性　二元羧酸具有一元羧酸的所有化学通性,除此以外,对热不稳定,并且随着两个羧基间的距离不同,所发生的反应不同,生成的产物也不相同。

(1)乙二酸或丙二酸受热时,发生脱羧反应生成一元羧酸。

$$HOOC-COOH \xrightarrow{\triangle} HCOOH+CO_2 \uparrow$$

$$HOOCCH_2COOH \xrightarrow{\triangle} CH_3COOH+CO_2 \uparrow$$

(2)丁二酸、戊二酸及邻苯二甲酸等二元羧酸与脱水剂共热时,发生分子内失水反应生成环状酸酐。

$$\begin{matrix} CH_2COOH \\ | \\ CH_2COOH \end{matrix} \xrightarrow{\triangle} \begin{matrix} CH_2-\overset{\overset{O}{\|}}{C} \\ \diagdown O \\ CH_2-\overset{}{\underset{O}{\|}}{C} \end{matrix} +H_2O$$

三、重要的羧酸

1. 甲酸(HCOOH)　甲酸最初是从蚂蚁体内发现的,故俗称蚁酸。它是无色、有刺激性气味的液体,沸点为 100.5 ℃,易溶于水。甲酸的腐蚀性很强。

甲酸的结构比较特殊,分子中的羧基与氢原子相连,既具有羧基的结构又有醛基的结构。

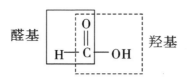

醛基 羟基

因而,甲酸既有羧酸的性质又有醛的某些性质。例如,甲酸具有较强的酸性,且其酸性强于其他羧酸;甲酸还具有还原性,能发生银镜反应或使高锰酸钾溶液褪色。

另外,甲酸与浓硫酸共热时,分解生成一氧化碳和水,实验室中常用此反应制备一氧化碳。

$$HCOOH \xrightarrow[\triangle]{浓 H_2SO_4} CO\uparrow + H_2O$$

2. 乙酸(CH_3COOH)　　乙酸是食醋的主要成分,俗称醋酸,为无色、有刺激性气味的液体,易溶于水,熔点为 16.6 ℃,沸点为 118 ℃,乙酸在 16.6 ℃以下能凝结成冰状固体,所以常将无水乙酸称为冰醋酸。

乙酸是人类最早使用的一种酸,是重要的化工原料,可以合成许多有机化合物,如醋酸纤维、乙酐、乙酸乙酯等。乙酸还广泛用作溶剂。医学上常用乙酸稀溶液作为消毒剂和防腐剂,利用其蒸气来对空气消毒,预防流感。

3. 乙二酸($HOOC—COOH$)　　乙二酸俗称草酸,是无色晶体,常以盐的形式存在于草本植物中。草酸的熔点为 189 ℃,加热到 150 ℃即可分解生成甲酸及二氧化碳。

$$HOOC—COOH \xrightarrow[\triangle]{150 ℃} HCOOH + CO_2\uparrow$$

草酸具有还原性,在分析化学中常用来标定高锰酸钾溶液的浓度。

草酸很容易与钙离子结合生成溶解度非常小的草酸钙[$Ca(COO)_2$],草酸钙不易消化和吸收。因此日常饮食中,应注意避免同时食用含这两种化合物的食物,如菠菜与豆腐。

4. 苯甲酸(C_6H_5COOH)　　苯甲酸俗称安息香酸,是最简单的芳香酸,为白色固体,熔点为 121.7 ℃,微溶于水,受热易升华。苯甲酸及其钠盐有抑菌、防腐作用,可作防腐剂,苯甲酸可作治疗癣病的外用药。

5. 丁二酸($HOOC—CH_2—CH_2—COOH$)　　丁二酸俗称琥珀酸,最初是由蒸馏琥珀而得到的,因而得名。琥珀是松脂的化石,含琥珀酸 8% 左右。丁二酸为无色结晶,熔点为 185~187 ℃,溶于水,微溶于乙醇、乙醚、丙酮等有机溶剂。丁二酸是体内糖代谢过程中的中间产物。丁二酸在临床上有抗痉挛、祛痰及利尿作用。医药工业中可用它生产磺胺类药物、维生素 A、维生素 B 等。

第二节　羟基酸和酮酸

羧酸分子中烃基上的氢原子被其他官能团取代的化合物称为取代羧酸。根据取代官能团的不同,可分为卤代酸、羟基酸、酮酸和氨基酸。取代羧酸分子中既含有羧基又含有其他官能团,具有羧基和其他官能团的一些典型性质,并且由于官能团之间的相互影响,使其还具有一些特殊的性质。它们在生物体内都十分重要。本节主要讨论羟基酸和酮酸。

一、羟基酸

(一)羟基酸的结构、分类和命名

羧酸分子中烃基上的氢原子被羟基取代后生成的化合物称为羟基酸。根据羟基所连的烃基不同,可分为醇酸和酚酸。醇酸中的羟基连接在脂肪烃基上,酚酸中的羟基连接在芳环上。

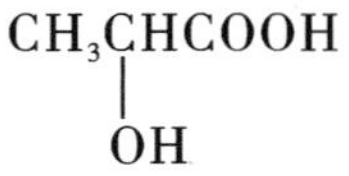

$$CH_3CHCOOH$$
$$|$$
$$OH$$

醇酸:2-羟基丙酸(乳酸)

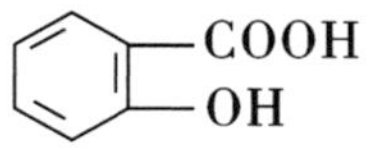

酚酸:邻羟基苯甲酸(水杨酸)

羟基酸的命名是以羧酸为母体,羟基作为取代基,羟基的位置用阿拉伯数字或希腊字母表示,酚酸还可用邻、间、对来表示羟基的位置。由于许多羟基酸源于天然产物,因此多用俗称。

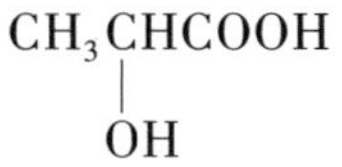

$$CH_3CHCOOH$$
$$|$$
$$OH$$

α-羟基丙酸(乳酸)

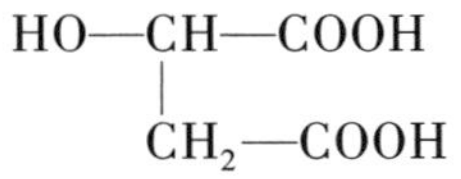

$$HO—CH—COOH$$
$$|$$
$$CH_2—COOH$$

羟基丁二酸(苹果酸)

$$HO—CH—COOH$$
$$|$$
$$HO—CH—COOH$$

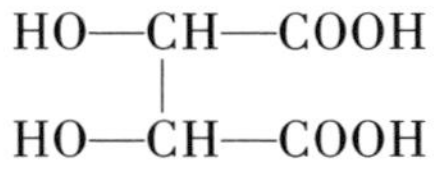

2,3-二羟基丁二酸(酒石酸)

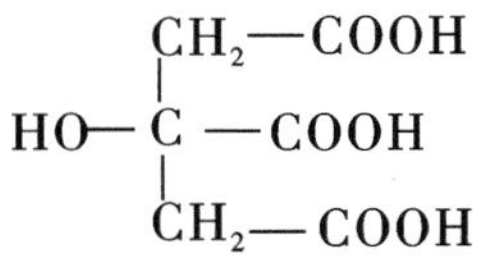

$$CH_2—COOH$$
$$|$$
$$HO—C—COOH$$
$$|$$
$$CH_2—COOH$$

3-羧基-3-羟基戊二酸(柠檬酸)

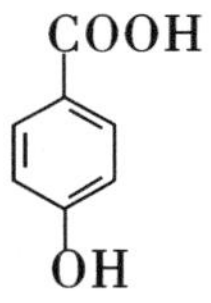

对羟基苯甲酸

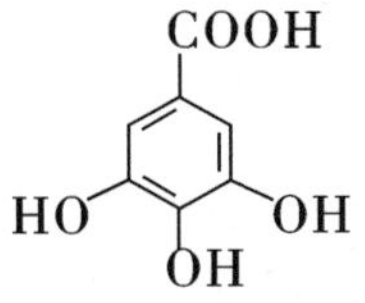

3,4,5-三羟基苯甲酸(没食子酸)

(二)羟基酸的性质

醇酸一般是黏稠的液体或晶体,易溶于水,其溶解度通常大于相应的脂肪酸,醇酸不易挥发,在常压下蒸馏时会发生分解。

酚酸大多为晶体,其熔点比相应的芳香酸高。有些酚酸易溶于水,如没食子酸;有的微溶于水,如水杨酸。

1. 酸性　在醇酸中,羟基是一个吸电子基,能增强羧基的酸性。羟基的位置也对酸性产生一定的影响。

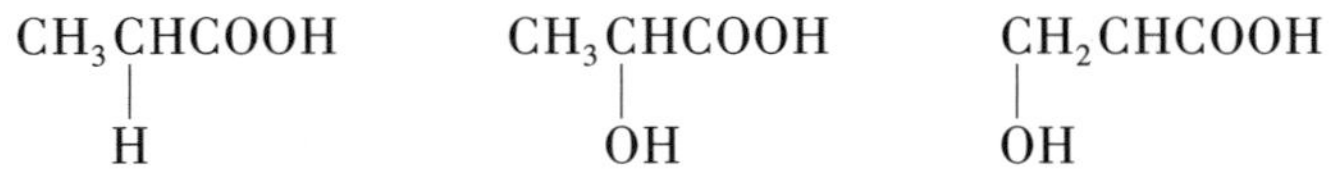

$$CH_3CHCOOH$$
$$|$$
$$H$$

$$CH_3CHCOOH$$
$$|$$
$$OH$$

$$CH_2CHCOOH$$
$$|$$
$$OH$$

pK_a 　　　4.78 　　　　3.86 　　　　4.51

在酚酸中,由于羟基与芳环存在 p-π 共轭效应,羟基向芳环供电子,使芳环电子云密度增加,羧基的酸性减弱,羟基在苯环上的位置对羧基的酸性也有一定的影响。

2. 氧化反应　羟基酸能与氧化剂反应,根据羟基所连的碳原子不同,反应产物不同。若羟基连接在伯碳原子上,氧化产物为二元酸;若羟基连接在仲碳原子上,氧化产物为酮酸。

$$CH_2CH_2COOH \xrightarrow{[O]} HOOCCH_2COOH$$

$$\underset{OH}{|}$$

β-羟基丙酸　　　　　　丙二酸

$$CH_3CHCH_2COOH \xrightarrow{[O]} CH_3CCH_2COOH$$

$$\underset{OH}{|} \qquad\qquad \underset{O}{\parallel}$$

β-羟基丁酸　　　　　β-丁酮酸

生物体在代谢过程中也产生羟基酸,它们在酶作用下发生脱氢氧化。例如,苹果酸是糖代谢的中间产物,在酶的催化下也可脱氢生成草酰乙酸。

$$HOOCCHCH_2COOH \xrightarrow[酶]{-2H} HOOCCCH_2COOH$$

$$\underset{OH}{|} \qquad\qquad \underset{O}{\parallel}$$

3. 脱水反应　醇酸受热易发生脱水反应,不同醇酸脱水反应情况不同。

(1)α-羟基酸受热时发生分子间的脱水反应,生成环状交酯。

$$R-CH-C-OH \quad HO \qquad\qquad\qquad\qquad R-CH \qquad CH-R + 2H_2O$$

(2)β-羟基酸受热时发生分子内脱水反应,羟基与 α-氢结合脱去一分子水生成 α,β-烯酸。

$$CH_3CHCH_2COOH \xrightarrow{\triangle} CH_3CH{=}CHCOOH + H_2O$$

$$\underset{OH}{|}$$

(3)γ-羟基酸及 δ-羟基酸受热时,发生分子内的酯化反应,生成五元或六元的环状内酯。

$$\begin{aligned} CH_2&-COOH \\ &| \\ CH_2&-CH_2-OH \end{aligned} \xrightarrow{\triangle} \quad + H_2O$$

γ-羟基丁酸　　　　　　　γ-丁内酯

$$\begin{aligned} CH_2&-COOH \\ CH_2& \qquad OH \\ CH_2&-CH_2 \end{aligned} \xrightarrow{\triangle} \quad + H_2O$$

δ-羟基戊酸　　　　　　　δ-戊内酯

二、酮酸

(一)酮酸的结构、分类和命名

分子中既含有羧基又含有羰基的化合物称为羰基酸,可分为醛酸和酮酸。酮酸常根据酮基的位置分为 α–酮酸、β–酮酸和 γ–酮酸。最简单的酮酸是丙酮酸。

$$CH_3-\overset{\overset{\displaystyle O}{\|}}{C}-COOH$$
丙酮酸

酮酸的命名是以羧酸为母体,选择包括羧基和酮基在内的最长碳链作为主链,称为"某酮酸",酮基的位置用阿拉伯数字或希腊字母标出。

$$CH_3-CH_2-\overset{\overset{\displaystyle O}{\|}}{C}-COOH \qquad CH_3-\overset{\overset{\displaystyle O}{\|}}{C}-CH_2-COOH$$
2–丁酮酸(α–丁酮酸)   3–丁酮酸(β–丁酮酸)

$$HOOCCH_2COCOOH \qquad HOOCCH_2CH_2COCOOH$$
α–酮丁二酸(草酰乙酸)   α–酮戊二酸

(二)酮酸的性质

酮酸具有羧酸的基本性质,如酸性、生成酯和酰卤等,其酸性强于相应的醇酸,更强于相应的羧酸。此外,酮酸分子中的酮基可以被还原而发生还原反应;受酮基的影响,酮酸易发生脱羧反应。

1. 还原反应　酮酸都能发生还原反应生成羟基酸。

$$CH_3-\overset{\overset{\displaystyle O}{\|}}{C}-COOH \xrightarrow{[H]} CH_3-\overset{\overset{\displaystyle OH}{|}}{CH}-COOH$$
丙酮酸   乳酸

$$CH_3\overset{\overset{\displaystyle O}{\|}}{C}CH_2COOH \xrightarrow{[H]} CH_3\overset{\overset{\displaystyle }{}}{CH}CH_2COOH$$
     $\overset{|}{OH}$
β–丁酮酸   β–羟基丁酸

2. 脱羧反应　α–酮酸与稀硫酸共热时发生脱羧反应,主要产物是醛;β–酮酸受热时发生脱羧反应,主要生成酮。

$$R-\overset{\overset{\displaystyle O}{\|}}{C}-COOH \xrightarrow[150\ ℃]{稀 H_2SO_4} RCHO+CO_2\uparrow$$

$$CH_3\overset{\overset{\displaystyle O}{\|}}{C}CH_2COOH \xrightarrow{\triangle} CH_3\overset{\overset{\displaystyle O}{\|}}{C}CH_3 +CO_2\uparrow$$

三、重要的羟基酸和酮酸

（一）乳酸 $\left(\begin{array}{c} CH_3CHCOOH \\ | \\ OH \end{array} \right)$

乳酸存在于酸牛奶中,也是肌肉中糖原的代谢产物。纯净的乳酸是无色或淡黄色黏稠液体,熔点为 18 ℃,有强吸水性,可溶于水、乙醇和乙醚。乳酸的用途极广泛,可用于空气消毒,其钙盐用作治疗佝偻病等缺钙症,其钠盐用作解除酸中毒的药物。

（二）β-羟基丁酸 $\left(\begin{array}{c} CH_3CHCH_2COOH \\ | \\ OH \end{array} \right)$

β-羟基丁酸是无色晶体,熔点为 49~50 ℃,吸湿性强,一般为黏稠状,易溶于水、乙醇和乙醚,不溶于苯。它是人体内脂肪酸代谢的中间产物,易氧化为乙酰乙酸。受热时脱水生成 α,β-丁烯酸。

（三）酒石酸 $\left(\begin{array}{c} HO—CH—COOH \\ | \\ HO—CH—COOH \end{array} \right)$

酒石酸的化学名称为 2,3-二羟基丁二酸,存在于各种水果中,葡萄中含量较多。从自然界得到的酒石酸是无色晶体,熔点为 170 ℃,易溶于水。酒石酸锑钾用于治疗血吸虫病,酒石酸钾钠用于配制斐林试剂。

（四）柠檬酸 $\left(\begin{array}{c} CH_2—COOH \\ | \\ HO—C—COOH \\ | \\ CH_2—COOH \end{array} \right)$

柠檬酸（枸橼酸）的化学名称为 3-羟基-3-羧基戊二酸,存在于柑橘类果实中。柠檬酸为无色透明晶体,熔点为 153 ℃,易溶于水、乙醇和乙醚。柠檬酸是糖代谢的中间产物,常用于配制饮料。其钠盐为抗血凝药,柠檬酸铁铵可用于治疗儿童缺铁性贫血。

（五）水杨酸 $\left(\begin{array}{c} \text{COOH} \\ \text{OH} \end{array} \right)$

水杨酸的化学名称为邻羟基苯甲酸,又称柳酸,主要存在于柳树或水杨树皮中。水杨酸为白色针状结晶,熔点为 159 ℃,微溶于水,易溶于乙醇和乙醚中,在 79 ℃时升华,加热易发生脱羧反应生成苯酚。水杨酸的钠盐有抑制结核分枝杆菌的作用。乙酰水杨酸商品名为阿司匹林,具有解热、镇痛、抗血栓形成及抗风湿作用,刺激性较水杨酸小,是内服解热镇痛药。

（六）丙酮酸（$CH_3COCOOH$）

丙酮酸是无色、具有刺激性臭味的液体,沸点为 167 ℃,能与水混溶,酸性强于丙酸及乳酸。它是人体糖代谢的重要中间产物,在酶的作用下,可还原为乳酸,也可以脱羧为乙醛。

（七）乙酰乙酸 $\left(\begin{array}{c} O \\ \parallel \\ CH_3—C—CH_2—COOH \end{array} \right)$

　　乙酰乙酸的化学名称为 β-丁酮酸,是无色黏稠液体,不稳定,容易脱羧生成丙酮,也能还原为 β-羟基丁酸。β-丁酮酸、β-羟基丁酸及丙酮三者合称为酮体,是脂肪酸在人体内不完全氧化的中间产物。正常情况下,人体血液中酮体的含量很少(0.8~5.0 mg/100 mL),每昼夜从尿中排出约40 mg酮体。饥饿、糖尿病等可使血液中酮体的含量增加,导致血液的 pH 值下降乃至引起酸中毒。

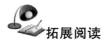拓展阅读

酮症酸中毒

　　酮体是肝中脂肪代谢的中间产物,它包括 β-丁酮酸、β-羟基丁酸和丙酮3种成分。正常情况下,机体产生少量酮体,随着血液运送到心、肾和骨骼肌等组织,作为能量来源被利用。因此,血液中酮体浓度很低,尿中也测不到酮体。当体内胰岛素不足或者体内缺乏糖分,如饥饿、禁食、严重的妊娠反应情况下,脂肪分解过多时,酮体浓度增高,一部分酮体可通过尿液排出体外,形成酮尿。当肝内酮体生成的量超过肝外组织的利用能力,血液中酮体浓度就会过高,导致酮血症和酮尿症。酮体中的 β-丁酮酸和 β-羟基丁酸都是取代羧酸,在血液中积蓄过多时,可使血液 pH 值降低而引起酸中毒,称为酮症酸中毒。

小　结

羧酸、羟基酸、酮酸的比较见表 13-1。

表 13-1　羧酸、羟基酸、酮酸的比较

项目	羧酸	羟基酸	酮酸
定义	烃分子中的氢原子被羧基取代后生成的化合物	羧酸分子中烃基上的氢原子被羟基取代后生成的化合物	羧酸分子中烃基上的两个氢原子被氧原子取代后生成含酮基的化合物
官能团	—COOH	—COOH、—OH	—COOH、—CO—
分类	脂肪酸、脂环酸、芳香酸	醇酸、酚酸	α-酮酸、β-酮酸、γ-酮酸
主要化学性质	酸性 生成羧酸衍生物: 酯、酰卤、酸酐、酰胺	酸性 氧化反应、脱水反应	酸性 还原反应、脱羧反应
重要化合物	甲酸、乙酸、乙二酸、苯甲酸	乳酸、β-羟丁酸、酒石酸、柠檬酸、水杨酸	丙酮酸、乙酰乙酸、草酰乙酸

笔记栏

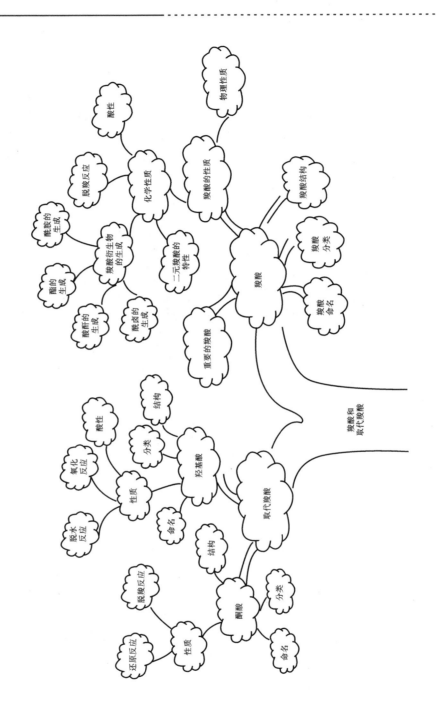

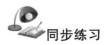同步练习

一、名词解释

1.脱羧反应　　2.羟基酸　　3.酮酸　　4.酮体　　5.酯化反应

二、选择题

1.羧酸具有酸性的主要原因是　　　　　　　　　　　　　　　　　（　　）

A. 羧基的斥电子效应（＋Ⅰ效应）　　　　B. 空间效应

C. p－π 共轭效应　　　　　　　　　　　D. 羧基的吸电子效应（－Ⅰ效应）

2. 下列化合物不属于羧酸衍生物的是　　　　　　　　　　　（　　）

A. $CH_3-\overset{O}{\overset{\|}{C}}-O-C_2H_5$

B.

C.

D.

3. 羧酸衍生物水解的共同产物是　　　　　　　　　　　　　（　　）

A. 羧酸　　　　　B. 醇　　　　　C. 氨气　　　　　D. 水

4. 下列化合物酸性最强的是　　　　　　　　　　　　　　　（　　）

A. 苯甲酸　　　　B. 苯酚　　　　C. 碳酸　　　　　D. 苯甲醇

5. 下列有机酸哪个酸性最强　　　　　　　　　　　　　　　（　　）

A. 丙酸　　　　　B. 乳酸　　　　C. 3－羟基丙酸　　D. 草酸

6. 下列化合物加热易脱羧生成酮的是　　　　　　　　　　　（　　）

A. $CH_3CH_2\underset{OH}{CHCOOH}$

B. $CH_3\overset{O}{\overset{\|}{C}}CH_2COOH$

C.

D. $HOOCCH_2COOH$

三、命名或写出结构式

1. 用系统命名法命名下列化合物

(1) $CH_3\underset{CH_3}{CHCH_2COOH}$

(2) $CH_3\underset{OH}{CHCH_2COOH}$

(3) $CH_3\overset{O}{\overset{\|}{C}}CH_2COOH$

(4) $HOOC\overset{O}{\overset{\|}{C}}CH_2CH_2COOH$

(5)

(6)

(7)

(8)

(9) $(CH_3CO)_2O$

(10) CH_3COCl

2. 写出下列化合物的结构式

(1) 草酸　　　(2) 乙酰水杨酸　　(3) 草酰乙酸　　(4) 丁烯二酸　　(5) 酒石酸

(6) 柠檬酸　　(7) 三氯醋酸　　(8) 丁二酸酐　　(9) 甲酸乙酯　　(10) 乙酰氯

四、完成下列反应式

1. 　　＋NaHCO₃ ⟶

2. $HOOC\underset{CH_3}{CHCOOH}$ $\xrightarrow{\triangle}$

3. 　　＋CH₃CH₂OH $\xrightarrow[\triangle]{H^+}$

4. $CH_3CHCH_2COOH \xrightarrow{[O]}$
        |
        OH

5. $CH_3CH_2CHCOOH \xrightarrow{\triangle}$
           |
           OH

6. $\begin{array}{l} CH_2-COOH \\ |\\ CH_2-CH_2-OH \end{array} \xrightarrow{\triangle}$

7. $CH_3CCH_2COOH \xrightarrow{[H]}$
       ‖
       O

8. $CH_3CCH_2COOH \xrightarrow{\triangle}$
       ‖
       O

9. $CH_3-\overset{\overset{\displaystyle O}{\|}}{C}-OH + SOCl_2 \longrightarrow$

第十四章

对映异构

学习目标

◆掌握 旋光度与比旋光度、分子的手性与旋光性的关系。

◆熟悉 旋光性、旋光度、手性碳原子、手性分子、对映异构现象等的概念。

◆了解 旋光仪的工作原理、费歇尔(Fischer)投影式、D/L 构型标记法和 R/S 构型标记法。

◆能力 运用旋光仪测定葡萄糖的旋光度,培养学生学以致用的能力和实验操作能力。

同分异构现象在有机化合物中十分普遍,它包括构造异构和立体异构两大类。

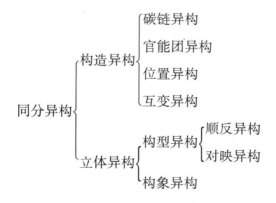

由分子的构造不同所引起的异构现象称为构造异构。由于构造相同的分子中的原子或官能团在空间的排列不同而产生的异构现象称为立体异构。对映异构又称旋光异构,是一种与物质的光学性质有关的立体异构现象。自然界中的许多物质都存在对映异构现象,尤其在生物体内,很多有重要生理活性的物质,如人体所需的糖类物质、组成人体蛋白质的氨基酸等。另外,某些结构复杂的药物也常有对映异构现象,这类药物中,由于药物分子结构的不同,只有部分有疗效,而另一部分没有疗效,甚至还有毒副作用,这些都是我们在药物研制、开发和应用中要特别注意的。

第一节　偏振光和旋光性

一、偏振光和旋光性的概念

(一)偏振光

光波是一种横波,其振动方向与传播方向垂直。普通光源所产生的光线可在垂直于其传播方向的各个平面上振动。

当一束单色光通过尼科耳(Nicol)棱镜时,由于尼科耳棱镜只允许在与其晶轴相平行的平面内振动的光线通过,因而通过尼科耳棱镜的光线,只在一个平面上振动,如图14-1所示,这种只在一个平面上振动的光线称为平面偏振光,简称偏振光(polarized light)。

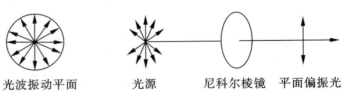

光波振动平面　　光源　　尼科尔棱镜　平面偏振光

图14-1　平面偏振光的形成

(二)旋光性

自然界中,有些物质能使偏振光的振动平面发生偏转,如乳酸及葡萄糖的溶液。物质能使偏振光的振动平面发生偏转的性质称为旋光性,该物质称为旋光性物质,不能使偏振光振动平面发生偏转的物质称为非旋光性物质。

当偏振光通过旋光性物质的溶液时,如图14-2所示,能使偏振光的振动平面向左旋转一定角度的物质称为左旋体,以"-"表示;能使偏振光的振动平面向右旋转一定角度的物质称为右旋体,以"+"表示。将同一物质的左旋体和右旋体等量混合,其旋光性相互抵消,该混合物称为外消旋体(racemic),以"±"表示。

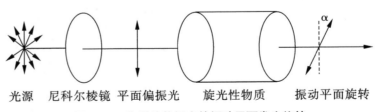

光源　尼科尔棱镜　平面偏振光　　旋光性物质　　振动平面旋转

图14-2　物质使偏振光的振动平面发生旋转

二、旋光度和比旋光度

如将两个尼科耳棱镜平行放置,并在两个棱镜之间放一种溶液,如图14-3所示,在第一个棱镜(起偏镜)前放置单色可见光源,在第二个棱镜(检偏镜)后进行观察,由于葡萄糖等是旋光性物质,使偏振光的振动平面向右或向左偏转一定的角度,要观察到最大亮度,必须把检偏镜向右或向左转动同一角度,这一角度就是旋光性物质使偏振光振动平面发生偏转的角度。旋光性物质的溶液使偏振光的振动平面旋转的角度,称为旋光度,以 α 表示。旋光度可以通过旋光仪测定。

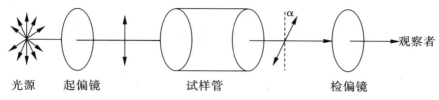

图 14-3　旋光度测定

物质的旋光性主要决定于物质的分子结构。物质旋光度的大小还受测定时溶液的浓度、液层的厚度(盛液管的长度)、所用光线(单色光)的波长、温度及溶剂等因素的影响。因此物质的旋光性通常用比旋光度[α]来表示。比旋光度是指一定温度下,光的波长一定时,待测物质的浓度为 1 g/mL,盛液管的长度为 1 dm 条件下测得的旋光度。比旋光度与测得的旋光度的关系如下。

$$[\alpha]_\lambda^t = \frac{\alpha}{l \cdot c}$$

上式中:λ 表示测定时所用单色光的波长,通常用 D 钠光光源($\lambda = 589$ nm);t 为测定时溶液的温度;c 表示溶液浓度(g/mL);l 为盛液管的长度(dm)。

通过旋光度的测定,可以计算出物质的比旋光度,从而鉴定未知的旋光性物质;对于已知比旋光度的旋光性物质,由此可以计算其待测溶液的浓度,从而推断其纯度。

第二节　对映异构现象

一、旋光性与分子结构的关系

(一)对映异构现象

人体中肌肉运动时产生的乳酸,其 $[\alpha]_D^{20}$ 为+3.82°(水);用左旋乳酸杆菌使牛乳发酵得的乳酸,$[\alpha]_D^{20}$ 为-3.82°(水)。两种乳酸的结构式相同,旋光度相同,但旋光方向相反,其他物理、化学性质都一样(表14-1)。

表 14-1　3 种乳酸性质的比较

乳酸	$[\alpha]_D^{20}$(水)	熔点(℃)	pK_a
(+)-乳酸	+3.82°	28	3.79
(-)-乳酸	-3.82°	28	3.79
(±)-乳酸	0	18	3.79

笔记栏

两种乳酸分子结构的球棒模型如图14-4所示。从模型可以看出,左旋乳酸与右旋乳酸的分子结构的关系如同实物与镜像的关系,二者相似而不能重合,如同人的左手与右手。像这种互呈实物与镜像关系,相似而不能重合的异构体称为对映异构体(enantiomers),简称对映体。这种立体异构现象称为对映异构现象(enantiomerism)。

镜面

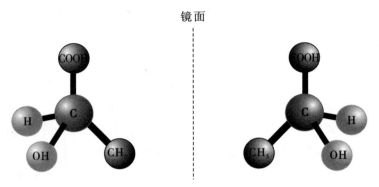

图14-4 (+)-乳酸及(-)-乳酸的球棒模型

(二)手性分子和手性碳原子

分子结构与其镜像之间的关系好比人的左手与右手的关系,相互不能重合,物质的这种分子与其镜像不能重合的性质称为手性,具有手性的分子称为手性分子。手性分子都有旋光性。能够与其镜像重合的分子,称为非手性分子,非手性分子没有旋光性。

分子是否具有手性是由其分子结构决定的。常见的手性分子一般含有手性碳原子。所谓手性碳原子,是指连有4个不同的原子或原子团的碳原子,常以"＊"标示。例如,乳酸分子中只有C_2是手性碳原子。

$$CH_3\overset{*}{C}HCOOH$$
$$|$$
$$OH$$

除上述乳酸外、甘油醛、2-羟基丁二酸等均只含有一个手性碳原子。

$$
\begin{array}{ccc}
\text{CHO} & & \text{COOH} \\
| & & | \\
\text{H} - \overset{*}{\text{C}} - \text{OH} & & \text{H} - \overset{*}{\text{C}} - \text{OH} \\
| & & | \\
\text{CH}_2\text{OH} & & \text{CH}_2\text{COOH} \\
\text{甘油醛} & & \text{2-羟基丁二酸}
\end{array}
$$

它们的分子与其镜像都不能重合,各有一对对映异构体。

甘油醛

2-羟基丁二酸

含一个手性碳原子的化合物分子必然是手性分子,其对映异构体具有旋光性。含多个手性碳原子的分子情况比较复杂(参见本章拓展阅读),在此不作介绍。

二、费歇尔投影式

对映异构体在结构上的区别仅在于基团在空间的排布方式不同,即构型不同。分子的构型常用模型、透视式和费歇尔投影式表示。目前普遍采用费歇尔投影式表示对映异构体的构型。费歇尔投影式的投影方法如下。

(1)把含手性碳原子的主链直立,编号最小的基团放在上端。

(2)用十字交叉点代表手性碳原子。

(3)手性碳原子的2个横键所连的原子或基团,表示伸向纸平面的前方,2个竖键所连的原子或基团伸向纸平面的后方。甘油醛的一对对映异构体的费歇尔投影式如下。

费歇尔投影式

镜面

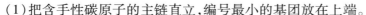

费歇尔投影式是以二维结构式来表示含手性碳原子的分子的三维结构。应用费歇尔投影式应注意:费歇尔投影式只能在纸平面上旋转90°的偶数倍;若旋转90°或其奇数倍,得到的便是其对映异构体的投影式。

三、D/L 构型标记法

在1951年以前,人们还不能测定分子的绝对构型(真正的构型),就将甘油醛作为其他旋光性物质构型的比较标准,并人为规定,在费歇尔投影式中,手性碳上的羟基排在横键右侧的为 D 构型,手性碳上的羟基排在横键左侧的为 L 构型,这样确定出来的构型称为相对构型。

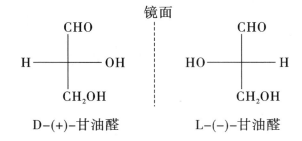

D−(+)−甘油醛　　　　L−(−)−甘油醛

直到 1951 年才有人证明 D−(+)−甘油醛的真正构型与原来人为假定的是一致的。这样各种旋光性物质的相对构型也都是绝对构型了。一些化合物如糖类及 α−氨基酸的构型常用 D/L 构型标记法表示。

四、R/S 构型标记法

R/S 构型标记法为绝对构型的标记。

1. 次序规则　次序规则指的是将原子或基团按先后次序排列的规则。

2. R/S 构型的确定　R/S 构型标记法分两步:第一步将与手性碳原子相连的 4 个原子或原子团根据次序规则排列,较优基团在前,如 a>b>c>d;第二步把最小的 d 放在离观察者最远的位置,其余 3 个基团指向观察者,朝着 d 的方向看去,如果 a→b→c 是按逆时针排列,则构型为 S(来自拉丁文 Sinister,左的意思);如果 a→b→c 是按顺时针排列,则构型为 R(来自拉丁文 Rectus,右的意思),如图 14-5 所示。

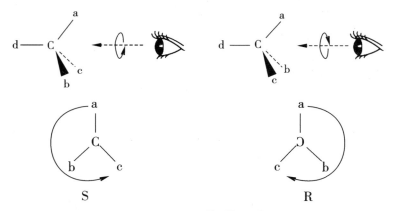

图 14-5　R/S 构型标记法

例 1:

根据次序规则:OH>COOH>CH₃>H。

笔记栏

OH → COOH → CH₃
为逆时针方向
S-型

OH → COOH → CH₃
为顺时针方向
R-型

例2：

Br → Cl → COOH
为顺时针方向

R-型

例3：

Cl → CH₂OH → CH₃
为逆时针方向

S-型

例4：

OH → CHO → CH₂OH
为顺时针方向

R-型

R/S 构型标记法也可直接应用于费歇尔投影式。

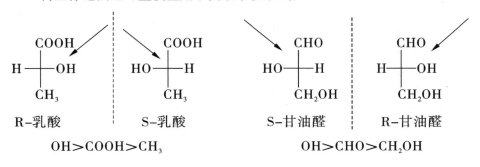

R-乳酸 | S-乳酸 | S-甘油醛 | R-甘油醛

OH＞COOH＞CH₃ | OH＞CHO＞CH₂OH

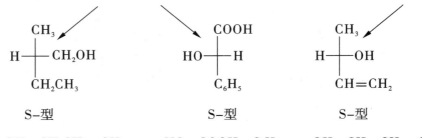

S-型　　　　　　　S-型　　　　　　　S-型

$CH_2OH>CH_2CH_3>CH_3$　　$HO>COOH>C_6H_5$　　$OH>CH=CH_2>CH_3$

对于费歇尔投影式,R/S 构型标记法的一个简单判别法如下。

若 d 在竖键上:

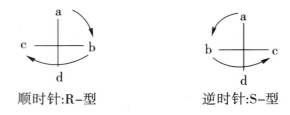

顺时针:R-型　　　　　　　逆时针:S-型

若 d 在横键上:

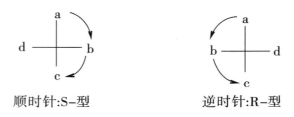

顺时针:S-型　　　　　　　逆时针:R-型

【想一想】
试画出乳酸的一对对映异构体的费歇尔投影式,并标出 D/L 构型和 R/S 构型。

应该注意的是,化合物的构型 R/S 或 D/L 和旋光方向（±）是没有必然联系的,因为旋光性是化合物的固有性质,而化合物的构型标记是人为的规定。但有一点是肯定的,对映异构体中一个化合物是左旋的,另一个必定是右旋的;一个构型为 R,另一个构型必定是 S。

五、光学活性物质在医学上的意义

生物体内存在许多手性化合物。例如,生物体中普遍存在的 α-氨基酸主要是 L-型,从天然产物中得到的单糖多为 D-型。大多数旋光异构体的生理活性是不同的。例如,作为血浆代用品的葡萄糖酐一定要用右旋糖酐,因为其左旋体会给患者带来较大的危害;右旋维生素 C 具有抗坏血病作用,而其对映异构体无效;左旋氯霉素是抗生素,右旋氯霉素几乎无抗菌作用。

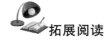

拓展阅读

含2个手性碳原子的分子

在有机化合物中,随着手性碳原子的增多,对映异构现象变得越来越复杂。

2-羟基-3-氯丁二酸的分子含2个不同手性碳原子。

$$HOOC\overset{*}{C}H\overset{*}{C}HCOOH$$
$$OHCl$$

它有2对对映体,分子结构的费歇尔投影式如下。

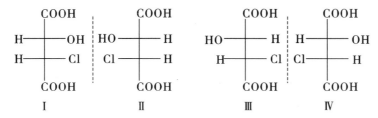

Ⅰ与Ⅱ是一对对映体,Ⅲ与Ⅳ是另一对对映体。Ⅰ(或Ⅱ)与Ⅲ(或Ⅳ)虽是具有旋光性的异构体,但并不是对映体,而是非对映异构体(非对映体)。非对映体之间不仅旋光性不同,理化性质也有一定的差异。

任何含2个不同的手性碳原子的分子都有4个立体异构体,即2对对映体。

酒石酸的分子含有2个相同的手性碳原子。

$$HOOC\overset{*}{C}H\overset{*}{C}HCOOH$$
$$OHOH$$

它有3种立体异构体,结构如下。

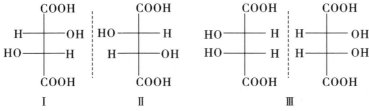

Ⅰ与Ⅱ是一对对映体,Ⅲ的两个结构式是等同的,Ⅲ虽然有2个手性碳原子,却不具旋光性。这个分子是对称的,它有一个对称面,即垂直于C_2—C_3键的平面。这种异构体称为内消旋体(用i-表示)。

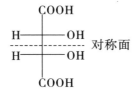

内消旋酒石酸与外消旋酒石酸虽然都不具有旋光性,但它们有本质上的不同。内消旋体是纯物质,不能拆分;外消旋体则是混合物,能拆分为左旋体及右旋体。内消旋体的性质与左旋体或右旋体也有差异。

小　结

1.几个重要的概念　①偏振光;②旋光性;③旋光度和比旋光度;④对映异构体;⑤手性分子;⑥手性碳原子。

2.旋光性与分子结构的关系。

3.费歇尔投影式。

4.D/L 构型标记法和 R/S 构型标记法。

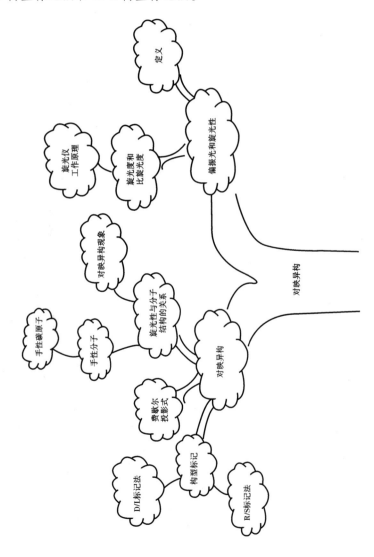

同步练习

一、名词解释

1. 对映异构现象　　2. 手性碳原子　　3. 内消旋体

4. 外消旋体　　　　5. 旋光性

二、选择题

1. 下列化合物不具有旋光性的是　　　　　　　　　　　　　　　　　　　　（　　　）

A. $CH_3CHCOOH$
　　　　|
　　　　Br

B. $CH_3CHCOOC_2H_5$
　　　　|
　　　　Cl

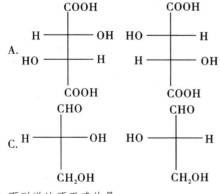
C. ⌬—CHCOOH
　　　　　|
　　　　　CH_3

D. CH_3CCH_3
　　　　‖
　　　　O

2. 有对映异构现象的化合物是　　　　　　　　　　　　　　　　　　　　　（　　　）

A. $HOOC—CH=CH—COOH$

B. CH_2CH_2COOH
　　　|
　　　OH

C. $CH_3COCOOH$

D. $HOOC—CH—CH_2COOH$
　　　　　|
　　　　　OH

3. 下列各对费歇尔投影式表示同一种物质的是　　　　　　　　　　　　　　（　　　）

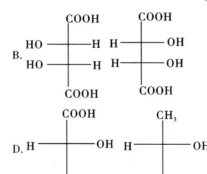

4. 下列说法不正确的是　　　　　　　　　　　　　　　　　　　　　　　　（　　　）

A. 分子中只含有一个手性碳原子的物质一定具有旋光性

B. 结构式相同的物质如果具有旋光性一定是对映异构体

C. 分子中含有两个手性碳原子的物质不一定具有旋光性

D. 内消旋体是同一种物质,外消旋体是两种异构体的混合物

第十五章

含氮有机化合物

学习目标

◆ 掌握　胺的碱性与成盐、酰化反应、与亚硝酸的反应等化学性质。

◆ 熟悉　一般胺类化合物的分类和命名;酰胺的命名和化学性质。

◆ 了解　尿素的结构和性质;一些重要含氮杂环化合物的分类、命名和性质;
生物碱的分类、命名和性质。

◆ 能力　注意本章知识与生理学、生物化学有关知识的联系,培养学生对所学
知识的融会贯通能力。

　　氮可以与碳形成碳氮共价键,通常将含有碳氮键的化合物称为含氮有机化合物。
它是一类重要的化合物,如构成蛋白质的氨基酸、组成核酸的嘧啶碱和嘌呤碱、含氮激
素等都具有重要的生理功能,与人体生命活动密切相关。本章重点介绍胺和酰胺的分
类、命名、主要化学性质及酰胺类、含氮杂环化合物的重要衍生物、生物碱在临床上的
应用。

第一节　胺

一、胺的分类和命名

(一)分类

　　胺可以看作氨分子(NH_3)中的氢原子被烃基取代的化合物,即氨的衍生物,其通
式如下。

$$R—NH_2 \qquad\qquad R—NH—R' \qquad\qquad R\underset{\underset{R''}{|}}{—N}—R'$$

　　R 代表脂肪烃基。连有两个以上 R 的胺,R 可以相同,也可以不相同,分别用 R、
R′、R″表示。

　　1. 根据胺分子中的氮原子连接烃基的种类不同分类　胺可以分为脂肪胺和芳香

胺。氮原子和脂肪烃基直接相连的属于脂肪胺;氮原子和苯环直接相连的属于芳香胺。

（1）脂肪胺

$$CH_3—NH_2 \qquad CH_3CH_2—NH—CH_3 \qquad \text{〇}—CH_2—NH_2$$

（2）芳香胺

$$\text{〇}—NH_2 \qquad \text{〇}—NH—CH_3 \qquad \text{〇}—N\begin{matrix}CH_3\\C_2H_5\end{matrix}$$

2.根据胺分子中与氮原子相连烃基数目的不同分类　胺可以分为伯胺、仲胺和叔胺。

（1）伯胺　伯胺是指只有一个烃基与氮原子相连的胺,通式为 R(芳香基用 Ar 表示)—NH_2,氨基(—NH_2)为官能团。

$$CH_3CH_2NH_2 \qquad \text{〇}—NH_2$$

乙胺　　　　　　　　苯胺

（2）仲胺　仲胺是指两个烃基与氮原子相连的胺,通式为 R(Ar)—NH—R′(Ar′),官能团为亚氨基(—NH—)。

$$CH_3—NH—CH_3 \qquad CH_3CH_2—NH—CH_3$$

二甲胺　　　　　　　甲乙胺

（3）叔胺　叔胺是指氮原子与 3 个烃基相连的胺,通式为 R(Ar)—N—R″(Ar″),官能团为次氨基(—N—)。
　　　　　　　|
　　　　R′(Ar′)

$$CH_3—\overset{\overset{\textstyle CH_3}{|}}{N}—CH_3 \qquad \text{〇}—N\begin{matrix}\text{〇}\\\text{〇}\end{matrix}$$

三甲胺　　　　　　　三苯胺

值得注意的是,伯胺、仲胺和叔胺的区分是依据氮上所连接的烃基数目,而不是烃基本身的结构。这一分类要与醇的伯、仲、叔分类方法相区别。

$$CH_3—\overset{\overset{\textstyle CH_3}{|}}{\underset{\underset{\textstyle CH_3}{|}}{C}}—NH_2 \qquad CH_3—\overset{\overset{\textstyle CH_3}{|}}{\underset{\underset{\textstyle CH_3}{|}}{C}}—OH$$

伯胺　　　　　　　　叔醇

3.伯胺根据分子中氨基数目的不同分类　伯胺可以分为一元胺和多元胺。

$$CH_3CH_2NH_2 \qquad H_2N—CH_2—CH_2—NH_2$$

乙胺　　　　　　　　乙二胺

（二）命名

（1）结构简单的脂肪胺的命名原则是以胺为母体,烃基作取代基,连在氮原子上的烃基名称写在"胺"字前面（通常"基"字可省略）,为"某胺"。

$$CH_3CH_2—NH_2$$
乙胺

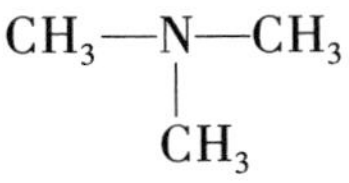

$$CH_3—N—CH_3$$
$$CH_3$$
三甲胺

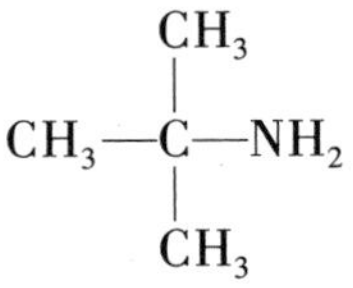

$$\begin{array}{c} CH_3 \\ CH_3—C—NH_2 \\ CH_3 \end{array}$$
叔丁胺

若氮原子上所连烃基相同,用中文"二、三"等数字表示相同的烃基数目;烃基不同时,则把简单烃基的名称放在前面,复杂的放在后面。

$$CH_3CH_2—NH—CH_2CH_3$$
二乙胺

$$CH_3CH_2NHCH_3$$
甲乙胺

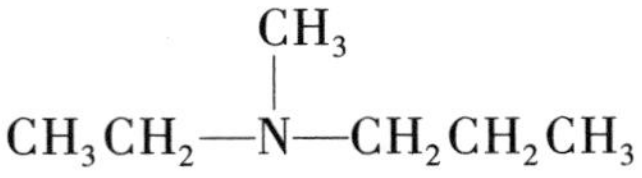

$$\begin{array}{c} CH_3 \\ CH_3CH_2—N—CH_2CH_2CH_3 \end{array}$$
甲乙丙胺

$$(CH_3CH_2)_3N$$
三乙胺

最简单的芳香胺是苯胺,若在其苯环上有取代基,在命名时以苯胺为母体,其他基团作取代基,并用邻、间、对表示相对位置。

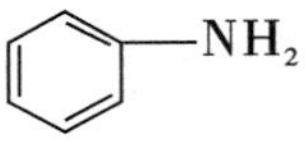

苯胺 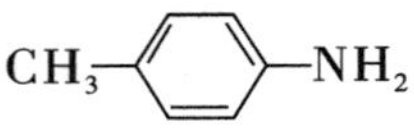　　对甲基苯胺 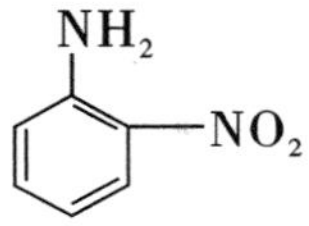　　邻硝基苯胺 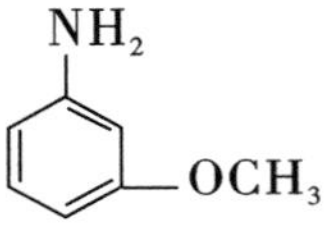　　间甲氧基苯胺

（2）对于氮原子上连有脂肪烃基的芳香仲胺和叔胺,常在脂肪烃基之前加上字母"N",以表示烃基连在氮原子上。

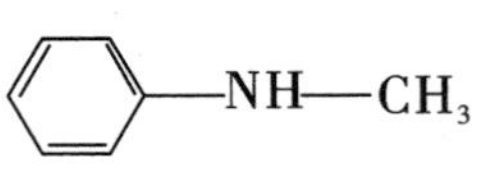

N-甲基苯胺 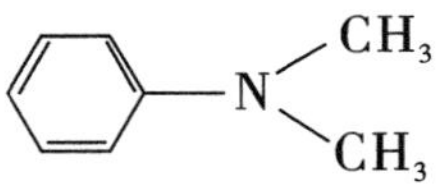　　N,N-二甲基苯胺 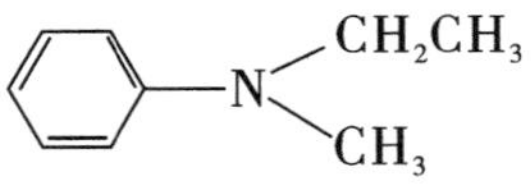　　N-甲基-N-乙基苯胺

（3）对于较复杂的胺,用系统命名法命名,以烃为母体,把氨基作为取代基。

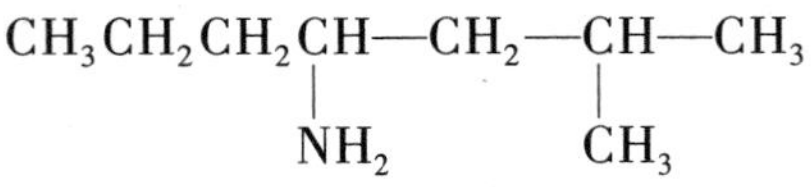

$$\begin{array}{c} CH_3CH_2CH_2CH—CH_2—CH—CH_3 \\ NH_2 CH_3 \end{array}$$
2-甲基-4-氨基庚烷

二、胺的化学性质

（一）碱性与成盐

胺分子的氮原子上有一对孤对电子,能接受质子（H^+）,因此胺具有碱性。当胺溶于水时,可与水中质子作用发生解离反应。

$$CH_3—NH_2 + H_2O \rightleftharpoons CH_3—NH_3^+ + OH^-$$

$$\text{⟨⟩}—NH_2 + H_2O \rightleftharpoons \text{⟨⟩}—NH_3^+ + OH^-$$

故胺的水溶液呈碱性。

胺的碱性强弱可以用碱度常数 K_b 或其负对数 pK_b 表示。pK_b 值越小,说明胺与质子结合能力越强,反映胺的碱性越强;反之,则说明碱性越弱。脂肪胺的碱性比氨强,芳香胺的碱性比氨弱。

脂肪胺、芳香胺和氨的碱性强弱顺序:脂肪仲胺>脂肪伯胺>脂肪叔胺>氨>芳香伯胺>芳香仲胺>芳香叔胺。

胺可以与无机酸成盐,用强碱又可以将其从盐中游离出来,这些性质可用于胺的分离、鉴别和提纯。

$$CH_3—NH_2 + HCl \longrightarrow CH_3—NH_3^+Cl^-（CH_3—NH_2·HCl）$$
氯化甲铵（或甲胺盐酸盐）

$$\text{⟨⟩}—NH_2 + HCl \longrightarrow \text{⟨⟩}—NH_3^+Cl^- \left(\text{⟨⟩}—NH_2·HCl\right)$$

$$\text{⟨⟩}—NH_3^+Cl^- + NaOH \longrightarrow \text{⟨⟩}—NH_2 + NaCl + H_2O$$

胺类成盐后溶解度增加。利用这一性质,常把含氨基的药物制成铵盐,以便于人体吸收。临床上使用的胺类药物局部麻醉药——普鲁卡因,就是以盐酸盐形式存在,这样既有利于增加药物的水溶度,又能增加稳定性。

$$Cl—\text{⟨⟩}—\overset{O}{\underset{\|}{C}}—OCH_2CH_2\overset{+}{\underset{H}{N}}\begin{matrix}C_2H_5\\ \\C_2H_5\end{matrix}\quad Cl^-$$

普鲁卡因盐酸盐

（二）酰化反应

伯胺和仲胺都能与酰卤 $\left[\begin{matrix}O\\ \|\\ R—C—X\end{matrix}（X=Cl、Br）\right]$ 或酸酐 $\left(\begin{matrix}O\quad\quad O\\ \|\quad\quad\|\\ R—C—O—C—R'\end{matrix}\right)$ 反

应。反应中,胺分子中氨基上的氢原子被酰基（$\overset{O}{\underset{\|}{—C}}—R$）取代生成酰胺,此反应称为酰化反应。提供酰基的试剂称为酰化剂,酰卤和酸酐是常见的酰化剂。酰卤是羧酸分子中羧基上的羟基被卤素原子取代的产物,酸酐是由两分子羧酸脱水后得到的。最常用的酰卤试剂是乙酰氯和苯甲酰氯,常用的酸酐试剂是乙酐。

$$CH_3-\overset{\overset{\displaystyle O}{\|}}{C}-Cl$$

乙酰氯

$$\overset{\overset{\displaystyle O}{\|}}{C}-Cl$$

苯甲酰氯

$$CH_3-\overset{\overset{\displaystyle O}{\|}}{C}-O-\overset{\overset{\displaystyle O}{\|}}{C}-CH_3$$

乙酐

$$\text{苯胺} -NH_2 + CH_3-\overset{\overset{\displaystyle O}{\|}}{C}-Cl \longrightarrow \text{乙酰苯胺} -NH-\overset{\overset{\displaystyle O}{\|}}{C}-CH_3 + HCl$$

苯胺　　　　　　　乙酰氯　　　　　　　　　乙酰苯胺

$$(CH_3)_2NH + CH_3-\overset{\overset{\displaystyle O}{\|}}{C}-O-\overset{\overset{\displaystyle O}{\|}}{C}-CH_3 \longrightarrow CH_3-\overset{\overset{\displaystyle O}{\|}}{C}-N(CH_3)_2 + CH_3COOH$$

二甲胺　　　　　　　乙酐　　　　　　　　N,N-二甲基乙酰胺

由于叔胺的氮原子上没有氢原子,故不发生酰化反应。

酰化反应是一类非常重要的化学反应,反应生成物酰胺是具有一定熔点的固体结晶,通常可以通过测定酰胺的熔点,与已知酰胺相比较,可以鉴定伯胺或仲胺的存在。酰胺在强酸或强碱的水溶液中加热易水解生成胺,因此,可用酰化反应来分离和提纯胺类。在有机合成中往往利用此反应保护芳环上的氨基,使之不易被氧化。此外,胺类物质的毒性较大,利用酰化反应将胺转化为酰胺,以降低毒性。

伯胺和仲胺还可与苯磺酰氯发生磺酰化反应,生成苯磺酰胺,此类反应称为兴斯堡(Hinsbery)反应。

$$RNH_2 + \boxed{}-SO_2Cl \longrightarrow \boxed{}-SO_2NHR\downarrow + HCl$$

(三)与亚硝酸反应

伯胺、仲胺和叔胺都能与亚硝酸反应,但所得产物类型各不相同。利用这一反应可以鉴别不同类型的胺。由于亚硝酸不稳定,反应中实际使用的是亚硝酸钠($NaNO_2$)和盐酸的混合物。

脂肪伯胺与亚硝酸作用,定量地释放出氮气。常用此反应来测定某一物质中氨基的含量。

$$R-NH_2 + HNO_2 \longrightarrow N_2\uparrow + ROH + H_2O$$

芳香伯胺在强酸性溶液及低温条件下,与亚硝酸作用,生成重氮盐。

$$\boxed{}-NH_2 + HNO_2 \xrightarrow{0\sim5\,℃} \boxed{}-N_2^+Cl^- + H_2O$$

脂肪仲胺和芳香仲胺与亚硝酸反应都生成 N-亚硝基胺。

$$CH_3-\underset{\underset{\displaystyle CH_3}{|}}{NH} + HO-N{=}O \longrightarrow CH_3-\underset{\underset{\displaystyle CH_3}{|}}{N}-N{=}O + H_2O$$

二甲胺　　亚硝酸　　　　　N-亚硝基二甲胺

N-亚硝基胺为黄色固体或黄色油状液体,遇稀盐酸加热可分解成原来的仲胺。现已证实 N-亚硝基胺是致癌物质。大多数罐装食品或经加工的腌制品中存在的防腐剂——亚硝酸钠,进入胃中与胃酸反应形成亚硝酸,在体内转化成致癌的 N-亚硝基胺,危害人体健康。维生素 C 能还原亚硝酸盐,可以阻止亚硝胺在体内的合成,因此多吃新鲜蔬菜和水果有防癌作用。

脂肪叔胺的氮原子上无氢原子,与亚硝酸作用生成水溶性亚硝酸盐。而芳香叔胺与亚硝酸作用,反应发生在苯环上,即在苯环的对位引入亚硝基(—NO)。

$$
\underset{\text{三甲胺}}{CH_3-\overset{\displaystyle CH_3}{\underset{\displaystyle CH_3}{N}}} + \underset{\text{亚硝酸}}{HO-N=O} \longrightarrow \underset{\text{亚硝酸三甲胺}}{\left(CH_3-\overset{\displaystyle CH_3}{\underset{\displaystyle CH_3}{\overset{+}{NH}}}\right) NO_2^-}
$$

$$
\underset{\text{N,N-二甲基胺}}{CH_3-N\text{—}\hexagon\text{} } + HO-N=O \longrightarrow \underset{\text{对亚硝基-N,N-二甲基胺}}{CH_3-N\text{—}\hexagon-NO}
$$

亚硝基化合物常有颜色。在酸性条件下,上述反应产物呈橘红色;若增大 pH 值变至碱性,即从橘红色转变成翠绿色。

三、重要的胺及其衍生物

(一)苯胺 $\left(\hexagon-NH_2\right)$

苯胺存在于煤焦油中,是油状液体,沸点为 184 ℃,微溶于水,易溶于有机溶剂。苯胺有毒,应避免接触皮肤或吸入其蒸气。新蒸馏的苯胺无色,长期存放后因苯胺易被氧化成醌类、偶氮化合物等而变黄色、红色或棕色,所以久置的苯胺应在锌粉存在下蒸馏后再使用。苯胺一般由硝基苯在铁和酸存在下还原制备,主要用于合成药物、染料、炸药等。

(二)乙二胺 ($H_2N-CH_2-CH_2-NH_2$)

乙二胺是无色透明黏稠性液体,沸点为 117 ℃,溶于水,微溶于乙醚,不溶于苯,有氨味,呈碱性,其 25% 水溶液的 pH 值是 12.8(25 ℃),具有扩张血管的作用。乙二胺的正盐可用于治疗动脉粥样硬化。

(三)季铵盐和季铵碱

季铵盐和季铵碱是一类很重要的化合物。

1. 季铵盐　季铵盐($R_4N^+X^-$)可以看作无机铵盐($NH_4^+X^-$)中 4 个氢原子都被烃基取代的产物。4 个烃基可以相同,也可以不同。其结构中的卤离子也可以是有机酸根。

命名季铵盐时,将负离子和烃基名称放在"铵"字之前。

$$\left(\begin{matrix} & CH_3 & \\ CH_3 - \overset{|}{\underset{|}{N}} - CH_3 \\ & CH_3 & \end{matrix} \right)^+ Cl^- \ 或 \ (CH_3)_4N^+Cl^-$$

氯化四甲铵

氯化四甲铵是结晶性固体,属于离子型化合物,具有盐的性质,是一种电解质。消毒剂苯扎溴铵(曾称新洁尔灭,学名溴化二甲基十二烷基苄铵)常用作消毒剂,有较强的杀菌和去垢能力,医学上常用于皮肤和外科器械的消毒。其结构如下。

$$\left(\begin{matrix} & CH_3 & \\ C_6H_5 - CH_2 - \overset{|}{\underset{|}{N}} - C_{12}H_{25} \\ & CH_3 & \end{matrix} \right)^+ Br^-$$

2. 季铵碱 季铵碱($R_4N^+OH^-$)可以看作季铵盐($NH_4^+X^-$)分子中的酸根离子被OH^-取代的产物。季铵碱是强碱,其碱性与氢氧化钠相近。季铵碱的命名与季铵盐相似。

$$(CH_3CH_2)_4N^+OH^- \qquad [\ HO - CH_2CH_2 - N(CH_3)_3\ ]^+OH^-$$

氢氧化四乙铵　　　　　　氢氧化三甲基-β-羟乙基铵(胆碱)

胆碱是存在于人体中的一种季铵碱,因最初从胆汁中发现,而且具有强碱性而得名。它广泛分布于生物体内,常以结合状态存在于各种细胞中,是体内卵磷脂的重要组成部分。

在生物系统中最重要的季铵碱是乙酰胆碱。胆碱中的羟基与乙酰基结合生成乙酰胆碱,是一种具有显著生理作用的神经传导介质。乙酰胆碱的结构如下。

$$(CH_3)_3\overset{+}{\underset{OH^-}{N}} CH_2CH_2O\overset{\overset{O}{\|}}{C}CH_3$$

乙酰胆碱

胆碱和乙酰胆碱都属于季铵碱类化合物。乙酰胆碱的存在能影响细胞膜的电效应,引起受体细胞内神经冲动的传递。除此之外,乙酰胆碱对摄食、饮水、体温、血压等调节中枢都有特定的作用。

乙酰胆碱在胆碱酯酶的催化下,又能水解生成胆碱和乙酸。

(四)肾上腺素和去甲肾上腺素

肾上腺素和去甲肾上腺素是肾上腺髓质所分泌的两种激素,它具有酚和胺的一般性质,日光、空气都会使它们氧化呈红色,直至棕色。因此宜避光、密闭保存于阴凉处。其结构如下。

肾上腺素　　　　　　　　　去甲肾上腺素

肾上腺素分子中有酚羟基和甲氨基,具有酸碱两性;具有邻苯二酚结构,遇光和空气易氧化变质。临床上使用的是盐酸肾上腺素注射液,用于心脏骤停和过敏性休克的抢救及治疗支气管哮喘等。

去甲肾上腺素为白色结晶性粉末,无臭,味苦,遇光和空气易氧化变质。临床上使用其重酒石酸盐,易溶于水,有收缩血管和升高血压等作用。

(五)2,6-二甲基苯胺

2,6-二甲基苯胺是合成局部麻醉药盐酸利多卡因和盐酸丁哌卡因的重要中间体。其结构如下。

第二节　酰　胺

一、酰胺的命名

酰胺可以看作氨或胺分子中氮原子上的氢原子被酰基取代后生成的化合物,或者看作羧酸羧基上的羟基被氨基(—NH$_2$)或烃氨基(—NHR,—NR$_2$)取代后的化合物,即酰胺是由酰基(R—C—,含O双键)与氨基(—NH$_2$)或烃氨基结合而成。

氮原子上没有取代基的简单酰胺,可以根据氨基所连的酰基名称命名为"某酰胺"。

甲酰胺　　　　　　乙酰胺　　　　　　苯甲酰胺

酰胺中氮原子上若连有取代基,命名有两种:一是根据酰基和烃基名称,把烃基名称放在酰基之后,称为"某酰某胺";二是在烃基名称前冠以"N-"来命名。

乙酰甲胺　　　乙酰苯胺　　　N,N-二甲基乙酰胺　N-甲基-N-苯基丙酰胺

二、酰胺的化学性质

（一）酸碱性

酰胺分子中的氮原子受羰基的影响，使其结合水中 H^+ 的能力减弱，其水溶液不显碱性，是近中性的化合物，不能使石蕊试纸变色。如果酰胺分子中的氮原子同时与两个酰基相连形成酰亚胺化合物，由于受两个酰基的影响，氮原子上的氢有明显的酸性，能与强碱生成盐。

$$\text{(邻苯二甲酰亚胺)} \text{N—H} + \text{NaOH} \xrightarrow{\text{乙醚}} \text{N}^-\text{—Na}^+ + \text{H}_2\text{O}$$

（二）水解反应

酰胺在酸、碱或酶的催化作用下，可以发生水解。在不同环境中水解产物有所不同。

$$R-\overset{O}{\underset{\|}{C}}-NH_2 + H_2O \begin{cases} \xrightarrow[\triangle]{HCl} & R-\overset{O}{\underset{\|}{C}}-OH + NH_4Cl \\ \xrightarrow[\triangle]{NaOH} & R-\overset{O}{\underset{\|}{C}}-ONa + NH_3\uparrow \\ \xrightarrow{\text{酶}} & R-\overset{O}{\underset{\|}{C}}-OH + NH_3\uparrow \end{cases}$$

许多含酰胺结构的药物在保存和使用时，应防止水解变质，如氨苄青霉素钠，配制成注射液后，需低温保存。

（三）与亚硝酸反应

酰胺与亚硝酸反应，氨基被羟基取代，生成相应的羧酸，同时放出氮气。

$$R-\overset{O}{\underset{\|}{C}}-NH_2 + HO-N=O \longrightarrow R-\overset{O}{\underset{\|}{C}}-OH + N_2\uparrow + H_2O$$

三、尿素

（一）结构

尿素可以看作碳酸分子中两个羟基分别被氨基取代后的化合物，是碳酸的二元酰胺，称为碳酰二胺，简称脲。

$$HO-\overset{O}{\underset{\|}{C}}-OH \qquad NH_2-\overset{O}{\underset{\|}{C}}-NH_2$$

碳酸 　　　　　　　　　尿素

尿素是人和哺乳动物体内蛋白质代谢的最终产物,存在于尿液中,故称尿素。成年人每日从尿中可排出约30 g尿素。尿素也可以人工合成。

(二)性质

尿素是白色结晶,熔点为133 ℃,无臭,味咸,易溶于水。其主要化学性质有以下几个方面。

1.弱碱性 尿素具有酰胺的结构,分子中含有两个氨基,与羰基共轭使氨基氮原子的电子云密度降低较少,所以显弱碱性。尿素能与草酸或硝酸生成难溶于水的化合物,利用这一性质可从尿液中分离尿素。

$$2H_2N-\overset{\overset{\displaystyle O}{\|}}{C}-NH_2 + H_2C_2O_4 \longrightarrow (H_2N-\overset{\overset{\displaystyle O}{\|}}{C}-NH_2)_2 \cdot H_2C_2O_4 \downarrow$$
草酸脲

2.水解反应 尿素与酰胺性质相似,在酸、碱或尿素酶的作用下发生水解反应,可生成氨和二氧化碳。

$$H_2N-\overset{\overset{\displaystyle O}{\|}}{C}-NH_2 + H_2O \begin{cases} \xrightarrow{HCl} CO_2\uparrow + NH_4Cl \\ \xrightarrow{NaOH} NH_3\uparrow + NaCO_3 \\ \xrightarrow{酶} NH_3\uparrow + CO_2\uparrow \end{cases}$$

尿素在土壤中逐渐水解成铵离子,为植物吸收,合成植物体内蛋白质。

3.与亚硝酸作用 尿素分子中有两个氨基,与亚硝酸作用,定量放出氮气,可根据氮气体积测定尿素含量。

$$H_2N-\overset{\overset{\displaystyle O}{\|}}{C}-NH_2 + HNO_2 \longrightarrow HO-\overset{\overset{\displaystyle O}{\|}}{C}-OH + N_2\uparrow + H_2O$$
$$\longrightarrow CO_2\uparrow + H_2O$$

4.缩合反应 将尿素加热超过其熔点(150~160 ℃)时,两分子尿素间失去一分子氨,生成缩二脲。

$$H_2N-\overset{\overset{\displaystyle O}{\|}}{C}+NH_2 + H-\overset{\overset{\displaystyle H}{|}}{N}-\overset{\overset{\displaystyle O}{\|}}{C}-NH_2 \xrightarrow{150\sim160\ ℃} H_2N-\overset{\overset{\displaystyle O}{\|}}{C}-\overset{\overset{\displaystyle H}{|}}{N}-\overset{\overset{\displaystyle O}{\|}}{C}-NH_2 + NH_3\uparrow$$
缩二脲

缩二脲是一种白色晶体,熔点为190 ℃,难溶于水,易溶于碱液中。在缩二脲的碱性溶液中加入少量稀硫酸铜溶液,呈现紫红色,这种颜色反应称为缩二脲反应。这个反应的重要用途是用来鉴定肽键($-\overset{\overset{\displaystyle O}{\|}}{C}-\overset{\overset{\displaystyle N}{|}}{}-$)。凡分子中含有两个或两个以上肽键的化合物,如多肽、蛋白质等,都能发生缩二脲反应。

【想一想】
胺和酰胺的性质有哪些相同和不同之处?

尿素是很重要的有机化合物,用途广泛。在农业上尿素用作高效氮肥,在工业上是合成塑料、药物的原料。尿素可以配成注射液用于治疗急性青光眼和脑外伤引起的脑水肿等疾病。尿素能软化皮肤角质,可以外用治疗皮肤皲裂。尿素还可以用作利尿脱水药。一些尿素的衍生物在医药上也有重要作用,如丙二酰脲和胍。

第三节　含氮杂环化合物

杂环化合物是数量最庞大的一类化合物,许多天然活性物质都是杂环化合物,它们在生命活动中起着非常重要的作用。例如,在生物体中起重要作用的酶,在细胞复制和物种遗传中起主要作用的核酸,植物进行光合作用所必需的叶绿素,动物体内输送氧气的血红蛋白中的血红素,都是重要的杂环化合物。另外,人体必需的各种维生素大都是杂环化合物。在各种天然和合成药物中,杂环化合物占有举足轻重的地位。杂环化合物通常指由碳原子和杂原子共同构成的具有芳香结构特征的环状化合物,其中最常见的杂原子为氧、硫、氮。本节重点介绍含氮杂环化合物。

一、杂环化合物的分类和命名

(一)分类

杂环化合物的结构较为复杂。有的杂环化合物是以单杂环存在,有的是由杂环和苯环,或杂环和杂环互相稠合。因此,杂环化合物大体可分为单杂环和稠杂环两大类。单杂环又根据成环原子数目分为五元杂环和六元杂环。

(二)命名

杂环化合物母核的命名有两种方法:一种是音译法,根据国际通用英文名称;另一种是系统命名法。目前我国统一采用音译法,即根据杂环化合物的英文名称音译,用同音汉字加"口"字旁命名,如呋喃(furan)、吡咯(pyrrole)、嘧啶(pyrimidine)、嘌呤(purine)。

当杂环上有取代基时,则以杂环为母体,将杂环的各个原子编号。除个别稠杂环外,只有一个杂原子的杂环,一般从杂原子开始按顺序用阿拉伯数字1、2、3或希腊字母 α、β、γ 等编号。

当环上有两个或两个以上相同的杂原子时,应从连有氢或取代基的杂原子开始编号,并使这些杂原子的位次最小。如含有几个不同的杂原子时,则按氧→硫→氮的顺序编号。

常见杂环化合物的结构和名称见表 15-1。

表 15-1　常见杂环化合物的结构和名称

分类	含一个杂原子			含多个杂原子	
五元单杂环	呋喃	噻吩	吡咯	咪唑	噻唑
六元单杂环		吡啶		嘧啶	
五元稠杂环		吲哚		嘌呤	
六元稠杂环	喹啉	异喹啉			

二、吡咯、吡啶的化学性质

(一) 酸碱性

从结构上看,吡咯属于仲胺,吡啶属于叔胺,它们均为碱,但实际上二者的酸碱性差异很大。

在吡咯环中,氮原子上的未共用电子对参加了环共轭体系,使氮原子上的电子云密度降低,吸引 H^+ 的能力大大减弱,所以吡咯的碱性极弱,比苯胺的碱性弱得多,只能缓慢地溶解在冷的稀酸中,浓酸能使环破裂,聚合成树脂状物质。吡咯氮原子上的氢表现出微弱的酸性,酸性弱于苯酚,只能与固体的氢氧化钾成盐,生成的盐遇水即分解。

$$\text{吡咯} + KOH(固) \underset{\triangle}{\rightleftharpoons} \text{吡咯钾} + H_2O$$

吡啶氮原子上的共用电子对没有参加环的共轭体系,可以接受质子,并且由于环上电子云向氮原子偏移,使吡啶碱性增强,能与之形成稳定的盐。

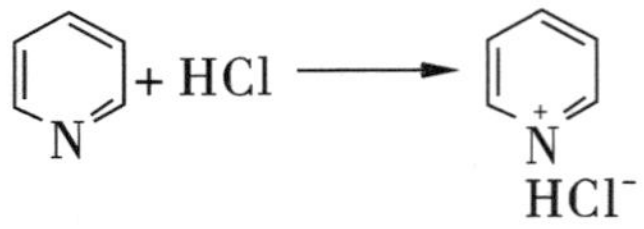

吡啶氮原子上的孤对电子接受质子的能力较弱,因此,吡啶的碱性虽然比吡咯、苯胺的强,但是仍弱于脂肪胺和氨。吡啶、吡咯、苯胺、氨和二甲胺的碱性顺序如下。

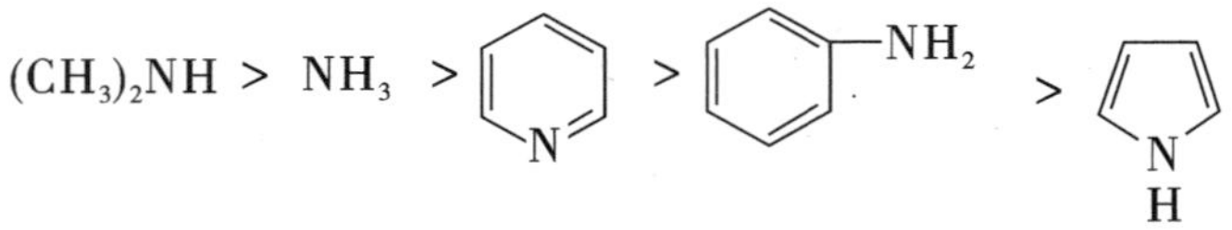

(二)亲电取代反应

芳杂环与一般芳香族化合物一样可以进行卤代、硝化、磺化等亲电取代反应。五元杂环属于富电子芳杂环,亲电取代反应比苯容易,且亲电取代反应一般发生在电子云密度较大的 α 位。其中吡咯进行亲电取代反应的活性最大,类似苯胺和苯酚;噻吩活性最小,但仍比苯的活性大。发生亲电取代反应的活性顺序:吡咯>呋喃>噻吩>苯。

六元杂环吡啶属于缺电子芳杂环,亲电取代反应活性比苯小,与硝基苯类似,且取代反应一般发生在 β 位。

1. 卤代

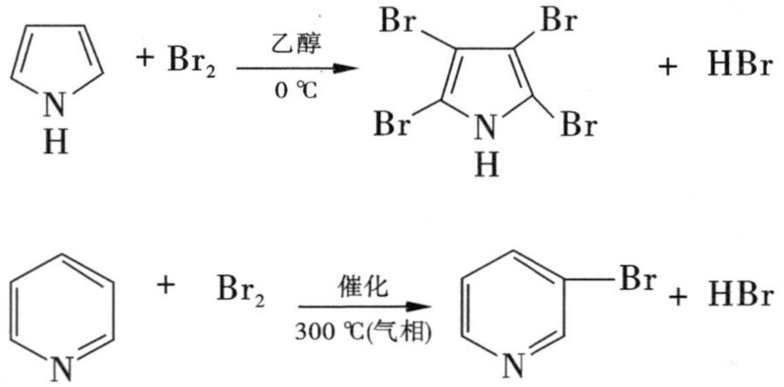

2. 硝化

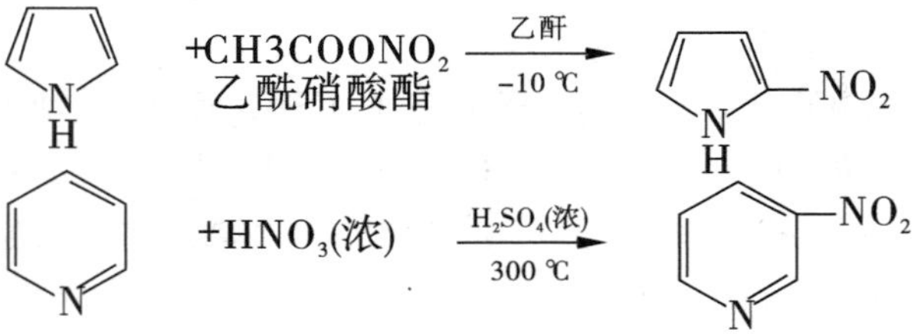

3. 磺化

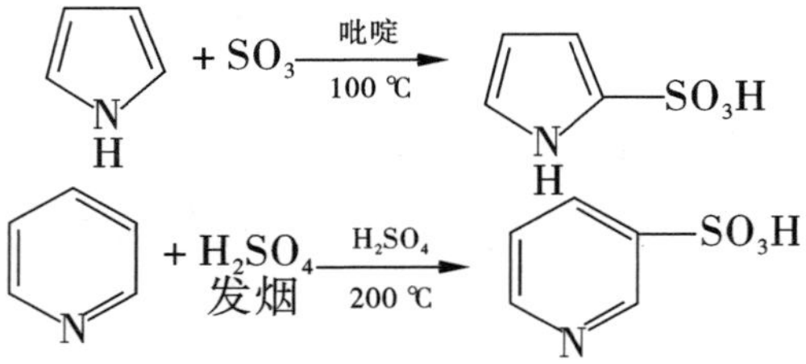

（三）氧化还原反应

五元杂环是富电子的芳杂环，容易与需要电子的氧化剂作用，从而导致环的破裂或发生聚合作用得到焦油状聚合物；尤其在酸性条件下，五元杂环更容易发生氧化。吡咯杂环甚至在空气中就能很快氧化变黑，其性质和苯胺相似。

六元杂环是缺电子的芳杂环，一般对氧化剂相当稳定。如吡啶环对氧化剂作用比苯稳定；吡啶环有侧链时，侧链可被氧化，类似甲苯的性质；吡啶环与苯环稠合在一起时，与酸性氧化剂作用，苯环能被氧化而吡啶环保留。

由于杂环的芳香性都不如苯强，因此无论是缺电子的或富电子的芳杂环一般都比苯容易发生催化加氢反应（还原反应），并且可以用还原剂在缓和条件下进行，可得部分加氢产物。

四氢吡咯和六氢吡啶都被看作饱和杂环化合物的代表，它们不再具有芳香性，而具有和相应脂肪族化合物相近的化学性质。如六氢吡啶具有脂肪族仲胺的性质，它的碱性（$K_b = 2 \times 10^{-3}$）与脂肪族仲胺相当。

三、重要的含氮杂环化合物及其衍生物

（一）嘧啶及其衍生物

嘧啶（）为白色固体，熔点为 22 ℃，易溶于水。它的衍生物在生命科学中占有重要的地位，如与遗传密切相关的核酸中的碱基就含有嘧啶结构，合成药物磺胺嘧啶及磺胺增效剂甲氧苄啶也含有嘧啶。

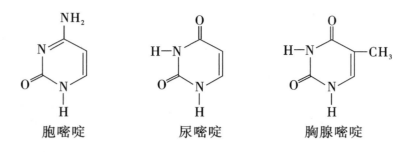

胞嘧啶　　　　　　尿嘧啶　　　　　　胸腺嘧啶

（二）嘌呤及其衍生物

嘌呤（　　　）是由嘧啶环和咪唑环稠合而成。嘌呤衍生物广泛存在于自然界中,如传递遗传信息的核酸中的碱基就含有嘌呤结构。

腺嘌呤　　　　　　　　　　　鸟嘌呤

尿酸是白色结晶,难溶于水,呈弱酸性,是哺乳动物体内嘌呤衍生物的代谢产物。人的尿液中仅含有少量,在嘌呤代谢发生障碍时,血液和尿液中尿酸增加,严重时形成尿结石;尿酸沉积在软骨及关节等处,严重者导致痛风。

第四节　生物碱

生物碱(alkaloid)是存在于生物体内的一类具有显著生理活性和碱性的含氮有机化合物。由于生物碱主要存在于植物中,故又称植物碱。

生物碱广泛地应用于医药中,它是植物有效成分中研究最多的一类,如麻黄中的麻黄碱用于平喘,罂粟中的吗啡用于镇痛等。到目前为止,已知结构的生物碱已达2 000多种,应用于临床的生物碱有100多种。

一、生物碱的分类和命名

生物碱的分类方法有多种,但以化学结构来分类较为常用。根据化学结构可将生物碱分为有机胺类、吡啶衍生物类、吡咯衍生物类等。

生物碱一般按其来源命名,例如,从麻黄中提取的生物碱称麻黄碱,从黄连中提取的生物碱称黄连素等。此外,也可以采用国际通用名称的音译,如烟碱又称尼古丁。

二、生物碱的性质

(一)性状

大多数生物碱是无色晶形固体,多数有一定结晶形状,只有少数生物碱是液体,如烟碱。大多数生物碱都具有苦味,少数生物碱具有其他味道,如甜菜碱为甜味。由于多数生物碱为手性分子,从而呈现光学活性,且左旋体常有很强的生物活性。如乌头中存在的左旋去甲乌头碱具有强心作用,但存在于其他植物中的右旋去甲乌头碱则无强心作用。又如左旋莨菪碱的扩瞳作用较右旋体强 100 倍等。也有少数生物碱右旋体的生理活性较左旋体强,如右旋古柯碱的局部麻醉作用强于左旋古柯碱。

(二)碱性及溶解性

生物碱分子中含有氮原子,多呈碱性,能和酸结合生成盐。生物碱分子结构不同,碱性强弱也不一样。多数游离生物碱极性较小,一般难溶或不溶于水,能溶于氯仿、乙醇、乙醚、苯等有机溶剂。生物碱的盐类大多易溶于水而不溶或难溶于有机溶剂,遇强碱可重新转变为游离的生物碱。

$$生物碱 \xrightleftharpoons[\text{OH}^-]{\text{H}^+} 生物碱盐$$

(难溶于水) (易溶于水)

临床上利用这一性质将生物碱药物制成易溶于水的盐使用,如盐酸吗啡。生物碱的溶解性对提取、分离和精制生物碱十分重要,即样品在酸性条件下用水提取;再调节至碱性条件下,用有机溶剂提取。

(三)沉淀反应

大多数生物碱遇碘化汞钾、苦味酸、鞣酸、磷钨酸($H_3PO_4 \cdot 12WO_3$)等生物碱沉淀剂作用而生成有色沉淀,如碘化汞钾试剂在酸性溶液中与生物碱反应生成白色或淡黄色沉淀,磷钨酸试剂在酸性溶液中与生物碱反应生成灰白色沉淀。利用沉淀反应可鉴定、分离和提纯生物碱。值得注意的是,植物中的蛋白质、肽、氨基酸等也会与一些沉淀试剂生成沉淀,所以提纯生物碱时必须排除这些杂质的干扰。

(四)颜色反应

生物碱可与某些试剂产生特殊的颜色。常用的生物碱显色剂有浓硫酸、浓硫酸-甲醛、浓硫酸-重铬酸钾、浓硫酸-浓硝酸等。如吗啡与甲醛的浓硫酸溶液作用呈紫色,可待因与甲醛的浓硫酸溶液作用呈蓝色,利用这些颜色反应可检验和鉴别某些生物碱。

三、几种常见的生物碱

(一)烟碱

烟碱又称尼古丁,含吡啶环和四氢吡咯环,是一种无色至淡黄色透明油状液体,是烟草中含氮生物碱的主要成分,在烟叶中的含量为 1%~3%。烟碱露置于空气中渐变

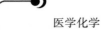

为棕色,味辛辣,易溶于水和乙醇等。它能通过口、鼻、支气管黏膜,很容易被人体吸收。烟碱毒性很强,少量能刺激中枢神经,升高血压;大量则抑制中枢神经,使心脏麻痹甚至死亡。

烟碱

(二)莨菪碱和阿托品

莨菪碱和阿托品等生物碱存在于颠茄、莨菪和洋金花等植物中,为白色晶体,味苦。莨菪碱为左旋体,在碱性或加热条件下易消旋,其外消旋体即为阿托品。

阿托品是人工合成的化合物,呈长柱状晶体,难溶于水,易溶于乙醇等有机溶剂。临床上常用硫酸阿托品作抗胆碱药,能抑制唾液、汗腺等多种腺体的分泌,并能扩张瞳孔;还用于治疗平滑肌痉挛及胃、十二指肠溃疡等;还是急性有机磷中毒的特效解毒药。

莨菪碱

(三)吗啡和可待因

罂粟是一种一年或两年生草本植物,其带籽的蒴果含有一种浆液,在空气中干燥后形成棕黑色黏性团块,这就是中药阿片,旧称鸦片。阿片中含有 20 种以上的生物碱,其中最重要的是吗啡(morphine)、可待因(codeine),二者在临床上应用较多。

吗啡   可待因

吗啡是阿片中最重要、含量最多的有效成分,含量约为 10%。它为白色针状结晶或结晶性粉末,熔点为 254~256 ℃,有苦味,遇光易变质,溶于水,略溶于乙醇。因分子结构中同时含有叔氮原子和酚羟基,故为两性化合物。吗啡常用其盐酸盐或硫酸盐,具有强大的止痛作用,其镇痛作用能持续 6 h,对各种疼痛都有镇痛效果。还能镇咳,但容易成瘾。临床上主要用于外科手术和外伤性剧痛、晚期癌症剧痛等的镇痛。本品连续使用 1 周以上可成瘾,需慎重。

　　可待因又称甲基吗啡,也是一种存在于鸦片中的生物碱,含量占 0.7% ~ 2.5%。它可从鸦片中提取,也可用化学方法由吗啡制造。它的结构中不具有酚羟基,故不显两性。临床应用的制剂一般是其磷酸盐,主要用作镇咳剂。其镇咳和镇痛作用均比吗啡弱,但比吗啡安全,成瘾倾向也较小。

　　海洛因(heroin)即二乙酰吗啡,为白色柱状结晶或结晶性粉末,难溶于水,易溶于氯仿、苯和热醇,光照或久置易变为淡棕黄色。海洛因不存在于自然界中,是毒性和作用比吗啡强得多的毒品,它的副作用远大于其医疗价值,吸食后极易成瘾,并难以戒断,严重者会造成死亡,严禁作为药用。海洛因被列为禁止制造和出售的毒品。

海洛因

(四)麻黄碱

　　麻黄碱是从麻黄中提取的生物碱,也可人工合成。麻黄是我国特产的一种中药,它的主要成分是生物碱,其中麻黄碱占 60% 以上,其次为伪麻黄碱。麻黄碱是无色晶体,味苦。麻黄碱属于仲胺,具碱性,能与酸成盐。临床上用的是它的盐酸盐。麻黄碱具有扩张支气管、平喘、止咳、发汗等作用;还可作中枢神经系统兴奋剂,服用麻黄碱后可以明显增加运动员的兴奋程度,属于国际奥林匹克委员会严格禁止的兴奋剂。

麻黄碱

(五)小檗碱(黄连素)

　　小檗碱是从黄连、黄柏和三棵针等植物中提取而得,也可人工合成。从乙醚中可析出黄色针状晶体,熔点为 145 ℃,溶于水,难溶于苯、乙醚和氯仿。味极苦,具有抗菌、消炎作用。临床上使用的是其盐酸盐,用于抗菌、消炎,治疗胃肠炎、眼结膜炎、化脓性中耳炎、细菌性痢疾等,对肺结核、猩红热、呼吸道感染也有一定疗效。

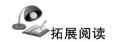

小檗碱

拓展阅读

什么是三聚氰胺

三聚氰胺(melamine)是一种三嗪类含氮杂环有机化合物,是重要的氮杂环有机化工原料。其主要用途有以下几方面。

1. 装饰面板 可制成防火、抗震、耐热的层压板,色泽鲜艳、坚固耐热的装饰板,飞机、船舶和家具的贴面板,防火、抗震、耐热的房屋装饰材料。

2. 涂料 用丁醇、甲醇醚化后,作为高级热固性涂料、固体粉末涂料的胶联剂,可制作金属涂料和车辆、电器用高档氨基树脂装饰漆。

3. 模塑粉 经混炼、造粒等工序可制成蜜胺塑料,无毒、抗污,潮湿时仍能保持良好的电气性能,可制成洁白、耐摔打的日用器皿、卫生洁具和仿瓷餐具,也可制成电器设备等高级绝缘材料。

4. 纸张 用乙醚醚化后可用作纸张处理剂,生产抗皱、抗缩、不腐烂的钞票和军用地图等高级纸。

三聚氰胺甲醛树脂与其他原料混配,还可以生产出织物整理剂、皮革鞣润剂、上光剂、抗水剂、橡胶黏合剂、助燃剂、高效水泥减水剂、钢材淡化剂等。

由于食品和饲料工业蛋白质含量测试方法的缺陷,三聚氰胺也常被不法商人用作食品添加剂,以提升食品检测中的蛋白质含量,因此三聚氰胺也被人称为"蛋白精"。蛋白质主要由氨基酸组成,其含氮量一般不超过30%,而三聚氰胺的分子式含氮量为66%左右。通用的蛋白质测试方法"凯氏定氮法"是通过测出含氮量来估算蛋白质含量,因此,添加三聚氰胺会使得食品的蛋白质测试含量偏高,从而使劣质食品通过食品检验机构的测试。

专家指出,三聚氰胺是一种化工原料,它可导致人体泌尿系统产生结石。国内有人曾做过一项动物毒理学实验,用三聚氰胺给小白鼠灌胃,结果发现死亡的小白鼠输尿管中有大量晶体蓄积,部分小白鼠的肾被膜有晶体覆盖;再连续用加有三聚氰胺的饲料喂养动物,进行亚慢性毒性实验,实验动物肾中可见淋巴细胞浸润,肾小管管腔中出现晶体,通过生化指标观测到实验动物血清尿素氮和肌酐逐渐升高。依据以往的动物毒理学实验和当前摄入三聚氰胺污染奶粉婴幼儿的临床表现,动物长期摄入三聚氰胺会造成生殖、泌尿系统的损害,以及膀胱结石、肾结石,并可进一步诱发膀胱癌。

小　结

1. 胺是指无机氨分子中的氢原子被烃基取代的产物,通式为 R—NH$_2$ 或 R—NH—R 及 (R)$_3$N。胺的化学性质有碱性与成盐、酰化反应、与亚硝酸反应。

2. 酰胺可以看作氨或胺分子中氮原子上的氢原子被酰基取代后生成的化合物,或者看作羧酸羧基上的羟基被氨基(—NH$_2$)或烃氨基(—NHR、—NR$_2$)取代后的化合物。酰胺的化学性质有酸碱性、水解反应、与亚硝酸反应。

3. 杂环化合物通常指由碳原子和杂原子共同构成的具有芳香结构特征的环状化合物,其中最常见的杂原子为氧、硫、氮。

吡咯和吡啶是重要的含氮杂环化合物,主要化学性质有酸碱性、亲电取代反应、氧化还原反应。

4. 生物碱是一类存在于生物体内具有明显生理活性的含氮碱性有机化合物,主要化学性质有碱性、沉淀反应及颜色反应。

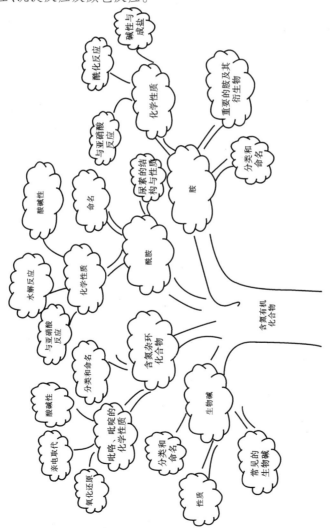

笔记栏

同步练习

一、填空题

1. 胺可以看作_____分子中的氢原子被_____取代后生成的化合物。根据分子中氢原子被_____取代的数目不同，将胺分为_____、_____、_____。

2. 在化合物的分子中引入_____的反应称为酰化反应。常用的酰化剂有_____和_____，能发生酰化反应的胺是_____和_____，不能发生酰化反应的胺是_____。

3. 尿素简称_____，具有_____性，能与强酸生成盐。将尿素加热并超过熔点时能发生缩合生成_____，在其碱性溶液中加入硫酸铜溶液，即呈现_____色，这一反应称为_____反应。

二、选择题

1. 下列化合物中碱性最强的是 （　　）

  A. 苯胺   B. 2,4-二硝基苯胺

  C. 对硝基苯胺   D. 对甲氧基苯胺

2. 下列物质中既可与 HCl 反应，又可与 KOH 溶液反应的是 （　　）

  A. CH_3COOH B. $CH_3CH_2CH_2NH_2$

  C. $CH_3\overset{\overset{\displaystyle O}{\|}}{C}CH_3$ D. $\underset{\underset{\displaystyle NH_2}{|}}{CH_2}-\underset{\underset{\displaystyle CH}{|}}{CH}-COOH$

3. 区别苯胺、N-甲基苯胺、N,N-二甲基苯胺，需用下列哪组试剂 （　　）

  A. Br_2—H_2O B. NaOH

  C. HCl   D. ⬡—SO_2Cl,NaOH

4. 下列化合物中酸性最强的是 （　　）

  A. 苯酚   B. 2,4-二硝基苯胺

  C. 对硝基苯胺   D. 对甲基苯胺

5. 脂肪胺中与亚硝酸反应能够放出氮气的是 （　　）

  A. 伯胺   B. 仲胺   C. 叔胺   D. 季铵盐

6. 将尿素加热至 150 ℃，冷却后溶于 NaOH 溶液，然后加 $CuSO_4$ 溶液，则会出现 （　　）

  A. 紫红色   B. 黄色   C. 沉淀   D. 气泡

7. 下列化合物是叔胺的是 （　　）

  A. $[(CH_3)_4N]^+$ B. CH_3—NH_2

  C. CH_3—NH—CH_3 D. CH_3—$\underset{\underset{\displaystyle CH_3}{|}}{N}$—$CH_3$

8. 下列物质中碱性最强的是 （　　）

  A. 吡啶   B. 吡咯

  C. 苯胺   D. 甲乙胺

三、命名或写出结构式

1. $(CH_3)_2NCH_2CH_3$ 2. 乙酰乙胺

3. N,N-二甲基苯胺   4. $CH_3CH_2\underset{\underset{\displaystyle ⬡}{|}}{CH}CH_2\underset{\underset{\displaystyle NH_2}{|}}{CH}CH_3$

四、将下列各组化合物按碱性强弱排序

1. 氨、甲胺、苯胺、二甲胺。

2. 苯胺、对甲氧基苯胺、乙胺、乙酰苯胺。

五、用化学方法区别下列各组化合物

1. 乙醇、乙醛、乙酸、乙胺。

2. 乙胺、乙酰胺。

六、完成下列方程式

1. ⬡—NHCH₂CH₃ + CH₃I ⟶

2. HOOC—⬡—NHCH₃ + CH₃COCl ⟶

3. $H_3C-\overset{\overset{O}{\|}}{C}-NH_2$ +H₂O $\xrightarrow[\triangle]{HCl}$

4. $CH_3-\overset{\overset{O}{\|}}{C}-NH_2$ + HO—N=O ⟶

第十六章

脂 类

学习目标

◆ 掌握　油脂的组成、结构和性质。

◆ 熟悉　卵磷脂、脑磷脂的组成和结构特点。

◆ 了解　甾族化合物和必需脂肪酸的概念。

◆ 能力　理解脂类知识，能应用于后续课程学习。

　　油脂和类脂总称为脂类，广泛存在于动植物体内，一般不溶于水而易溶于有机溶剂。脂类是维持动植物体正常生命活动不可缺少的物质，是动植物体的组成物质和储能物质。类脂虽然在组成和结构上与油脂有较多不同，但由于它们的某些物理性质与油脂类似，因而把它们称为类脂。重要的类脂有磷脂和甾族化合物。本章重点介绍油脂、磷脂和甾醇等化合物的组成、结构和性质。

第一节　油　脂

　　油脂是油和脂肪的总称，是高级脂肪酸与甘油生成的高级脂肪酸甘油酯。习惯上把常温下为液态的称为油，如花生油、豆油和葵花子油等；在常温下为固态或半固态的称为脂肪，如猪油和牛油等。油脂是动、植物体的重要组成成分，可以构成动物的脂肪组织，有保护脏器及防止体内热量散失的功能；油脂能提供必需脂肪酸，在动物体内氧化时能产生大量热能，还能溶解维生素 A、维生素 D、维生素 E、维生素 K 等许多生物活性物质，从而促进机体对这些物质的吸收和运输。

一、油脂的组成和结构

　　从动植物体取得的油脂是多种物质的混合物，其主要成分是高级脂肪酸甘油酯。油脂是由一分子甘油和三分子高级脂肪酸形成的酯，称为三酰甘油（又称为甘油三酯）。油脂的结构通式如下。

$$
\begin{array}{ccc}
\text{CH}_2\text{—OH} & \text{H—O—}\overset{\displaystyle O}{\underset{\displaystyle \|}{\text{C}}}\text{—R}_1 & \text{CH}_2\text{—O—}\overset{\displaystyle O}{\underset{\displaystyle \|}{\text{C}}}\text{—R}_1 \\
| & \overset{\displaystyle O}{\underset{\displaystyle \|}{}} & \xrightarrow{\text{酯化}} \quad | \\
\text{CH—OH} + & \text{H—O—}\overset{\displaystyle O}{\underset{\displaystyle \|}{\text{C}}}\text{—R}_2 & \text{CH—O—}\overset{\displaystyle O}{\underset{\displaystyle \|}{\text{C}}}\text{—R}_2 \quad + 3\text{H}_2\text{O} \\
| & \overset{\displaystyle O}{\underset{\displaystyle \|}{}} & | \\
\text{CH}_2\text{—OH} & \text{H—O—}\overset{\displaystyle O}{\underset{\displaystyle \|}{\text{C}}}\text{—R}_3 & \text{CH}_2\text{—O—}\overset{\displaystyle O}{\underset{\displaystyle \|}{\text{C}}}\text{—R}_3
\end{array}
$$

三酰甘油(油脂)

上式中：R_1、R_2、R_3 代表脂肪酸的烃基，它们可以相同也可以不同，如果 R_1、R_2、R_3 相同，称为单甘油酯，如果 R_1、R_2、R_3 不同，则称为混甘油酯，天然的油脂大都为混甘油酯。

甘油酯命名与酯类相同，一般将脂肪酸名称放在前面，甘油放在后面，命名为"某酸甘油酯"或"某酰甘油酯"，也可将甘油放在前，脂肪酸名称后置，命名为"甘油某酸酯"。混甘油酯在命名时，需要将各脂肪酸的位次用 1、2、3 或者 α、β、α′标在脂肪酸名称之前。

$$
\begin{array}{cc}
\text{CH}_2\text{—O—}\overset{O}{\overset{\|}{\text{C}}}\text{—(CH}_2)_{16}\text{CH}_3 & \alpha\text{CH}_2\text{—O—}\overset{O}{\overset{\|}{\text{C}}}\text{—(CH}_2)_{16}\text{CH}_3 \\
| & | \\
\text{CH—O—}\overset{O}{\overset{\|}{\text{C}}}\text{—(CH}_2)_{16}\text{CH}_3 & \beta\text{CH—O—}\overset{O}{\overset{\|}{\text{C}}}\text{—(CH}_2)_{14}\text{CH}_3 \\
| & | \\
\text{CH}_2\text{—O—}\overset{O}{\overset{\|}{\text{C}}}\text{—(CH}_2)_{16}\text{CH}_3 & \alpha'\text{CH}_2\text{—O—}\overset{O}{\overset{\|}{\text{C}}}\text{—(CH}_2)_7\text{CH}=\text{CH(CH}_2)_7\text{CH}_3
\end{array}
$$

三硬脂酸甘油酯　　　　　　α-硬脂酸-β-软脂酸-α′-油酸甘油酯

组成油脂的脂肪酸种类很多，绝大多数是含偶数碳原子的直链羧酸，其中以含 16 个和 18 个碳原子的高级脂肪酸最为常见。这些高级脂肪酸有的饱和也有的不饱和，因此，脂肪酸可分为饱和脂肪酸和不饱和脂肪酸。油脂中常见的高级脂肪酸见表 16-1。

表 16-1　油脂中常见的高级脂肪酸

类别	俗名	系统命名	结构式	分布	熔点（℃）
饱和脂肪酸	月桂酸	十二碳酸	$CH_3(CH_2)_{10}COOH$	椰子油	43.6
	豆蔻酸	十四碳酸	$CH_3(CH_2)_{12}COOH$	肉豆蔻酯	58.0
	软脂酸	十六碳酸	$CH_3(CH_2)_{14}COOH$	动、植物油脂	62.9
	硬脂酸	十八碳酸	$CH_3(CH_2)_{16}COOH$	动、植物油脂	69.9

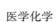
续表 16-1

类别	俗名	系统命名	结构式	分布	熔点（℃）
不饱和脂肪酸	油酸	△9-十八碳烯酸	$CH_3(CH_2)_7CH=CH(CH_2)_7COOH$	动、植物油脂	13
	亚油酸	△9,12-十八碳二烯酸	$CH_3(CH_2)_4CH=CHCH_2CH=CH(CH_2)_7COOH$	植物油	−5
	亚麻酸	△9,12,15-十八碳三烯酸	$CH_3(CH_2CH=CH)_3(CH_2)_7COOH$	亚麻子油	−11
	花生四烯酸	△5,8,11,14-二十碳四烯酸	$CH_3(CH_2)_4(CH=CHCH_2)_4(CH_2)_2COOH$	卵磷脂	−49.5

从表 16-1 中可以看出,脂肪酸的饱和程度对油脂的熔点影响很大。一般含不饱和高级脂肪酸的油脂熔点较低,且分子中双键越多,熔点越低。这是由脂肪酸的烃基部分不同所致:饱和高级脂肪酸的烃基呈现规则的锯齿排列,分子间紧密靠近、间距较小,能形成牢固紧密的结构;而不饱和高级脂肪酸的烃链中含有碳碳双键(C=C),且碳碳双键的构型绝大多数是 Z 型(顺式),这样在空间排布上就形成一定的弯曲,致使分子间不能紧密接触,分子间的吸引力较小,故熔点较低。这两种脂肪酸的碳链伸展形状如图 16-1 所示。

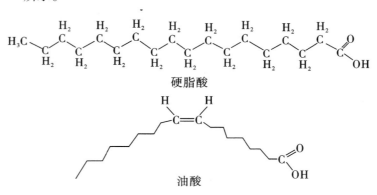

硬脂酸

油酸

图 16-1　两种脂肪酸的碳链伸展形状

组成油脂的饱和脂肪酸中,分布最广的是软脂酸,几乎存在于所有油脂中。其次是月桂酸、豆蔻酸和硬脂酸。

多数脂肪酸在体内都能够合成,花生四烯酸虽能自身合成,但量少。也有一些不饱和脂肪酸在体内不能合成,而它们又都是人体不可缺少的,必须由食物供给,因此将这些脂肪酸称为必需脂肪酸,例如,花生四烯酸是合成前列腺素的原料,而它只能从食物中获取,所以食物中必需脂肪酸含量越高,其营养价值也越高。

二十碳五烯酸（eicosapentaenoic acid，EPA）和二十二碳六烯酸（docosahexoenoic acid，DHA）是鱼油中富含的两种不饱和脂肪酸，是大脑必不可少的营养物质，对脑细胞的生长发育有着极其重要的作用。人脑中如缺少 DHA，就会影响脑功能，降低人的学习、思维、推理和判断能力，因而 EPA 和 DHA 被誉为"脑黄金"。虽然 EPA 和 DHA 还有降血脂、抗动脉粥样硬化、抗血栓等作用，但请在专业医师指导下使用。

二、油脂的性质

（一）物理性质

纯净的油脂是无色、无臭、无味的，天然油脂常因溶有脂溶性色素（如叶绿素和胡萝卜素）和其他杂质而带有一定的颜色和气味。油脂比水轻，难溶于水，易溶于乙醚、汽油、苯、丙酮、氯仿等有机溶剂。天然油脂是混合物，没有恒定的熔点和沸点。

不饱和脂肪酸的熔点比相同碳原子数的饱和脂肪酸低，所以不饱和脂肪酸含量较高的油脂在室温下呈液态，如棉籽油中不饱和脂肪酸含量为 75%；而牛油在常温下为固体，是因为牛油中饱和脂肪酸的含量高达 60%～70%。脂肪酸越不饱和，由它所组成的油脂的熔点越低。

（二）化学性质

油脂是高级脂肪酸甘油酯，因而具有酯的性质，可发生水解、醇解等反应；构成油脂的脂肪酸含有或多或少的碳碳双键，又可发生加成、氧化、聚合等反应。

1. 水解反应　油脂在酸、碱或酶的催化下发生水解反应，生成高级脂肪酸和甘油。一分子油脂完全水解可生成一分子甘油和三分子脂肪酸，反应式如下。

$$
\begin{array}{l}
CH_2-O-\overset{\displaystyle O}{\overset{\|}{C}}-R_1 \\
CH-O-\overset{\displaystyle O}{\overset{\|}{C}}-R_2 \\
CH_2-O-\overset{\displaystyle O}{\overset{\|}{C}}-R_3
\end{array}
+3H_2O \underset{}{\overset{H^+}{\rightleftharpoons}}
\begin{array}{l}
CH_2-OH \\
CH-OH \\
CH_2-OH
\end{array}
\begin{array}{l}
R_1COOH \\
+R_2COOH \\
R_3COOH
\end{array}
$$

油脂在酸性条件下的水解反应是可逆的，而在碱性条件下，油脂可以彻底水解，生成高级脂肪酸盐和甘油，反应是不可逆的。反应式如下。

$$
\begin{array}{l}
CH_2-O-\overset{\displaystyle O}{\overset{\|}{C}}-R_1 \\
CH-O-\overset{\displaystyle O}{\overset{\|}{C}}-R_2 \\
CH_2-O-\overset{\displaystyle O}{\overset{\|}{C}}-R_3
\end{array}
+3NaOH \overset{\triangle}{\longrightarrow}
\begin{array}{l}
CH_2-OH \\
CH-OH \\
CH_2-OH
\end{array}
\begin{array}{l}
R_1COONa \\
+R_2COONa \\
R_3COONa
\end{array}
$$

高级脂肪酸盐（钠盐或钾盐）通常叫作肥皂，因此把油脂在碱性条件下的水解反应称为皂化反应。高级脂肪酸钠盐组成的肥皂称为钠肥皂，即常用的普通肥皂；在钠肥皂中加入香料即为香皂，加入甲酚便为药皂。高级脂肪酸钾盐组成的肥皂称为钾肥皂，由于质软又称为软皂。软皂对皮肤、黏膜等的刺激性较小，多用于高档洗涤用品

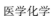

（如洗发水）中，医学上常用于清洗皮肤，"来苏儿"就是用甲酚及软皂制成的。

1 g 油脂完全皂化所需氢氧化钾的毫克数称为皂化值。各种油脂都有一定的皂化值，根据皂化值的大小，可以计算油脂的平均分子质量。皂化值越大，油脂的平均分子质量越小。皂化值还可用来检验油脂的纯度，皂化值偏低，是由于油脂中含有一定量不能被皂化的杂质。

2. 加成反应　含有不饱和脂肪酸的油脂，分子中含有碳碳双键，因此可以和氢、卤素等发生加成反应。

（1）加氢　在催化剂（Ni、Pt、Pd）作用下加氢，含不饱和脂肪酸的油脂转化为含饱和脂肪酸的油脂。反应式如下。

$$
\begin{array}{l}
CH_2-O-\overset{\displaystyle O}{\overset{\|}{C}}-(CH_2)_7CH=CH(CH_2)_7CH_3 \\
CH-O-\overset{\displaystyle O}{\overset{\|}{C}}-(CH_2)_7CH=CH(CH_2)_7CH_3 \\
CH_2-O-\overset{\displaystyle O}{\overset{\|}{C}}-(CH_2)_7CH=CH(CH_2)_7CH_3
\end{array}
\ +3H_2 \underset{\triangle}{\overset{Ni}{\rightleftharpoons}}
\begin{array}{l}
CH_2-O-\overset{\displaystyle O}{\overset{\|}{C}}-(CH_2)_{16}CH_3 \\
CH-O-\overset{\displaystyle O}{\overset{\|}{C}}-(CH_2)_{16}CH_3 \\
CH_2-O-\overset{\displaystyle O}{\overset{\|}{C}}-(CH_2)_{16}CH_3
\end{array}
$$

加氢后提高了油脂的饱和程度，原来液体的油变为半固态或固态的脂肪，这一过程称为油脂的氢化，也称为油脂的硬化。得到的油脂称为氢化油，又称为硬化油。硬化油熔点高，且不易变质，便于保存和运输。食用的人造黄油的主要成分就是氢化植物油。研究表明，油脂硬化后形成的固体氢化油含有较多的反式脂肪酸，反式脂肪酸会影响脂类的代谢，增加血液中低密度脂蛋白的含量，减少血液中高密度脂蛋白的含量，同时还有增加乳腺癌、动脉粥样硬化和心脏病的风险。反式脂肪酸在一般食物中含量很少，但在油炸快餐（如薯条）及商业烤制型食品（蛋糕、饼干等）中含量较多。因此，应尽量少食用这类食品。

（2）加碘　含不饱和脂肪酸的油脂也能与卤素发生加成反应。一般利用其和碘加成时所消耗的碘量，可以测定油脂的不饱和程度。将 100 g 油脂所能吸收碘的最大克数称为碘值。碘值是油脂性质的重要参数，碘值越大，表示油脂的不饱和程度越高。

3. 酸败作用　油脂在空气中放置过久或储存不当，就会逐渐变质，出现颜色加深、产生异臭味等现象，这种变化称为油脂的酸败。酸败的化学过程比较复杂，主要原因是受到空气、光、热、水及微生物等的作用，油脂发生了氧化、水解反应而生成有挥发性、有臭味的低级醛、酮和脂肪酸等的混合物。酸败了的油脂不能食用，更不能药用。为了防止油脂酸败，应将油脂保存在密闭容器中，放置在阴凉、避光、干燥处，也可加入适量抗氧化剂（如维生素 E）来减缓油脂的酸败。植物油中虽然含有较多的不饱和脂肪酸成分，但它却比动物性脂肪更稳定，不易变质，其原因就是植物油中存在着较多的天然抗氧化剂维生素 E。

油脂的酸败加速了油脂的水解，致使游离脂肪酸含量增加。油脂中游离脂肪酸的含量通常用酸值表示，中和 1 g 油脂中游离脂肪酸所需氢氧化钾的毫克数叫作酸值。酸值是衡量油脂品质的主要参数之一，酸值大于 6.0 的油脂一般不宜食用。

第二节　类　脂

生物体内除了含有油脂,还含有许多性质类似于油脂的化合物,即类脂。磷脂和甾族化合物都是重要的类脂,它们对于维持生物体的生命活动起着重要作用。

一、磷脂

磷脂是一类含磷酸基团的类脂化合物,广泛存在于动、植物组织中,主要存在于动物的脑、骨髓、心、肝和肾等器官中。卵黄、植物种子(如大豆)的胚芽中也都含有丰富的磷脂。磷脂包括甘油磷脂和神经磷脂(又称为鞘磷脂),最常见的甘油磷脂有卵磷脂和脑磷脂。

(一)甘油磷脂

甘油磷脂又称为磷酸甘油酯,是含有磷的脂肪酸甘油酯。其性质和结构都与油脂相似。卵磷脂、脑磷脂在酸、碱或酶的催化下发生水解,其水解产物都是甘油、高级脂肪酸、磷酸及含氮有机碱,所不同的是卵磷脂水解生成的含氮有机碱是胆碱,而脑磷脂水解生成的是胆胺。

1.卵磷脂(磷脂酰胆碱)　一分子卵磷脂完全水解,生成一分子甘油、两分子脂肪酸、一分子磷酸及一分子胆碱,因此又称卵磷脂为磷脂酰胆碱。其结构如下。

纯净的卵磷脂为白色蜡状固体,不溶于水,易溶于乙醇、乙醚、氯仿等有机溶剂。卵磷脂在人体内脑、肝、肾上腺、红细胞、神经组织中含量较多,尤其是在蛋黄中含量较为丰富,占8%~10%,卵磷脂因此而得名。

卵磷脂在空气中易被氧化,颜色逐渐变黄,久之则变成褐色。卵磷脂是一种乳化剂,在体内能促进脂肪的消化和吸收,加速脂肪的代谢,具有预防脂肪肝的作用。

2.脑磷脂(磷脂酰胆胺)　一分子脑磷脂完全水解,生成一分子甘油、两分子脂肪酸、一分子磷酸及一分子胆胺(即乙醇胺)。因此又称脑磷脂为磷脂酰胆胺或磷脂酰乙醇胺。其结构如下。

$$甘油部分\begin{cases} CH_2-O-\overset{\overset{\displaystyle O}{\|}}{C}-R_1 \\ CH-O-\overset{\overset{\displaystyle O}{\|}}{C}-R_2 \\ CH_2-O-\overset{}{\underset{OH}{P}}-O-CH_2-CH_2-NH_2 \end{cases}$$

磷酸部分　胆胺部分

脑磷脂也是白色蜡状固体,易溶于乙醚,不溶于乙醇和丙酮。脑磷脂与卵磷脂共存于机体各组织及器官中,以脑中含量最多,故称为脑磷脂。脑磷脂在空气中也易被氧化而颜色逐渐变深。

脑磷脂不仅是组成各种组织及器官的重要成分,而且与血液凝固有关,如血小板内能促进血液凝固的凝血激酶是由脑磷脂与蛋白质组成的。

(二)神经磷脂(鞘磷脂)

神经磷脂完全水解,生成一分子脂肪酸、一分子磷酸、一分子胆碱及一分子神经氨基醇(鞘氨醇)。神经磷脂又称为鞘磷脂。鞘氨醇、神经磷脂的结构如下。

$$CH_3-(CH_2)_{12}-CH=CH-CH-CH-CH_2OH$$
$$\underset{OH}{}\quad\underset{NH_2}{}$$

鞘氨醇

$$CH_3-(CH_2)_{12}CH=CH-CH-CH-CH_2O-\overset{\overset{\displaystyle O}{\|}}{\underset{OH}{P}}-OCH_2CH_2N(CH_3)_3$$
$$\underset{OH}{}\quad\underset{\underset{\underset{R}{C=O}}{NH}}{}$$

磷酸部分　胆碱部分

神经磷脂

神经磷脂是白色晶体,不溶于乙醚、丙酮,能溶于热乙醇。性质稳定,不易被氧化。

神经磷脂是构成细胞膜的主要成分之一,广泛存在于脑和神经组织中,约有300种以上的神经磷脂已在哺乳动物的细胞膜中检查出来。

磷脂是细胞质膜、核膜、神经髓鞘等生物膜的重要组成成分。生物膜主要由蛋白质、脂类和糖类等组成,其中脂类主要是磷脂。磷脂的分子结构中具有亲水的基团和疏水的脂肪烃基,在水环境中能自发形成脂双层结构。极性的亲水部分分别朝向水中,非极性的疏水部分则相互聚集,以双分子层形式排列。这种脂双分子层是生物膜骨架的主要结构,成为极性物质进出细胞的通透性屏障。既维持了细胞内环境的稳定,又为各种特殊功能的膜蛋白提供了疏水环境。

二、甾族化合物

甾族化合物亦称类固醇,它与糖类、蛋白质一样是自然界广泛存在的天然有机化合物,主要存在于动植物的组织中,如动植物体内的甾醇、胆酸、动物激素、维生素 D、植物强心苷、甾体药物、昆虫激素等都属于甾族化合物。在生物体内,甾族化合物的含量虽远不及糖类和蛋白质,但它们也有着重要的生理作用。

(一)甾族化合物的结构和命名

1. 甾族化合物的基本结构 "甾"是个象形字,是根据这个字本身的结构得来的,"田"表示 4 个环,"巛"表示 3 个侧链。甾体化合物都含有一个叫甾核的四环碳骨架,即具有一个由 3 个六元环和 1 个五元环稠合而成的环戊烷并多氢菲(也称甾烷)的基本结构,一般带有 3 个侧链,其通式如下。

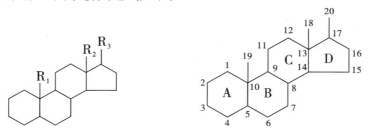

4 个环分别用字母 A、B、C、D 编号,碳原子也按固定顺序用阿拉伯数字编号。甾族化合物除都具有环戊烷并多氢菲母核外,几乎所有此类化合物在 C_{10} 和 C_{13} 处都有一个甲基,叫角甲基;在 C_{17} 上是其他含不同碳原子数的取代基。

2. 甾族化合物的命名 甾族化合物是以其烃类的基本结构作为母体名称,然后在其前后标明取代基的名称、数量、位置及构型。由于甾族化合物的结构比较复杂,这种系统命名法实际进行时比较困难,所以对甾族化合物的命名一般采用与其来源或生理作用有关的俗名,如麦角固醇、胆固醇等。

(二)重要的甾族化合物

甾族化合物的种类很多,根据甾族化合物的结构和存在方式的不同,可分为甾醇类(又称固醇,包括胆固醇、7-脱氢胆固醇和麦角固醇等)、胆酸类、甾体激素(性激素、肾上腺皮质激素和蜕皮激素)。

1. 胆固醇 胆固醇是最早发现的一个甾族化合物,也是最重要的动物固醇。胆固醇广泛存在于动物的血液、脑、脊髓及神经组织中。其结构如下。

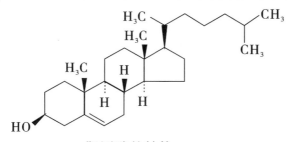

胆固醇的结构

胆固醇是无色或微黄色的结晶,熔点为 148.5 ℃,微溶于水,易溶于热乙醇、乙醚和氯仿等有机溶剂。当人体胆固醇代谢出现障碍时,血液中胆固醇含量过高,会引起胆结石、动脉粥样硬化等。研究表明,食物中的油脂过多会导致血液中胆固醇的含量增加,因而应该控制食用油的摄入量。近期有学者认为,体内长期胆固醇偏低会诱发癌症。因此,既要给机体提供适量的胆固醇以维持机体正常的生理功能,又要防止胆固醇过多造成的不良影响。

胆固醇由于分子中含有双键,能与氢等发生加成反应。将少量胆固醇溶于氯仿中,加入醋酐和浓硫酸,溶液颜色逐渐由浅红色变为蓝紫色,最后变为绿色。绿色的深浅与胆固醇的浓度成正比。因此临床上常利用这种颜色反应进行胆固醇的定性、定量测定。

胆固醇在体内主要转化为胆汁酸,而胆汁酸在脂类的消化中起到重要作用;胆固醇是类固醇激素合成的原料,如睾酮、雌激素、孕激素和肾上腺素都可由胆固醇转变而来;胆固醇还参与血浆脂蛋白、细胞膜的构成。

2.7-脱氢胆固醇 胆固醇在酶催化下氧化成7-脱氢胆固醇。7-脱氢胆固醇存在于皮肤组织中,在紫外光照射下发生反应,转变成维生素 D_3,维生素 D_3 能促进 Ca^{2+} 的吸收,维持骨骼正常生长。

3.麦角固醇 麦角固醇是一种植物固醇,最初是从麦角中得到,但在酵母中更容易得到。麦角固醇经日光照射后,第二个环开环,最终形成维生素 D_2。

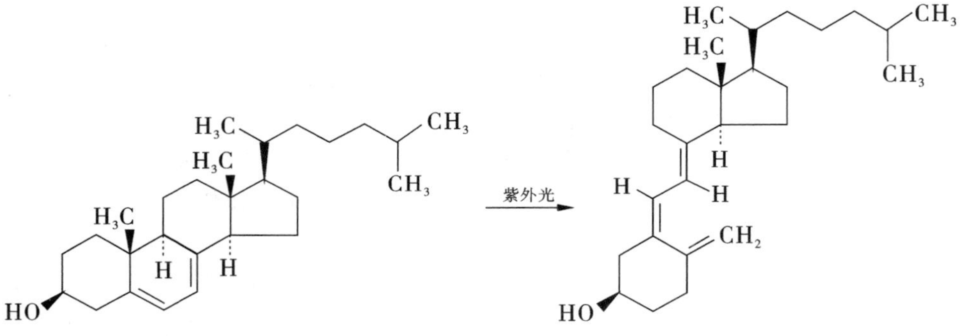

7-脱氢胆固醇 —紫外光→ 维生素D_3

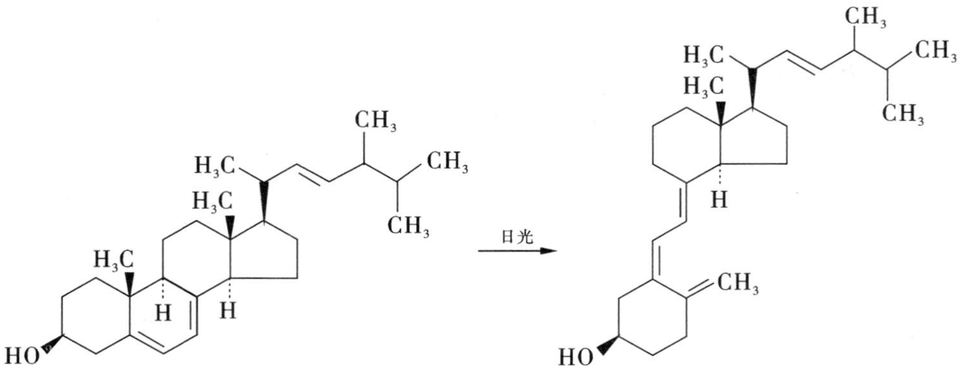

麦角固醇 —日光→ 维生素D_2

维生素 D_2 和维生素 D_3 是天然维生素 D 的两种形式。维生素 D 具有抗佝偻病的作用,又称为抗佝偻病维生素,广泛存在于动物体内,在蛋黄、鱼油、肝中含量最为丰富;有调节钙、磷吸收,促进新骨的生长和钙盐更新的生理功能。缺乏维生素 D 时,儿童可导致佝偻病,成人可导致软骨病。

4. 胆酸　胆酸存在于人和动物的胆汁中。由它衍生的甘氨胆酸和牛磺胆酸是人类的主要胆汁酸,胆汁酸在动物体小肠内又以胆汁酸盐(钾盐或钠盐)的形式存在,简称胆盐。胆盐是油脂的乳化剂,在小肠中促进油脂的水解和吸收。所以胆酸又被称为"生物肥皂"。某些胆酸还有解痉、健胃、降低血液中胆固醇含量的作用。

$$胆酸$$

5. 性激素　性激素是人和动物性腺(睾丸和卵巢)的分泌物,分为雄激素和雌激素两类。其作用是调节性生理、促进动物发育、维持第二性征。重要的性激素有睾酮、β-雌二醇、黄体酮。

睾酮　　　　　β-雌二醇　　　　　黄体酮

雄性激素活性最高的是睾酮,由睾丸的间质细胞分泌,具有促进雄性生殖器官及第二性征生长、发育的功能。其结构特征:C_3 为酮基,C_4 与 C_5 之间为双键,C_{17} 上为一羟基。

雌性激素主要是由卵巢分泌产生的,分为雌激素和孕激素两种。天然雌激素有雌二醇、雌三醇和雌酮,结构特征是 A 环为苯环,C_3 连有酚羟基,C_{10} 上无甲基,C_{17} 上为羟基或者酮基。自然界中活性最高的雌激素是 β-雌二醇,临床上用于治疗卵巢功能不全引起的疾病。常见的天然孕激素为黄体酮,具有抑制排卵、促进受精卵发育和保胎的作用,临床上可用于治疗月经失调、子宫收缩等。

6. 肾上腺皮质激素　肾上腺皮质激素是肾上腺皮质分泌的激素,其结构特征是 C_3 为酮基,C_4 与 C_5 之间为双键,C_{17} 上连有一个 2-羟基乙酰基。肾上腺皮质激素根据其生理功能可分为两类:一类为具有调节三大营养物质代谢的糖皮质激素,如可的松和氢化可的松等;另一类是调节水和无机盐代谢的盐皮质激素,如醛固酮和皮质酮等。

氢化可的松　　　　　　可的松　　　　　　皮质酮

7.昆虫蜕皮激素　昆虫蜕皮激素是昆虫的前胸腺分泌的一种激素,蜕皮激素能影响昆虫从孵化的幼虫到成虫的全部发育阶段,因而它能控制或杀死农业害虫;蜕皮激素作用于人体,具有促进胶原蛋白合成、调节血糖血脂、抗心律失常、促进细胞生长和刺激真皮细胞分裂等功能。

蜕皮激素:R=H
蜕皮甾酮:R=OH

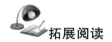

拓展阅读

磷脂的功能

磷脂是含有磷酸根的类脂化合物,是生命活动的基础物质。人体所有细胞都含有磷脂,细胞膜由70%左右的蛋白质和30%左右的磷脂构成。磷脂对活化细胞,维持新陈代谢、基础代谢及激素的均衡分泌,增强人体的免疫力和再生力,都能发挥重要作用。

1.磷脂主要作用之一:乳化作用。

磷脂分解过高的血脂和过高的胆固醇,清扫血管,使血管循环顺畅,是公认的"血管清道夫",还可以使中性脂肪和血管中积压的胆固醇乳化为对人体无害的微分子状态,并溶解于水中排出体外,同时阻止多余脂肪在血管壁沉积,缓解心、脑血管的压力。磷脂之所以具有上述功能,其根本原因之一,就是在于它具有强大的乳化作用。磷脂强大的乳化作用可乳化血管内沉积在血管壁上的胆固醇及脂类,形成乳白色液体,排出体外。

2.磷脂主要作用之二:增智。

人体神经元和脑细胞是由以磷脂为主要成分的细胞膜包覆,磷脂不足会导致细胞膜受损,造成智力减退和精神紧张。此外,磷脂中所含的胆碱部分可构成乙酰胆碱,乙酰胆碱又是各种神经元和脑细胞间传递信息的递质,可以加快神经元和脑细胞间信息传递的速度,增强记忆力,预防老年痴呆。

3.磷脂主要作用之三:活化细胞。

磷脂是细胞膜的重要组成部分,肩负着细胞内外物质交换的重任。如果人每天所消耗的磷脂得不到补充,细胞就会处于营养缺乏状态,失去活力。

小　结

1.油脂　油脂的基本结构是一分子甘油和三分子高级脂肪酸生成的高级脂肪酸甘油酯。高级脂肪酸有饱和脂肪酸和不饱和脂肪酸。通常植物油中不饱和脂肪酸的比例大,动物脂肪中饱和脂肪酸比例大。油脂在酸或碱催化作用下都能水解成甘油和高级脂肪酸(或高级脂肪酸盐)。

2.磷脂　磷脂包括甘油磷脂和神经磷脂,它们都是构成细胞膜双分子层的主要成分。

3.甾族化合物　甾族化合物广泛存在于动、植物体内,种类繁多,但这类化合物都含有一个叫甾核的四环碳骨架,即具有一个由3个六元环和1个五元环稠合的环戊烷并多氢菲(也称甾烷)的基本结构。

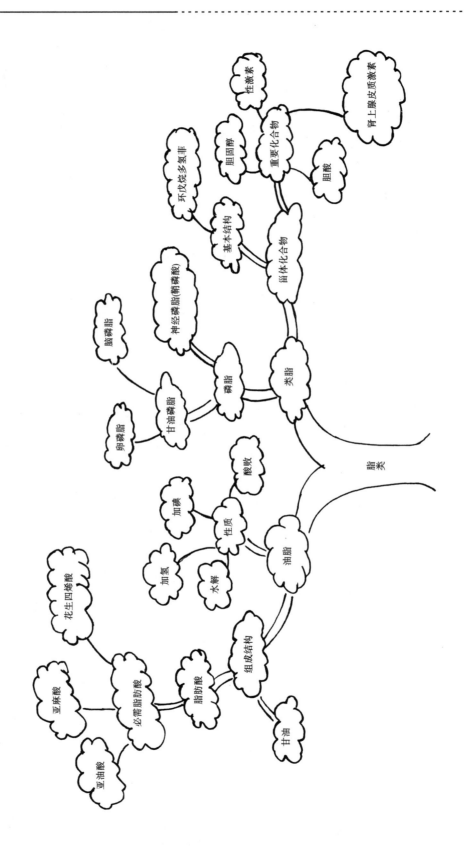

同步练习

一、填空题

1. 油脂是_____和_____的总称,在化学组成上,它们是由_____与_____生成的高级脂肪酸甘油酯。把常温下为液态的称为_____;把常温下为固态或半固态的则称为_____。

2. 必需脂肪酸包括_____、_____和_____。

3. 磷脂是一类含_____的类脂化合物,广泛存在于动、植物组织中。磷脂可分为_____和_____。

4. 甾族化合物广泛存在于动、植物体的组织中,这类化合物都含有一个由3个_____和1个_____(也称甾烷)的基本结构。根据甾族化合物的来源或生理作用的不同可分为_____、_____、_____等。

二、选择题

1. 测定油脂不饱和程度,常用的方法是　　　　　　　　　　　　　　　　(　)

    A. 加量　　　　　B. 加溴化氢　　　　　C. 加溴　　　　　D. 加碘

2. 使油脂硬化常用的方法是　　　　　　　　　　　　　　　　　　　　(　)

    A. 加氢　　　　　B. 加溴　　　　　C. 加溴化氢　　　　　D. 加碘

3. 磷脂和油脂的分子结构不同之处在于　　　　　　　　　　　　　　　(　)

    A. 含有高级脂肪酸　　　　　　　　B. 含有酯键结构

    C. 含有磷酸　　　　　　　　　　　D. 是生物组织的组成成分

4. 在人体和动物的组织中,脂类主要是　　　　　　　　　　　　　　　(　)

    A. 类脂　　　　　　　　　　　　　B. 磷脂

    C. 油脂　　　　　　　　　　　　　D. 甾族化合物

5. 天然油脂没有恒定的熔点是由于　　　　　　　　　　　　　　　　　(　)

    A. 油脂易氧化　　　　　　　　　　B. 油脂是混甘油酯的混合物

    C. 油脂易酸败　　　　　　　　　　D. 油脂是单甘油酯

6. 下列化合物经紫外光照射后能转变为维生素 D_3 的是　　　　　　　　(　)

    A. 胆固醇　　　　　　　　　　　　B. 7-脱氢胆固醇

    C. 麦角固醇　　　　　　　　　　　D. 胆酸

7. 下列试剂中,能使油脂彻底水解的是　　　　　　　　　　　　　　　(　)

    A. 氯化钠　　　　　B. 氢氧化物　　　　　C. 盐酸　　　　　D. 乙醇

三、简答题

1. 油脂的主要成分是什么? 写出油脂的一般结构式。

2. 天然油脂所含脂肪酸的结构特点是什么? 最常见的脂肪酸有哪几种?

3. 写出油脂的皂化反应式。

第十七章

糖 类

🌸 学习目标

◆ 掌握 糖的定义;单糖的重要化学性质。

◆ 熟悉 单糖的 D/L 构型及葡萄糖、果糖和脱氧核糖的结构。

◆ 了解 麦芽糖、蔗糖、淀粉与纤维素的结构特点及主要性质。

◆ 能力 能区别醛糖与酮糖、还原糖与非还原糖。

糖类是自然界含量最多、分布最广的一类有机化合物,广泛分布于植物的根、茎、叶、种子和果实内,以及动物的肌肉、肝、乳汁、血液、软骨和结缔组织中。糖类是一切生物体维持生命活动所需能量的主要来源,它不仅是营养物质,而且还具有特殊的生物学功能,如肝中的肝素有抗凝血作用;血液中的糖与免疫活性有关。此外,核酸的组成成分中也含有糖类化合物——核糖和脱氧核糖。糖在生命过程中发挥着重要作用。

糖类化合物是由碳、氢、氧 3 种元素组成的。早期的研究发现,葡萄糖、果糖、蔗糖、淀粉、纤维素等许多糖类,它们的分子式都可以用 $C_n(H_2O)_m$ 来表示,从形式上看,他们好像是由碳和水组成的化合物,所以称为碳水化合物。但这一名称并不能完全反映出糖类化合物的特点。如鼠李糖的分子式是 $C_6H_{12}O_5$,分子中氢氧之比并不等于 2∶1,但其结构、性质与碳水化合物却是一致的;而有一些化合物如乳酸($C_3H_6O_3$),其分子组成虽然和 $C_n(H_2O)_m$ 的通式相符,但它却是一种羟基酸。从化学结构上看,糖类是一类多羟基醛和多羟基酮,以及水解后能生成多羟基醛或多羟基酮的化合物。

糖类根据其能否水解及水解产物的不同,可以分为以下 3 类。

1. 单糖 不能水解的多羟基醛或多羟基酮称为单糖,如葡萄糖、果糖等。

2. 低聚糖 能水解生成 2~10 个单糖分子的糖称为低聚糖。其中,能生成两分子单糖的称为二糖(双糖),能生成三分子单糖的称为三糖等。例如,蔗糖和麦芽糖都是二糖。双糖、三糖至七糖、八糖等统称为寡糖。

3. 多糖 能水解生成 10 个以上单糖分子的糖称为多糖。天然多糖一般是由 10个以上至数千个单糖分子脱水形成的糖类化合物。例如,淀粉、纤维素都是多糖。因此,单糖是构成糖类的基本结构单位。

第一节　单　糖

一、单糖的分类

单糖是不能水解的最简单的糖类。在自然界中,单糖以游离状态或衍生物的形式广泛存在。单糖的种类很多,根据分子中所含的官能团是醛基还是酮基,可将单糖分为醛糖和酮糖;也可以根据分子中所含碳原子的数目,分为丙糖、丁糖、戊糖、己糖等。在实际应用过程中这两种方法常结合使用。例如,最简单的醛糖是二羟基丙醛即甘油醛,为丙醛糖;最简单的酮糖是二羟基丙酮,为丙酮糖。

$$
\begin{array}{cc}
\text{CHO} & \text{CH}_2\text{OH} \\
\text{H--C--OH} & \text{C=O} \\
\text{CH}_2\text{OH} & \text{CH}_2\text{OH} \\
\text{D-甘油醛} & \text{二羟基丙酮}
\end{array}
$$

以此类推,含 6 个碳原子的醛糖就叫己醛糖,葡萄糖是己醛糖;含 6 个碳原子的酮糖就叫己酮糖,果糖是己酮糖。单糖中最重要、最常见的是葡萄糖和果糖,而且从结构和性质上都可以作为醛单糖和酮单糖的代表。

二、单糖的结构

与医学关系密切的单糖有葡萄糖、果糖、核糖和脱氧核糖等,葡萄糖是许多糖类化合物的基本组成单元。

(一)葡萄糖的开链结构与构型

葡萄糖的分子式为 $C_6H_{12}O_6$,实验证明葡萄糖具有开链的 2,3,4,5,6-五羟基己醛的基本结构,属于己醛糖。

在葡萄糖分子的结构式中,6 个碳原子呈直链状,其中有 4 个碳原子为手性碳原子(C_2、C_3、C_4 和 C_5),己醛糖存在 $2^4=16$ 个对映异构体。从自然界得到的葡萄糖是己醛糖 16 种旋光异构体之一,其分子构型和费歇尔投影式分别表示如下,C_3 的羟基排在链的左侧,其他手性碳上的羟基都在右侧。

$$
\begin{array}{c}
\text{CHO} \\
\text{H--*C--OH} \\
\text{HO--*C--H} \\
\text{H--*C--OH} \\
\text{H--*C--OH} \\
\text{CH}_2\text{OH}
\end{array}
\qquad
\begin{array}{c}
\text{CHO} \\
\text{H---OH} \\
\text{HO---H} \\
\text{H---OH} \\
\text{H---OH} \\
\text{CH}_2\text{OH}
\end{array}
$$

单糖的构型常以甘油醛为标准而定,人为规定距羰基最远的手性碳原子的构型即为单糖的构型。葡萄糖分子中距羰基最远的手性碳原子 C_5 上的羟基在右,故为 D 型。天然存在的单糖几乎都是 D 型。

在己醛糖的 16 个对映异构体中,D-甘露糖是 D-葡萄糖的 C_2 差向异构体,D-半乳糖是 D-葡萄糖的 C_4 差向异构体。

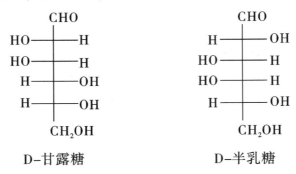

D-甘露糖   D-半乳糖

(二)葡萄糖的变旋光现象与氧环式结构

1. 葡萄糖的变旋光现象　　1885 年药学家坦瑞特发现了葡萄糖的变旋光现象。葡萄糖用不同的溶剂可以得到两种结晶:一种是从冷乙醇溶液中析出的晶体,其熔点为 146 ℃,比旋光度为 +112°;另一种是从热吡啶中结晶析出的,其熔点为 150 ℃,比旋光度为 +18.7°。将其中任一种晶体溶于水,放置一段时间后,其水溶液的比旋光度都会逐渐变化至 +52.7°,并保持恒定不再改变。糖溶液中的这种比旋光度自行改变而达到一个恒定值的现象称为变旋光现象。

2. 葡萄糖的氧环式结构　　葡萄糖在水溶液中只有开链结构,显然是无法解释变旋光现象,旋光度的改变说明葡萄糖的内在结构发生了变化。研究证明,结晶态的单糖形成了环式结构。葡萄糖分子的结构中,同时存在着醛基和醇羟基,C_5 上的羟基与醛基作用形成稳定的分子内环状半缩醛,葡萄糖由链状结构转变成六元氧环式结构。

α-D-(+)-葡萄糖   开链式 D-(+)葡萄糖   β-D-(+)-葡萄糖

葡萄糖的开链式转变为氧环式结构后,C_1 上的羟基称为半缩醛羟基。C_1 变成了手性碳原子,因此它的氧环式有两种对应异构体。C_1 的羟基写在右边的称为 α-D-(+)-葡萄糖,写在左边的称为 β-D-(+)-葡萄糖。这就能解释上述得到的两种葡萄糖结晶具有不同的熔点和比旋光度。

为了比较真实形象地表示糖的氧环式结构,英国的哈沃斯(W. N. Haworth)用一个六边形的透视式来表示 D-(+)-葡萄糖的空间构型,称为 Haworth 式。由于葡萄糖的六元氧杂环结构与杂环化合物吡喃 环型相似,因此将具有此类环型的单糖称为吡喃糖。

用 Haworth 式表示时,以 D-葡萄糖为例:粗线表示在纸平面的前面,细线则表示在后面。把环上的氧原子写在右上角,碳原子编号按顺时针方向排列,将费歇尔投影式中位于碳链左侧的羟基写在环平面的上方,右侧的羟基写在环平面的下方。C_5 上的羟甲基(—CH_2OH)写在环平面的上方,氢写在环平面的下方。C_1 上的羟基在环平面下方的是 α-型,在环平面上方的是 β-型。

3. 环式和链式异构体的互变 以 D-葡萄糖为例,它既有开链结构,又有环式结构,它们的互变可以解释葡萄糖变旋光现象。在溶液中,形成的是一个以环式和链式对映异构体互变的平衡体系,其比旋光度为+52.7°。在 β-型、α-型及链式 3 种对映异构体的平衡体系中,经测定,它们的比例大致为 α-D-(+)-葡萄糖约占 37%,β-D-(+)-葡萄糖约占 63%,而开链葡萄糖只占极少数,约 0.1%。虽然链式结构所占比例极少,但 α-型和 β-型之间的互变必须通过链式才能实现。3 种对映异构体如下。

α-D-(+)-葡萄糖:37%   D-(+)-葡萄糖:0.1%   β-D-(+)-葡萄糖:63%
熔点:146 ℃   熔点:150 ℃
$[α]_D$=+112° $[α]_D$=+18.7°

$[α]_D$=+52.7°

除葡萄糖外,酮糖也有变旋光现象。其他单糖(如果糖、核糖等)也存在 α、β 两种构型。

(三)果糖、核糖和脱氧核糖的结构

果糖的分子式为 $C_6H_{12}O_6$,是己酮糖,为葡萄糖的同分异构体。其开链式中的 C_6 或 C_5 上的羟基可与 C_2 的酮基形成六元环(吡喃型)或五元环(呋喃型)。果糖具有左旋性,因此称 D-(-)-果糖。其开链式及 Haworth 式结构如下。

α-D-(-)-呋喃果糖   β-D-(-)-呋喃果糖

α–D–(–)–吡喃果糖　　　　　　　　β–D–(–)–吡喃果糖

核糖的分子式是 $C_5H_{10}O_5$,脱氧核糖是 $C_5H_{10}O_4$,它们都是戊醛糖,但在结构上,脱氧核糖的 C_2 上没有羟基,只有氢,故比核糖少了 1 个氧原子。

D–核糖　　　　　β–D–呋喃核糖　　　　　D–脱氧核糖　　　　β–D–呋喃脱氧核糖

三、单糖的性质

(一)单糖的物理性质

单糖都是无色结晶,分子中有多个羟基,因此它们在水中的溶解度很大,并能形成过饱和溶液——糖浆。单糖难溶于醇、乙醚等有机溶剂。除丙酮糖外,单糖都有旋光性,具有环状结构的单糖都有变旋光现象。旋光性是鉴定单糖的一个重要指标。

单糖都有甜味,但不同的单糖甜味差异很大。果糖是单糖中甜度最大的糖。

(二)单糖的化学性质

单糖分子中同时含有羟基和醛基两种官能团,因此既具有醇和醛的某些性质,又具有羟基和醛基共存时相互影响而产生的一些特殊性质。

1.氧化反应　单糖分子中的醛基和羟基都能被氧化;氧化剂不同,产物也不同。

(1)与碱性弱氧化剂反应　在碱性溶液中,醛糖与弱氧化剂托伦(Tollen)试剂氧化后产生银镜,与斐林(Fehling)试剂、班氏(Benedict)试剂(硫酸铜+柠檬酸钠的碳酸钠溶液)氧化后均生成氧化亚铜的砖红色沉淀。而酮糖(如果糖)在稀碱溶液中通过烯醇式重排生成醛糖,所以酮糖与醛糖都能与碱性弱氧化剂反应。

$$单糖+[Ag(NH_3)_2]OH \xrightarrow{\triangle} Ag\downarrow +复杂的氧化产物$$
$$（托伦试剂）\qquad 银镜$$

$$单糖+Cu^{2+} \xrightarrow{\triangle} Cu_2O\downarrow +复杂的氧化产物$$
$$\left(\begin{matrix}斐林试剂或\\班氏试剂\end{matrix}\right)砖红色$$

葡萄糖与蓝色的班氏试剂反应,加热后生成氧化亚铜的砖红色沉淀,临床上常用这一反应来检验血糖及尿液中的葡萄糖。

凡是能被托伦试剂、斐林试剂及班氏试剂等弱氧化剂氧化的糖称为还原糖,否则称为非还原糖。还原糖的分子结构特征是具有半缩醛(酮)羟基,单糖都是还原糖。

(2)与溴水的反应 溴水是酸性弱氧化剂,它只能将醛基氧化成羧基,而酮糖不和溴水反应,因此可用溴水来区别醛糖和酮糖。如用更强的氧化剂 HNO_3 氧化,醛糖则被氧化成糖二酸。

CHO ——Br₂/H₂O——→ COOH
D-葡萄糖   D-葡萄糖酸

CHO ——稀HNO₃——→ COOH
D-葡萄糖   D-葡萄糖二酸

此外,人体内的 D-葡萄糖可在酶的催化下氧化为葡萄糖醛酸。葡萄糖醛酸在肝中可与某些醇、酚等有毒物质结合后,随尿或胆汁排出体外,从而起到解毒作用,是体内重要的解毒物质。

CHO ——酶——→ CHO
D-葡萄糖   D-葡萄糖醛酸

酮糖在加热条件下被硝酸氧化时,C_2—C_3 键断裂,也能被氧化生成小分子的羧酸混合物。

2.成脎反应 单糖都含有羰基,与醛、酮相似,它们都能与苯肼作用生成糖苯腙。如果苯肼过量,糖苯腙会继续和苯肼反应,生成一种不溶于水的黄色晶体,称为糖脎。

$$
\begin{array}{ccc}
\text{CHO} & \text{CH}=\text{N}-\text{NHC}_6\text{H}_5 & \text{CH}=\text{N}-\text{NHC}_6\text{H}_5 \\
\text{H}\!-\!\text{OH} & \text{H}\!-\!\text{OH} & \text{CH}=\text{N}-\text{NHC}_6\text{H}_5 \\
\text{HO}\!-\!\text{H} & \text{HO}\!-\!\text{H} & \text{HO}\!-\!\text{H} \\
\text{H}\!-\!\text{OH} & \text{H}\!-\!\text{OH} & \text{H}\!-\!\text{OH} \\
\text{H}\!-\!\text{OH} & \text{H}\!-\!\text{OH} & \text{H}\!-\!\text{OH} \\
\text{CH}_2\text{OH} & \text{CH}_2\text{OH} & \text{CH}_2\text{OH}
\end{array}
$$

D-葡萄糖 $\xrightarrow[-H_2O]{C_6H_5NHNH_2}$ D-葡萄糖苯腙 $\xrightarrow[-C_6H_5NH_2,-NH_3,-H_2O]{2C_6H_5NHNH_2}$ D-葡萄糖脎

醛糖与酮糖都能生成糖脎。由于生成糖脎的反应只发生在 C_1 和 C_2 上,不涉及其他碳原子,因此,除 C_1 和 C_2 外,其他碳原子构型相同的糖,都生成相同的糖脎,如 D-果糖、D-葡萄糖、D-甘露糖与过量苯肼反应生成的糖脎是一样的。

$$
\begin{array}{ccc}
\text{CH}=\text{O} & \text{CH}=\text{O} & \text{CH}_2\!-\!\text{OH} \\
\text{H}\!-\!\text{C}\!-\!\text{OH} & \text{HO}\!-\!\text{C}\!-\!\text{H} & \text{C}\!-\!\text{O} \\
\text{HO}\!-\!\text{C}\!-\!\text{H} & \text{HO}\!-\!\text{C}\!-\!\text{H} & \text{HO}\!-\!\text{C}\!-\!\text{H} \\
\text{H}\!-\!\text{C}\!-\!\text{OH} & \text{H}\!-\!\text{C}\!-\!\text{OH} & \text{H}\!-\!\text{C}\!-\!\text{OH} \\
\text{H}\!-\!\text{C}\!-\!\text{OH} & \text{H}\!-\!\text{C}\!-\!\text{OH} & \text{H}\!-\!\text{C}\!-\!\text{OH} \\
\text{CH}_2\text{OH} & \text{CH}_2\text{OH} & \text{CH}_2\text{OH}
\end{array}
$$

D-(+)-葡萄糖 　　　　 D-(+)-甘露糖 　　　　 D-(-)-果糖

不同的糖脎具有特征的结晶形状和一定的熔点,在反应中的生成速度也不同。所以,常用成脎反应来鉴别不同的糖。

3. 成酯反应　单糖分子中含有羟基,能和酸作用生成酯。在人体内,葡萄糖在酶的作用下,可与磷酸作用生成 α-葡萄糖-1-磷酸酯、α-葡萄糖-6-磷酸酯和 α-葡萄糖-1,6-二磷酸酯。它们是糖代谢的一类重要中间产物。

4. 成苷反应　单糖环状结构中的半缩醛羟基(简称苷羟基)比较活泼,在一定条件下可与醇或酚等含羟基的化合物发生脱水缩合反应,生成具有缩醛结构的化合物称为糖苷,此类反应就叫成苷反应。糖苷由糖和非糖两部分组成,糖的部分称为糖苷基,非糖部分称为配糖基(配基)。糖苷基和配糖基之间的键称为苷键,由于单糖的半缩醛(酮)羟基有 α-型和 β-型之分,生成的苷键也有 α-键和 β-键。由于天然糖苷中的配糖基多为醇类或酚类,它们与糖苷基之间是通过氧连结的,因此又称为氧苷键。另外还有硫苷键、氮苷键等。

β-D-葡萄糖在干燥氯化氢催化下,与甲醇反应脱去一分子水生成 β-D-葡萄糖甲苷。

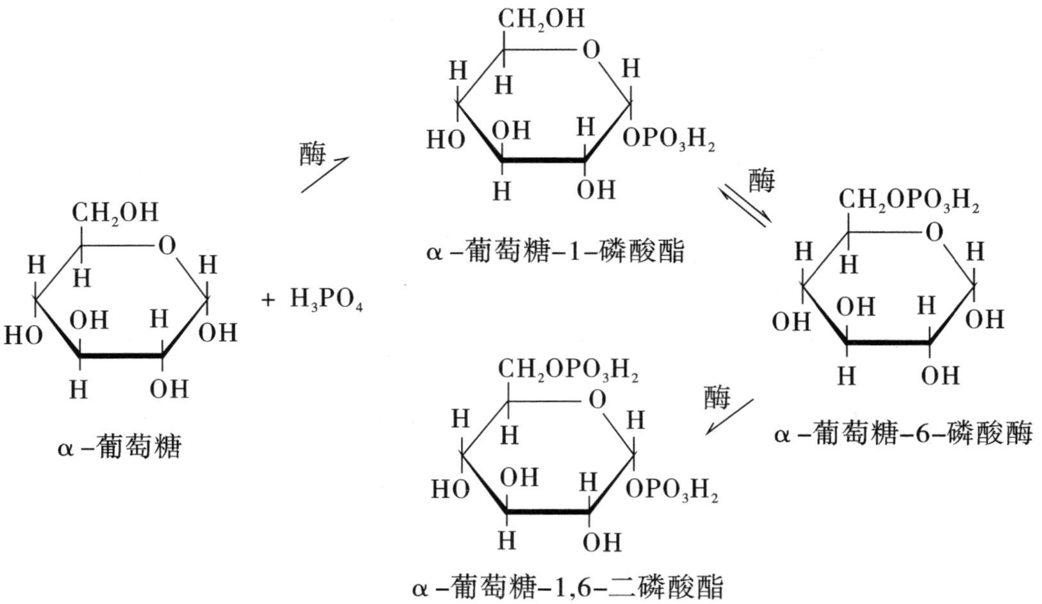

α–葡萄糖–1–磷酸酯

α–葡萄糖–6–磷酸酶

α–葡萄糖–1,6–二磷酸酯

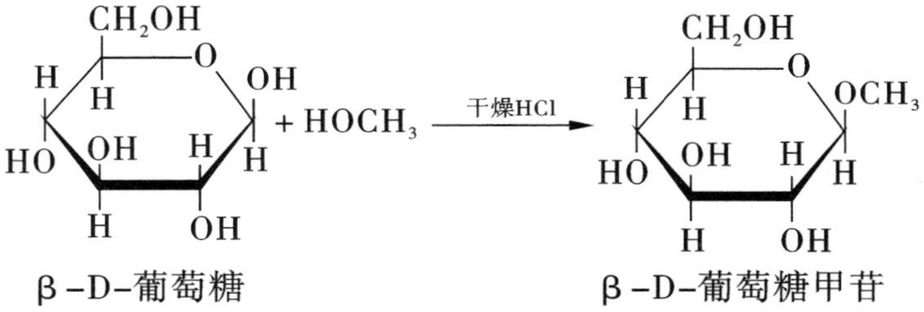

α–葡萄糖

β–D–葡萄糖

β–D–葡萄糖甲苷

从结构看,糖苷(为缩醛或缩酮)比较稳定,单糖形成糖苷后,分子中失去了自由的苷羟基,不能再转变成开链的醛式结构,因此糖苷就不具还原性,不能被弱氧化剂氧化,也不能发生成酯、成脎等反应,也没有变旋光现象了。糖苷在中性或碱性环境中较稳定,但在酸性溶液中或酶的作用下,则易水解生成原来的糖和非糖部分。

5. 显色反应

(1)莫立许(Molisch)反应 在糖的水溶液中加入 α–萘酚的乙醇溶液,然后沿试管壁缓慢加入浓硫酸,不得振荡,密度较大的浓硫酸慢慢沉到底部,此时在浓硫酸和糖溶液的交界面会出现美丽的紫色环,这个反应就称为莫立许反应。糖均能发生此反应,而且反应十分灵敏,因此是鉴别糖类常用的方法。

(2)塞利凡诺夫(Seliwanoff)反应 酮糖溶液与盐酸–间苯二酚试剂共热时,会立即呈现出深红色(醛糖只出现很浅的红色),可以此鉴别醛糖和酮糖。

四、重要的单糖及其衍生物

(一)D–葡萄糖

D–葡萄糖是自然界分布最广的己醛糖,广泛存在于葡萄(熟葡萄中含 20% ~ 30%)、蜂蜜及甜水果中。在植物的叶、根、花、种子、果实及人和动物的血液、脑脊液及淋巴液中均含有少量的葡萄糖。

葡萄糖为白色晶体,易溶于水,难溶于乙醇,有甜味,甜度不如蔗糖,为右旋糖。

人体血液中的葡萄糖称为血糖。正常人空腹血糖浓度在 $3.9{\sim}6.1$ mmol/L。低血糖时会有头晕、恶心等症状;高血糖会导致糖尿病。

葡萄糖是人体新陈代谢不可或缺的营养物质。人们从食物中摄取淀粉,经酶水解后转变为葡萄糖,通过血液,将葡萄糖输送到各个组织中,进行一系列代谢作用,以供人体所需。由于葡萄糖在体内不需要经过消化就可直接被吸收,是婴儿和体弱患者的良好营养供应。葡萄糖注射液有利尿、解毒作用,临床上用于治疗水肿、低血糖症、心肌炎等。在人体失水、失血时常用于补充体液。

葡萄糖还可在印染及制革工业上用作还原剂,在食品工业上用于制造糖浆、糖果等。

(二)D-果糖

D-果糖以游离状态存在于水果和蜂蜜之中,以结合态存在于蔗糖中,是蔗糖的组分。D-果糖是自然界分布最广的己酮糖,在动物的前列腺和精液中也含有相当多的果糖。它也是最甜的一种天然糖,甜度为蔗糖的 170% 。纯净的果糖是白色结晶,易溶于水,可溶于乙醇及乙醚,$[\alpha]_D^{20}=-92°$,是左旋糖。

果糖在游离状态下主要以吡喃环形式存在;在结合状态时则多以呋喃环形式存在。果糖在体内形成磷酸酯,如果糖-6-磷酸酯和果糖-1,6-二磷酸酯,是体内糖代谢的重要中间产物。

(三)核糖和脱氧核糖

D-核糖和D-脱氧核糖都是戊醛糖,具有旋光性,均为左旋糖。D-核糖的熔点为95 ℃,$[\alpha]_D^{20}=-21.5°$,以糖苷的形式存在于酵母和细胞中;D-脱氧核糖比旋光度 $[\alpha]_D^{20}=-60°$。它们都是生命现象中非常重要的糖类,在新陈代谢过程中起着重要的作用。脱氧核糖是脱氧核糖核酸(DNA)的一个重要组成部分。DNA存在于绝大多数活细胞中,核糖是核糖核酸(RNA)的重要组成部分,也是某些酶和维生素的组成成分。

(四)D-半乳糖

D-半乳糖与葡萄糖结合成乳糖,存在于哺乳动物的乳汁中。半乳糖是己醛糖,有还原性和变旋光现象。D-半乳糖是无色晶体,能溶于水和乙醇,$[\alpha]_D^{20}=+80°$,是右旋糖,主要用于有机合成及医药工业。

它与葡萄糖的区别在于 C_4 上的—H 和—OH 的空间位置不同。D-半乳糖的两种环状结构如下。

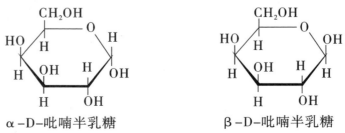

α-D-吡喃半乳糖　　　　　　β-D-吡喃半乳糖

人体内的半乳糖是摄入食物中乳糖的水解产物,在酶的作用下可转变为 D-葡萄糖。半乳糖的一些衍生物广泛存在于植物界中,如半乳糖醛酸是植物黏液的主要成分。

(五)维生素 C

维生素 C 存在于新鲜蔬菜和水果中,柑橘、柠檬、番茄中含量较多。人体如果缺少维生素 C 会引起坏血病,因此维生素 C 又称为抗坏血酸。维生素 C 不是糖类,而是糖的衍生物。其结构如下。

$$
\begin{array}{c}
\text{O} \\
\| \\
\text{C} \\
| \\
\text{HO—C} \\
\| \qquad \text{O} \\
\text{HO—C} \\
| \\
\text{H—C} \\
| \\
\text{HO—C—H} \\
| \\
\text{CH}_2\text{OH}
\end{array}
$$

维生素C

(六)糖苷

自然界很少有游离的单糖,大多以糖苷的形式存在。糖苷广泛存在于自然界中,主要存在于植物的根、茎、叶、花、种子中。糖苷大多具有生理活性,不少中药的有效成分都是糖苷类化合物,如具有止咳作用的苦杏仁苷、具有强心作用的毛地黄苷等;各种花色素、某些抗生素(如链霉素)等也是糖苷。糖苷的性质比较稳定,不易被氧化,不与苯肼等作用。

糖苷多为无色、无臭、有苦涩味的固体,具有吸湿性,糖苷中含有糖部分,所以在水中有一定的溶解性,能溶于水和乙醇,难溶于乙醚。苷类都有旋光性,天然苷多为左旋体。

【想一想】
　　单糖和托伦试剂、斐林试剂发生反应分别产生什么样的现象?

第二节　双　糖

水解时生成两分子单糖的糖称为双糖(二糖)。双糖是低聚糖中最重要的一类。在结构上,双糖也可看作一个单糖分子的苷羟基与另一个单糖分子的羟基(醇羟基或苷羟基)之间脱水缩合而成的产物,也就是说双糖是两个单糖分子脱水缩合而成的糖苷。双糖都是结晶固体,易溶于水,在无机酸或酶作用下水解为两分子单糖。

$$C_{12}H_{22}O_{11} + H_2O \xrightarrow{\text{无机酸或酶}} C_6H_{12}O_6 + C_6H_{12}O_6$$

双糖可以分为还原性双糖和非还原性双糖。还原性双糖分子中仍保留一个自由的苷羟基,在溶液中可以变成醛式,有变旋光现象,能与托伦试剂或斐林试剂发生反应,能发生成脎、成苷等反应。麦芽糖、乳糖、纤维二糖都是还原性双糖。而非还原性双糖分子中没有苷羟基,不具还原性,不能发生成脎、成苷等反应,没有变旋光现象,如蔗糖、海藻糖。

蔗糖和麦芽糖是最常见的两种双糖。

一、蔗糖

蔗糖广泛存在于植物的根、茎、叶、种子及果实内,尤其在甘蔗的茎和甜菜的块根中含量较多,是自然界分布最广的双糖。日常的食用糖(如白糖、冰糖等)都是蔗糖。蔗糖是重要的调味剂,医学上常用来制造糖浆。

纯净的蔗糖是白色晶体,易溶于水,其甜味仅次于果糖。其水溶液的比旋光度 $[\alpha]_D = +66.5°$,是右旋糖。

蔗糖是由一分子 α-D-葡萄糖 C_1 上的苷羟基与一分子 β-D-果糖通过 C_4 上的苷羟基脱去一分子水缩合而成的糖苷,其苷键为 α、β-1,2-苷键。其结构如下。

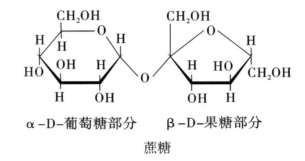

α-D-葡萄糖部分　　　β-D-果糖部分

蔗糖

蔗糖分子中不存在苷羟基,所以蔗糖没有还原性,是非还原性糖,它不能与托伦试剂、班氏试剂或斐林试剂作用,也不能发生成苷、成脎等反应,没有变旋光现象。

在酸或转化酶作用下,蔗糖水解生成等量的 D-果糖和 D-葡萄糖,味比原来的蔗糖更甜。而右旋的蔗糖溶液水解后生成的混合物却是左旋的,所以蔗糖的水解过程又称为蔗糖的转化,水解的产物称为转化糖。

$$C_{12}H_{22}O_{11} + H_2O \xrightarrow{\text{酸或蔗糖酶}} C_6H_{12}O_6 + C_6H_{12}O_6$$

$$\text{蔗糖} \qquad\qquad \text{D-葡萄糖} \qquad \text{D-果糖}$$

$$[\alpha]_D^{20} = +66.5° \qquad [\alpha]_D^{20} = +52° \qquad [\alpha]_D^{20} = -92°$$

$$[\alpha]_D^{20} = -20°$$

二、麦芽糖

麦芽糖主要存在于发芽的谷粒和麦芽中,在淀粉酶作用下,淀粉部分水解可得麦芽糖,所以麦芽糖是生物体内淀粉水解的一种中间产物。麦芽糖继续水解可得 D-葡萄糖。

麦芽糖是白色片状结晶,其比旋光度 $[\alpha]_D^{10} = +137°$,为右旋糖。易溶于水,有甜味,甜度约是蔗糖的 32%。

从分子结构看,麦芽糖是由一分子 α-D-葡萄糖的 C_1 上的苷羟基与另一分子 α-D-葡萄糖的 C_4 上醇羟基脱去一分子水以 α-1,4 糖苷键缩合而成的 α-葡萄糖苷,其结构如下。

麦芽糖

麦芽糖分子中仍保留一个苷羟基,所以麦芽糖是还原性双糖,既能与托伦试剂、班氏试剂或斐林试剂作用,也能发生成苷、成脎等反应,有变旋光现象。

麦芽糖在酸或酶的作用下水解,得到两分子 α-D-葡萄糖。

$$C_{12}H_{22}O_{11} \xrightarrow{\text{酸或酶}} 2C_6H_{12}O_6$$
$$\text{麦芽糖} \qquad \text{α-D-葡萄糖}$$

麦芽糖是饴糖的主要成分,常用于食品工业,也用作微生物的培养基等。

三、乳糖

哺乳动物的乳汁中都含有乳糖。人乳中含乳糖 5% ~ 8% ,牛乳中含乳糖 4% ~ 5% 。从分子结构看,乳糖是由一分子 β-D-半乳糖 C_1 上的苷羟基与另一分子 D-葡萄糖 C_4 上的醇羟基之间脱去一分子水缩合而成的糖苷,苷键是 β-1,4-苷键。

β-D-半乳糖部分 D-葡萄糖部分

乳糖

乳糖分子中仍保留着一个苷羟基,因此是还原性双糖。乳糖能与托伦试剂、班氏试剂或斐林试剂作用,也能发生成苷、成脎反应,有变旋光现象。

乳糖水解后生成一分子 β-D-半乳糖和一分子 D-葡萄糖。

乳糖是白色粉末,微溶于水,味不太甜。乳糖的吸湿性小,在医学上常用作矫味剂和填充剂。

【想一想】
如何用化学方法区别蔗糖和麦芽糖?

笔记栏

第三节　多　糖

多糖是由多个单糖分子通过苷键连接而成的高分子化合物,在自然界中分布极其广泛。由于多糖聚合程度各不相同,因此没有固定的分子组成。一分子多糖水解后可生成几百、几千甚至上万个单糖分子。有的天然多糖水解后只生成一种单糖,这类多糖称为均向多糖,如淀粉、糖原、纤维素等,其最终水解产物都是葡萄糖;有的水解后的最终产物是两种或两种以上的单糖或单糖的衍生物,这类多糖称为杂多糖,如褐藻酸等。自然界最常见的多糖是由己糖构成的,如淀粉、糖原、纤维素,它们的通式为$(C_6H_{10}O_5)_n$。虽然他们的结构单位都是葡萄糖,各结构单位间都以苷键相连接,但所含葡萄糖的数目及苷键连接方式不同。

多糖与单糖、双糖等低聚糖在性质上有较大区别,多糖无还原性,也没有变旋光现象;无甜味,且大多数难溶于水。多糖在水解过程中,往往会得到一系列的中间产物:先水解成分子量较小的多糖,然后生成低聚糖、双糖,最终生成单糖。

一、淀粉

淀粉是一种重要的多糖,是绿色植物光合作用的一种产物,是人类食物的主要成分。植物的种子、果实和块根中淀粉含量较高,如稻米(75%～80%)、小麦(60%～65%)、玉米(约65%)等的主要成分都是淀粉。用淀粉酶水解得到麦芽糖,在酸作用下能彻底水解为 D-葡萄糖。

(一)淀粉的结构

淀粉是由许多 α-D-葡萄糖缩合而成的多糖,由直链淀粉和支链淀粉两部分组成,它们的比例随着植物的品种不同而不同,在大多数淀粉中,直链淀粉占 10%～30%,支链淀粉占 70%～90%。

1. 直链淀粉　玉米、马铃薯等植物含有的淀粉中,直链淀粉的含量占 20%～30%,分子量比支链淀粉小。直链淀粉是由 250～980 个 D-葡萄糖以 α-1,4-苷键聚合而成的链状化合物,直链上仅有少数支链,因而称为直链淀粉。

$$\cdots\cdots O \underset{\text{直链淀粉}}{\underbrace{\qquad\qquad\qquad\qquad\qquad\qquad\qquad\qquad}} O\cdots\cdots$$

α-1,4-苷键

直链淀粉在空间由于分子内氢键的相互作用,呈现的并不是一条伸开的链,而是卷曲盘旋呈螺旋状存在,每一圈螺旋约含 6 个葡萄糖单位。其结构如图 17-1 所示。

2. 支链淀粉　支链淀粉一般含有 6 000～40 000 个 D-葡萄糖结构单元,相对分子质量较大。支链淀粉的直链以α-1,4-苷键相连,分支处由 α-1,6-苷键相连,每隔20 ~ 25 个葡萄糖单位就有一个分支,纵横交错,形成树枝状结构。其结构如图17-2所示。

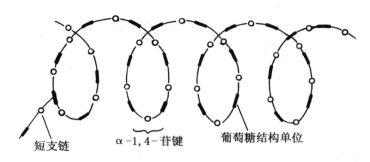

短支链   α-1,4-苷键   葡萄糖结构单位

图 17-1   直链淀粉的结构

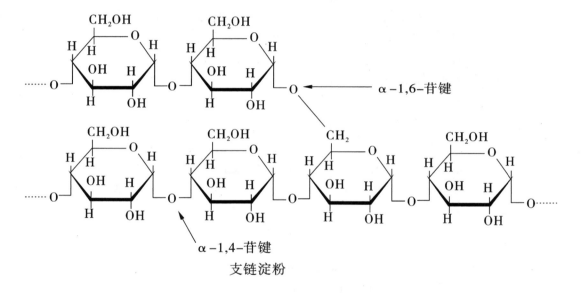

α-1,6-苷键

α-1,4-苷键

支链淀粉

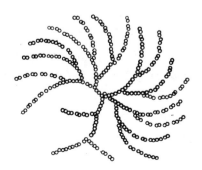

图 17-2   支链淀粉的结构

(二)淀粉的性质

淀粉为白色无定形粉末,直链淀粉能溶于热水;支链淀粉不溶于水,在热水中溶胀

笔记栏

成糊状,蒸煮后黏性较大,糯米的主要成分就是支链淀粉。

1.淀粉与碘反应　直链淀粉与碘反应呈蓝色,支链淀粉与碘反应呈紫色。而天然淀粉是二者的混合物,所以,淀粉遇碘呈蓝紫色。化学上常利用该性质来鉴别淀粉或碘。

2.淀粉的水解　直链淀粉和支链淀粉在酸或酶的催化下水解,都能逐步水解生成分子较小的糖,最终生成 D-葡萄糖。淀粉水解过程可依据产物与碘所显颜色不同而确定。

$$(C_6H_{10}O_5)_n \xrightarrow[\text{(淀粉酶)}]{\text{水解}} (C_6H_{10}O_5)_n \xrightarrow[\text{(淀粉酶)}]{\text{水解}} C_{12}H_{22}O_{11} \xrightarrow[\text{(麦芽糖酶)}]{\text{水解}} C_6H_{12}O_6$$

淀粉　　　　　　糊精　　　　　　麦芽糖　　　　α-D-葡萄糖

二、纤维素

纤维素是自然界中分布最广的多糖。它是植物细胞壁的主要成分,是构成植物组织的基础。棉花中纤维素的含量在 90% 以上,木材中约含纤维素 50% ,竹子、芦苇、稻草、野草等都含有大量纤维素,脱脂棉和滤纸几乎都是纤维素。组成纤维素的结构单元也是 D-葡萄糖,纤维素与直链淀粉的结构不同之处在于:直链淀粉中连接 D-葡萄糖的苷键是α-1,4-苷键,而纤维素是用β-1,4-苷键连接。

β-1,4-苷键

纤维素

纤维素的结构与直链淀粉有些相似,但由于没有螺旋,排列更加紧密。许多长链平行排列成绳索状,因而纤维素具有良好的机械强度和化学稳定性,在植物体内作为骨架起着支撑作用。

【想一想】
如何鉴别蔗糖和糖原、淀粉和纤维素?

纤维素是白色纤维状固体,不溶于水和有机溶剂,不与碘发生颜色反应。水解的最终产物是 β-D-葡萄糖。人体的消化道内没有纤维素水解酶,因此纤维素不能直接作为人的营养物质。虽然人不能消化纤维素,但食物中少量的纤维素有助于大肠埃希氏菌合成多种维生素,能促进肠道蠕动和消化液的分泌,利于消化食物、排泄粪便,防止便秘。因此,多吃蔬菜和水果,保持适量的纤维素,对人体健康有着重要意义。食草动物(如牛、羊等)的消化道能分泌纤维素水解酶,将纤维素水解为葡萄糖,所以纤维素是食草动物的营养物质。

纤维素用途很广,可以用来制造纸张、纺织品、玻璃纸、火棉胶、电影胶片等,在医学上常用作药棉、纱布。

三、糖原

糖原是人和动物体内的储存葡萄糖的一种形式，又称为动物淀粉。糖原主要存在于动物的肝和肌肉中，所以有肝糖原和肌糖原之分。

糖原的结构与支链淀粉相似，也是由 α-D-葡萄糖单元以 α-1,4-苷键和 α-1,6-苷键连结而成的多糖，但其分支更短、更密，相对分子量更大，如图 17-3 所示。

糖原为白色无定型粉末，能溶于热水成为胶体溶液，不溶于乙醇，遇碘呈红棕色。

人体内约含 400 g 糖原。肝糖原在动物体内具有调节血糖的功能。当血糖较高时，多余的葡萄糖就结合成糖原储存于肝中；而血糖较低时，糖原就分解成葡萄糖进入血液，以维持血液中血糖的正常含量。

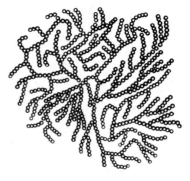

图 17-3　糖原的结构

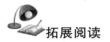 拓展阅读

高血糖症与糖尿病

糖是人体所需能量的最主要能源，机体所需能量的 70% 是由食物中的糖所提供。正常情况下，人体通过激素调节和神经调节能确保血糖的来源与去路保持平衡，使血糖维持在 3.89～6.11 mmol/L。但是在某些因素的作用下，两大调节功能发生紊乱，就会出现血糖水平的升高或者降低。

临床上将空腹血糖水平高于 7.0 mmol/L 称为高血糖。当血糖高于肾糖阈时，原尿中葡萄糖不能完全被肾小管重吸收，多余的葡萄糖会随尿液排出，形成糖尿。引起高血糖的原因有很多，可分为生理性高血糖与病理性高血糖。生理性高血糖可因高糖饮食、运动、情绪紧张、饮酒等引起交感神经兴奋和应激情况导致血糖升高，短时间、一次性的高血糖对人体无严重损害，血糖水平会逐渐恢复正常。病理性高血糖主要由糖尿病、甲状腺功能亢进、颅外伤、脱水或服用某些药物等引起，其中糖尿病是临床上高血糖最常见的原因。

糖尿病是在多基因遗传基础上，加上环境因素，通过未阐明的机制，引起胰岛素分泌障碍和胰岛素生物学效应不足而导致的以高血糖为基本特征的一组代谢性疾病。临床典型表现为多食、多饮、多尿、体重减轻（三多一少）。糖尿病如果未得到及时治疗，长期存在的高血糖可使各个组织、器官发生慢性损害、功能障碍，导致急、慢性并发症的发生，如失水、电解质紊乱、营养缺乏、抵抗力下降、肾功能受损、末梢神经病变、眼底病变、心脑血管疾病、肢端坏疽等。

小　结

糖类为多羟基醛、多羟基酮及其脱水缩合物。根据能否水解及水解情况，糖可分为单糖、双糖和多糖 3 类。

1. 单糖　不能水解的多羟基醛或多羟基酮称为单糖。根据结构特征不同,单糖又可分为醛糖和酮糖。重要的单糖有葡萄糖、果糖、核糖、脱氧核糖、半乳糖等。结构有开链式和氧环式。

单糖具有还原性,可以与托伦试剂、斐林试剂及班氏试剂反应;单糖都能发生成酯、成脎、成苷反应。

2. 双糖　水解生成两分子单糖的糖称为双糖。

蔗糖是由一分子 α–D–葡萄糖和一分子 β–D–果糖以 α–1,2–苷键结合而成的非还原双糖,不能被弱氧化剂氧化,不能发生成酯、成脎、成苷等反应。

麦芽糖是由两分子 α–D–葡萄糖以 α–1,4–苷键结合而成的还原双糖,可以被弱氧化剂氧化,能发生成酯、成脎、成苷等反应。

乳糖是由一分子 β–D–半乳糖与另一分子 D–葡萄糖以 β–1,4–苷键结合而成的还原糖,可以被弱氧化剂氧化,能发生成酯、成脎、成苷等反应。

3. 多糖　淀粉、糖原和纤维素是最重要的多糖,是天然高分子化合物。它们均无还原性,完全水解的最终产物均为葡萄糖。淀粉、糖原遇碘都会变色。

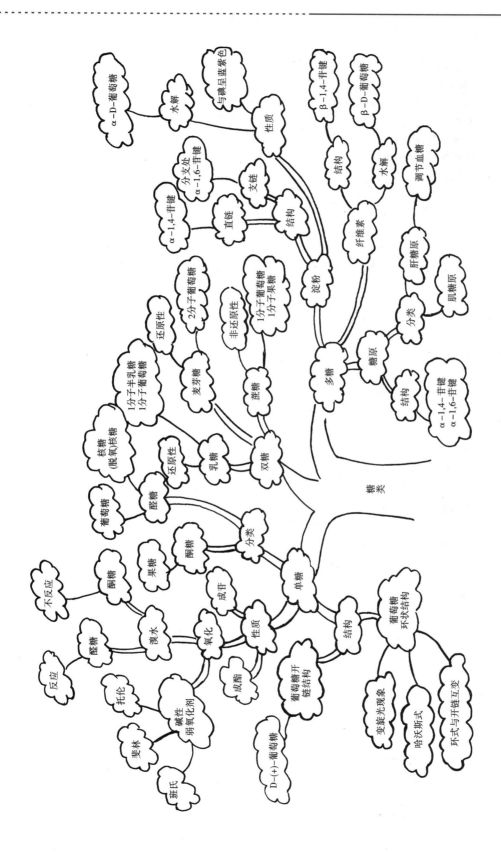

笔记栏

同步练习

一、选择题

1. 糖类化合物的正确定义是　　　　　　　　　　　　　　　　　　（　　）
   A. 有甜味的物质　　　　　　　　B. 多羟基醛、多羟基酮
   C. 碳水化合物　　　　　　　　　D. 多羟基醛、多羟基酮及其缩合产物

2. 单糖不具有的性质是　　　　　　　　　　　　　　　　　　　　（　　）
   A. 还原性　　　　　　　　　　　B. 能发生成脒反应
   C. 能水解　　　　　　　　　　　D. 能发生成酯反应

3. 葡萄糖的同分异构体是　　　　　　　　　　　　　　　　　　　（　　）
   A. 核糖　　　　　　　　　　　　B. 果糖
   C. 半乳糖　　　　　　　　　　　D. 甘露糖

4. 下列双糖水解产物中有果糖的是　　　　　　　　　　　　　　　（　　）
   A. 蔗糖　　　　　　　　　　　　B. 麦芽糖
   C. 乳糖　　　　　　　　　　　　D. 纤维二糖

5. 下列物质属于非还原性糖的是　　　　　　　　　　　　　　　　（　　）
   A. 果糖　　　　　　　　　　　　B. 麦芽糖
   C. 蔗糖　　　　　　　　　　　　D. 乳糖

6. 下列各组物质不是同分异构体的是　　　　　　　　　　　　　　（　　）
   A. 核糖与脱氧核糖　　　　　　　B. 葡萄糖与果糖
   C. 乳糖与麦芽糖　　　　　　　　D. 蔗糖与麦芽糖

7. 下列物质中不含自由苷羟基的是　　　　　　　　　　　　　　　（　　）
   A. 蔗糖　　　　　　　　　　　　B. 乳糖
   C. α-葡萄糖　　　　　　　　D. 麦芽糖

8. 不属于多糖性质的是　　　　　　　　　　　　　　　　　　　　（　　）
   A. 均能水解　　　　　　　　　　B. 均为非还原糖
   C. 均无甜味　　　　　　　　　　D. 均能与碘液作用显蓝色

9. 下列糖中,人体消化酶不能消化的是　　　　　　　　　　　　　（　　）
   A. 糖原　　　　　　　　　　　　B. 淀粉
   C. 葡萄糖　　　　　　　　　　　D. 纤维素

10. 血糖通常指血液中的　　　　　　　　　　　　　　　　　　　（　　）
   A. 葡萄糖　　　　　　　　　　　B. 糖原
   C. 果糖　　　　　　　　　　　　D. 麦芽糖

二、填空题

1. 根据糖类的水解情况,糖类可分_____、_____和_____。

2. 糖分子的半缩醛羟基又称_____。

3. 天然淀粉由_____、_____、_____和_____组成,遇碘呈现_____色。

4. 直链淀粉中葡萄糖单位以_____苷键结合,支链淀粉分支处以_____苷键相连,纤维素中葡萄糖单位以_____苷键连接。

三、完成下列反应式

1. 写出 D-葡萄糖与托伦试剂、斐林试剂、Br_2/H_2O、稀 HNO_3、过量苯肼反应的化学方程式。

2. 写出 β-D-葡萄糖在干燥氯化氢作用下,与无水甲醇反应的化学反应式。

四、试用简单的试验方法区别下列各组化合物

1. D-葡萄糖和 D-果糖。

2.麦芽糖和蔗糖。

3.麦芽糖和乙醇。

4.蔗糖和淀粉。

五、简答题

1.什么叫还原糖、非还原糖？它们在结构与性质上有何区别？常见的单糖、二糖及多糖中,哪些是还原糖？

2.麦芽糖、乳糖、蔗糖由哪两个单糖以哪种苷键结合而成？有无变旋光现象？有无还原性？

第十八章

氨基酸和蛋白质

学习目标

◆ 掌握　氨基酸的结构特点、分类和命名。

◆ 熟悉　氨基酸的等电点和成肽反应；蛋白质的元素组成；蛋白质的两性电离和等电点。

◆ 了解　蛋白质的一级结构和二级结构；蛋白质的胶体性质、水解、盐析、变性及颜色反应等化学性质。

◆ 能力　能运用氨基酸和蛋白质的理化性质进行后续课程学习。

　　蛋白质是生命活动的物质基础，在生命活动中发挥着重要作用。蛋白质是组织细胞结构的必需组成材料，参与组织生长、发育、更新与修复，蛋白质还是实现大部分生理功能的物质基础，如促进食物消化产生能量的酶、起到免疫防御的抗体、调节代谢的部分激素。尽管蛋白质种类繁多、结构各异，但其基本组成单位都是氨基酸。本章重点讨论氨基酸和蛋白质的组成、结构与性质。

第一节　氨基酸

一、氨基酸的结构、分类和命名

(一) 氨基酸的结构

　　羧酸分子烃基中的氢原子被氨基取代的化合物称为氨基酸。氨基酸分子中含有氨基和羧基，属于取代羧酸。

　　自然界存在的氨基酸有 300 多种，但生物体中参于蛋白质组成的氨基酸只有 20 种（表 18-1），它们在结构上有共同特征，除脯氨酸外，与羧基相连的碳原子都有一个氨基，即都是 α-氨基酸。α-氨基酸的结构通式如下（R 表示侧链基团）。

$$R—CH—COOH$$
$$|$$
$$NH_2$$

例如：

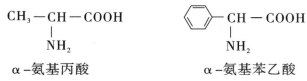

α-氨基丙酸　　　　　　　　α-氨基苯乙酸

α-氨基酸的不同之处在于其 R 基团不同。除甘氨酸以外,其他 α-氨基酸分子中的 α-碳原子均为手性碳原子,具有旋光性。

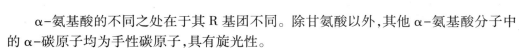

L-α-氨基酸　　　　　　　　D-α-氨基酸

表 18-1　生物体中组成蛋白质的 20 种氨基酸

名称	结构	英文缩写	等电点
甘氨酸（α-氨基乙酸）	CH_2-COOH 　NH_2	Gly	5.97
丙氨酸（α-氨基丙酸）	$CH_3-CH-COOH$ 　　　NH_2	Ala	6.00
缬氨酸（α-氨基异戊酸）*	CH_3　$CH-CH-COOH$ CH_3　　　NH_2	Val	5.96
亮氨酸（α-氨基异己酸）*	CH_3　$CH-CH_2-CH-COOH$ CH_3　　　　　　NH_2	Leu	5.98
异亮氨酸（β-甲基-α-氨基戊酸）*	$CH_3-CH_2-CH-CH-COOH$ 　　　　　CH_3　NH_2	Ile	6.02
甲硫氨酸（β-甲硫基-α-氨基丁酸）*	$CH_3-S-CH_2-CH_2-CH-COOH$ 　　　　　　　　　NH_2	Met	5.74
脯氨酸（α-羧基四氢吡咯）	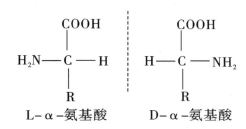	Pro	6.30

续表 18-1

名称	结构	英文缩写	等电点
苯丙氨酸（β-苯基-α-氨基丙酸）*	苯基—CH₂—CH—COOH / NH₂	Phe	5.48
色氨酸[β-(3-吲哚基)-α-氨基丙酸]*	吲哚基—CH₂—CH—COOH / NH₂	Trp	5.89
丝氨酸（β-羟基-α-氨基丙酸）	CH₂—CH—COOH / OH NH₂	Ser	5.68
苏氨酸（β-羟基-α-氨基丁酸）*	CH₃—CH—CH—COOH / OH NH₂	Thr	5.60
半胱氨酸（β-巯基-α-氨基丙酸）	CH₂—CH—COOH / SH NH₂	Cys	5.05
酪氨酸（β-对羟苯基-α-氨基丙酸）	OH—C₆H₄—CH₂—CH—COOH / NH₂	Tyr	5.66
天冬酰胺（α-氨基丁酰胺酸）	H₂NCHCH₂—CHCOOH (O, NH₂)	Asn	5.41
谷氨酰胺（α-氨基戊酰胺酸）	H₂NCCH₂CH₂—CHCOOH (O, NH₂)	GLN	5.65
天冬氨酸（α-氨基丁二酸）	HOOC—CH₂—CH—COOH / NH₂	Asp	2.77
谷氨酸（α-氨基戊二酸）	HOOC—CH₂—CH₂—CH—COOH / NH₂	Glu	3.22
赖氨酸（α,e-二氨基己酸）*	CH₂—CH₂—CH₂—CH₂—CH—COOH / NH₂ NH₂	Lys	9.74
精氨酸（d-胍基-α-氨基戊酸）	NH₂—C—NH—CH₂—CH₂—CH₂—CH—COOH / NH NH₂	Arg	10.76
组氨酸[β-(4-咪唑基)-α-氨基丙酸]	咪唑基—CH₂—CH—COOH / NH₂	His	7.59

注：* 为必需氨基酸

(二)氨基酸的分类

按氨基酸的结构特征分类如下。

(1)根据氨基酸分子中氨基和羧基的相对位置不同,可分为 α-、β-、γ-等氨基酸。其中 α-氨基酸最为重要。

(2)根据氨基酸分子中烃基的种类不同,可分为脂肪族氨基酸、芳香族氨基酸和杂环氨基酸。

(3)根据氨基酸分子中氨基和羧基的相对数目不同,可分为中性氨基酸、酸性氨基酸和碱性氨基酸。

中性氨基酸:氨基的数目等于羧基的数目,如丙氨酸。

酸性氨基酸:氨基的数目少于羧基的数目,如谷氨酸。

碱性氨基酸:氨基的数目多于羧基的数目,如赖氨酸。

氨基酸的构型通常采用 D/L 标记法。科学研究证明,从蛋白质水解得到的氨基酸,其构型均为 L-型。

(三)α-氨基酸的命名

α-氨基酸是取代羧酸,按系统命名法,命名时以羧酸为母体,氨基为取代基,称为"α-氨基某酸"。

$$CH_3—CH—COOH \qquad HOOC—CH_2—CH_2—CH—COOH$$
$$\qquad\quad |\qquad\qquad\qquad\qquad\qquad\qquad\qquad\qquad |$$
$$\qquad\quad NH_2\qquad\qquad\qquad\qquad\qquad\qquad\qquad NH_2$$

　　α-氨基丙酸　　　　　　　　　　α-氨基戊二酸
　　　(丙氨酸)　　　　　　　　　　　(谷氨酸)

但 α-氨基酸常按其来源或某些性质而采用俗名。如天冬氨酸因最初从天门冬植物中发现而得名,甘氨酸因具甜味而得名。蛋白质水解得到的 α-氨基酸的分类、名称及重要的物理常数(等电点)详见表18-1。

大部分氨基酸都能在人体内合成,但有 8 种在人体内不能合成或合成不足,必须依靠食物来供给的氨基酸称为必需氨基酸。为了维护人体健康,应合理饮食,科学营养,保证必需氨基酸的摄取。

二、氨基酸的性质

(一)物理性质

组成蛋白质的氨基酸都是无色或白色晶体,熔点都较高,一般为 200~300 ℃,熔化时往往分解且释放出二氧化碳。除甘氨酸外,其余氨基酸均有旋光性。

氨基酸在水中的溶解度大小不一,但均可溶于强酸或强碱溶液中。除甘氨酸、丙氨酸和亮氨酸外,其余氨基酸均不溶于无水乙醇,几乎所有的氨基酸均不溶于乙醚。

(二)化学性质

1. 氨基酸的两性解离和等电点　氨基酸分子中既有酸性的羧基,又有碱性的氨基,所以,氨基酸溶于水时,既能进行酸式解离,也能进行碱式解离。

酸式解离：

$$R—CH—COOH \rightleftharpoons R—CH—COO^- +H^+$$
$$\quad\ |\qquad\qquad\qquad\quad\ |$$
$$\quad NH_2\qquad\qquad\qquad NH_2$$

氨基酸阴离子

碱式解离：

$$R—CH—COOH +H_2O \rightleftharpoons R—CH—COOH +OH^-$$
$$\quad\ |\qquad\qquad\qquad\qquad\qquad\ |$$
$$\quad NH_2\qquad\qquad\qquad\qquad NH_3^+$$

氨基酸阳离子

氨基酸还能与酸、碱作用生成盐。

$$CH_2—COOH +HCl \longrightarrow CH_2—COOH$$
$$\ |\qquad\qquad\qquad\qquad\quad |$$
$$NH_2\qquad\qquad\qquad\qquad NH_3^+Cl^-$$

$$CH_2—COOH +NaOH \longrightarrow CH_2—COONa +H_2O$$
$$\ |\qquad\qquad\qquad\qquad\qquad |$$
$$NH_2\qquad\qquad\qquad\qquad\ NH_2$$

可以看出，氨基酸具有两性解离的性质，是两性化合物。从另一个角度看，酸性基团—COOH 和碱性基团—NH₂ 也能相互作用形成盐，使氨基酸分子成为带有正电荷和负电荷的两性离子，即形成氨基酸的内盐。

$$R—CH—COOH \rightleftharpoons R—CH—COO^-$$
$$\quad\ |\qquad\qquad\qquad\qquad |$$
$$\quad NH_2\qquad\qquad\qquad NH_3^+$$

氨基酸两性离子（内盐）

若将某种氨基酸溶液的 pH 值调至一特定值，使酸式解离程度恰好等于碱式解离程度，氨基酸则全部以两性离子存在，净电荷为零，呈电中性，在电场作用下，既不向正极移动，也不向负极移动。此时溶液的 pH 值称为氨基酸的等电点，可以用 pI 表示。

氨基酸的化学组成不同，其等电点也不同。含有一个羧基和一个氨基的氨基酸，由于在水溶液中解离时羧基的酸式解离程度略大于氨基的碱式解离程度，所以等电点略小于 7，一般在 5.0~6.5；酸性氨基酸的等电点在 2.7~3.2，而碱性氨基酸的等电点在 9.5~10.7。氨基酸的等电点见表 18-1。

氨基酸在水溶液中的存在形式取决于溶液的 pH 值。氨基酸在不同 pH 值的溶液中的变化及存在形式表示如下。

$$R—CH—COOH$$
$$\quad\ |$$
$$\quad NH_2$$

$$R—CH—COO^- \underset{OH^-}{\overset{H^+}{\rightleftharpoons}} R—CH—COO^- \underset{OH^-}{\overset{H^+}{\rightleftharpoons}} R—CH—COOH$$
$$\quad\ |\qquad\qquad\qquad\qquad\quad\ |\qquad\qquad\qquad\qquad\quad |$$
$$\quad NH_2\qquad\qquad\qquad\qquad NH_3^+\qquad\qquad\qquad\quad NH_3^+$$

阴离子　　　　　　　　两性离子　　　　　　　　阳离子
溶液pH>pI　　　　　　溶液pH=pI　　　　　　　溶液pH<pI

加酸能促进碱式解离,当 pH<pI 时,氨基酸主要以阳离子形式存在,在电场中向负极移动;加碱能促进酸式解离,当 pH>pI 时,氨基酸主要以阴离子形式存在,在电场中向正极移动;当 pH = pI 时,氨基酸以两性离子形式存在。这时氨基酸的溶解度最小,最易从溶液中析出,利用这一性质,可以分离、提纯氨基酸。

2. 成肽反应 两个 α-氨基酸分子中,一个氨基酸的 α-羧基与另一个氨基酸的 α-氨基脱水缩合,生成二肽。

$$H_2N-\underset{\underset{R_1}{|}}{CH}-\underset{\underset{}{||}}{\overset{O}{C}}-OH + H-\underset{}{\overset{H}{N}}-\underset{\underset{R_2}{|}}{CH}-COOH \xrightarrow{-H_2O} H_2N-\underset{\underset{R}{|}}{CH}-\underset{\overset{O}{||}}{C}-\underset{}{\overset{H}{N}}-\underset{\underset{R}{|}}{CH}-COOH$$

氨基酸   氨基酸   二肽

二肽分子中的酰胺键($-\overset{O}{\overset{||}{C}}-\overset{H}{\overset{|}{N}}-$)称为肽键。在二肽分子中仍存在游离的 α-氨基和 α-羧基,还可以继续和其他氨基酸分子脱水缩合,以肽键结合生成三肽、四肽、五肽以至生成长链的多肽。

$$H_2N-\underset{\underset{R_1}{|}}{CH}-\overset{O}{\overset{||}{C}}-\overset{H}{\overset{|}{N}}-\underset{\underset{R_2}{|}}{CH}-\overset{O}{\overset{||}{C}}-\overset{H}{\overset{|}{N}}-\underset{\underset{R_3}{|}}{CH}-\overset{O}{\overset{||}{C}}-\cdots-\overset{H}{\overset{|}{N}}-\underset{\underset{R_n}{|}}{CH}-COOH$$

多肽链有两端,含有 α-氨基游离的一端,称为氨基末端或 N 端,通常写在左侧;含有 α-羧基游离的一端,称为羧基末端或 C 端,通常写在右侧。存在于多肽中的每个氨基酸单位因脱水缩合而残缺不全,称为氨基酸残基。

医学中发现,生物体内存在许多游离的活性肽,称为生物活性肽,具有重要的生理功能,如谷胱甘肽,它是由谷氨酸、半胱氨酸和甘氨酸组成的三肽,其结构如下。

$$H_2N-\underset{\underset{COOH}{|}}{CH}-CH_2CH_2-CO-NH-\underset{\underset{CH_2SH}{|}}{CH}-CO-NH-CH_2COOH$$

谷氨酰半胱氨酰甘氨酸(谷胱甘肽)

由多种 α-氨基酸分子按不同的排列顺序以肽键相互结合,可以形成百万种具有不同的理化性质和生理活性的多肽链,相对分子质量在 10 000 以上的多肽可称为蛋白质。

3. 受热后的反应 由于氨基和羧基相对位置的不同,α-氨基酸和 β-氨基酸受热后所发生的反应不同。

一般 α-氨基酸受热后,能在两分子之间发生脱水反应,生成环状的交酰胺。

$$\underset{\underset{OC}{|}}{\overset{NH_2}{\overset{|}{H_2C}}} \underset{OH}{} + \underset{\underset{H_2N}{}}{\overset{HO}{\overset{|}{CO}}} \underset{CH_2}{} \xrightarrow{\triangle} \underset{\underset{OC}{}}{\overset{HN}{\overset{H_2C}{}}} \underset{\underset{NH}{}}{\overset{CO}{\overset{CH_2}{}}} + H_2O$$

β-氨基酸受热后,容易分子内脱去一分子氨,生成不饱和羧酸。

$$\underset{\underset{NH_2}{|}}{\overset{\overset{H}{|}\ \overset{H}{|}}{H_3C-C-C-COOH}} \xrightarrow{\triangle} \underset{\underset{H}{|}\ \underset{H}{|}}{H_3C-C=C-COOH} + NH_3$$

4. 脱羧反应　氨基酸与 $Ba(OH)_2$ 共热发生脱羧反应,生成胺类化合物。

$$\underset{\underset{NH_2}{|}}{R-CH-COOH} \xrightarrow[\triangle]{Ba(OH)_2} R-CH_2-NH_2 + CO_2\uparrow$$

脱羧反应也可以在某些细菌的脱羧酶的作用下发生,例如,蛋白质在腐败时,精氨酸脱羧生成腐胺[$H_2N-(CH_2)_4-NH_2$],赖氨酸脱羧生成尸胺[$H_2N-(CH_2)_5-NH_2$],两者都是有毒的。误食变质的肉而引起食物中毒,其主要原因就是由腐胺和尸胺引起的。

生物体内在氧化酶的作用下,氨基酸还发生脱氨反应生成 α-酮酸。这是 α-氨基酸代谢的重要途径之一。

5. 与亚硝酸反应　氨基酸(脯氨酸除外)与亚硝酸作用,氨基被羟基取代生成 α-羟基酸,可定量释放出氮气。

$$\underset{\underset{NH_2}{|}}{R-CH-COOH} + HNO_2 \longrightarrow \underset{\underset{OH}{|}}{R-CH-COOH} + N_2\uparrow + H_2O$$

脯氨酸分子中含有亚氨基,亚氨基不能与亚硝酸反应放出氮气。

通过定量测定反应中所释放出的 N_2 的体积,可计算出氨基的含量。此种方法常用于氨基酸和多肽的定量分析。

6. 与甲醛反应　氨基酸与甲醛反应生成 N,N-二羟甲基氨基酸,然后生成 N-亚甲基氨基酸,使氨基失去碱性,这时可以直接用标准碱液滴定羧基,测定氨基酸的含量。

7. 与茚三酮的反应　氨基酸与茚三酮的水合物在溶液中共热,经过一系列反应,最终生成蓝紫色的化合物。根据该反应所生成化合物颜色的深浅程度,以及释放出 CO_2 的体积,可用于氨基酸的定量测定。

α-氨基酸与茚三酮反应极为灵敏,氨基酸的检出量为 1 nmol,这是鉴别 α-氨基酸最灵敏、最简便的方法。

第二节　蛋白质

蛋白质是一类重要的生物高分子化合物,相对分子质量很大,结构复杂,种类繁多。它几乎在所有的生命过程中都发挥极其重要的作用,因此,研究蛋白质的结构性质及其功能是生物科学的中心课题之一,是从分子水平上认识生命现象的一个重要方面。

一、蛋白质的元素组成

蛋白质在人体内约有 10 万种以上,其质量约占人体干重的 45%。从各种生物组织中提取的蛋白质经元素分析,发现其中各主要元素的含量:碳(C)为 50%~55%,氢(H)为 6.0%~7.0%,氧(O)为 19%~24%,氮(N)为 15%~17%,硫(S)为 0~4%。

有些蛋白质含有磷(P),少量蛋白质还含有微量铁(Fe)、铜(Cu)、锌(Zn)、锰(Mn)等,个别蛋白质含有碘(I)。

由于生物组织中绝大部分氮元素都来自蛋白质,各种蛋白质的含氮量很接近,平均为 16%,故只需测定蛋白质样品中的氮的质量分数,即可计算出蛋白质的质量分数。计算公式如下。

【想一想】
为什么非法奶粉制假企业会向奶粉中添加三聚氰胺?

$$\omega(\text{蛋白质}) = \omega(\text{N}) \times 6.25$$

上式中:ω 表示质量分数。

二、蛋白质的分子结构

任何一种蛋白质分子在天然状态下均具有独特而稳定的构象,这是蛋白质分子在结构上最显著的特征。各种蛋白质的特殊功能和活性不仅取决于多肽链的氨基酸组成、数目及排列顺序,还与其特定的空间结构密切相关。为了表示蛋白质分子不同层次的结构,常将蛋白质结构分为一、二、三、四级。

蛋白质分子中 α-氨基酸的排列顺序称为蛋白质的一级结构。肽键是构成蛋白质的主键。X 射线衍射证明,肽键中的酰胺基处于平面状态,羰基碳和氮原子之间存在 p-π 共轭而具有一定的双键特征。

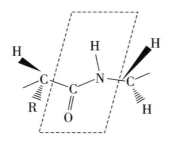

牛胰岛素是第一个被阐明结构的蛋白质,它是由 51 个氨基酸、两条多肽链构成的。牛胰岛素分子的一级结构如图 18-1 所示。

蛋白质中氨基酸的排列顺序对整个蛋白质起着决定性的作用。多肽链部分原子卷曲、盘旋和折叠的空间结构,称为蛋白质的二级结构。此结构包括 α-螺旋和 β-折叠两种。

α-螺旋为右手螺旋结构,如图 18-2(a)所示。其中每圈含有 3.6 个氨基酸残基,相邻的螺圈之间可以形成氢键以稳定 α-螺旋结构。β-折叠结构如图 18-2(b)所示。多肽键呈伸展状态,折叠为锯齿状结构。两段以上的 β-折叠结构平行排布时,它们之间可以形成氢键来稳定结构。其中两条肽链可以是平行的,也可以是反平行的。

氢键在维持和固定蛋白质的二级结构中起了重要的作用。

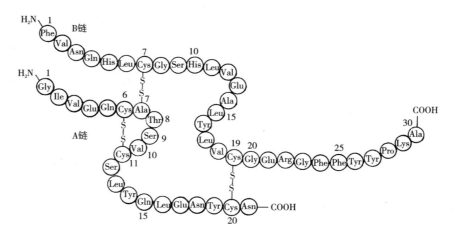

图 18-1　牛胰岛素分子的一级结构

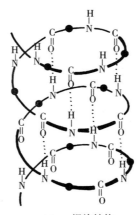

(a) α-螺旋结构

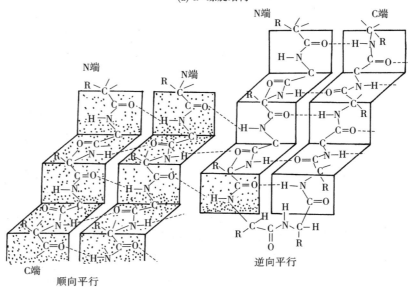

(b) β-折叠结构

图 18-2　蛋白质的二级结构

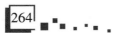

蛋白质的多肽链在二级结构的基础上以一定的方式再进一步折叠盘曲,形成复杂的三级空间结构。具有三级结构的蛋白质才有生物学活性。稳定的三级结构主要通过氢键、盐键、二硫键、酯键等统称为蛋白质结构中的次级键来维系。

蛋白质的四级结构是指两个或两个以上独立三级结构的多肽链通过次级键结合而形成的复杂结构。其中每一个三级结构的多肽链称为亚基。

图18-3、图18-4分别显示了鲸肌红蛋白的三级结构和血红蛋白的四级结构。

蛋白质空间结构

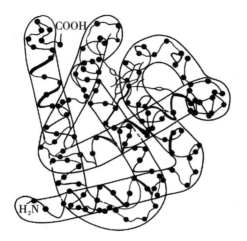

图18-3 鲸肌红蛋白的三级结构

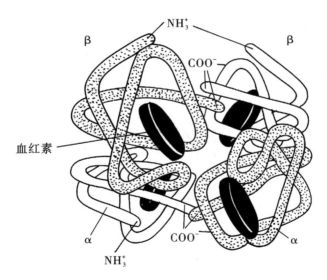

图18-4 血红蛋白的四级结构

三、蛋白质的性质

（一）胶体性质

在一般胶体溶液中,分散质点在胶体体系中保持悬浮状态而呈现稳定性,必须具备几个条件:质点大小在 1~100 nm;质点带有相同的电荷;质点与溶剂分子结合,形成溶剂化层。蛋白质是高分子化合物,其分子量多在 1 万~10 万,其分子颗粒大小已经到胶体质点的范围内。蛋白质分子表面有很多亲水基团,如氨基、羧基、羟基及—CO—NH—基等,在水溶液中都能与水分子起水化作用,因此,蛋白质在水溶液中,每一分子表面有一水化层包围着,各个分子之间由水化层互相分隔开来。同时蛋白质分子具有可解离的极性基团,所以在一定的 pH 值的溶液中,蛋白质表面一般都带有相同的电荷,相互排斥,阻断蛋白质分子相互聚集。所以蛋白质作为胶态系统是很稳定的。

蛋白质溶液也具有一系列的胶体性质,如不能透过半透膜、吸附能力大、有丁达尔现象及布朗运动等。蛋白质的胶体性质与蛋白质的生物活性有着密切的关系。

（二）两性解离和等电点

蛋白质分子中存在着自由的氨基与羧基,因此,蛋白质和氨基酸一样也具有两性解离的性质。

蛋白质在水溶液中的存在形式,除由其本身的结构所决定外,也与溶液的 pH 值有关。在不同 pH 值时,蛋白质以阴离子、阳离子或两性离子形式存在。调节溶液的 pH 值,可使蛋白质中羧基的解离程度与氨基的解离程度相等,蛋白质分子所带净电荷为零,呈两性离子状态时溶液的 pH 值称为该蛋白质的等电点（pI）。如果以

$$P\!\!\diagup^{NH_2}_{\diagdown COOH}$$ 代表蛋白质分子,则它在不同 pH 值的溶液中的存在形式可表示如下。

$$P\!\!\diagup^{NH_2}_{\diagdown COOH}$$

$$
P\!\!\diagup^{NH_2}_{\diagdown COO^-} \underset{OH^-}{\overset{H^+}{\rightleftharpoons}} P\!\!\diagup^{NH_3^+}_{\diagdown COO^-} \underset{OH^-}{\overset{H^+}{\rightleftharpoons}} P\!\!\diagup^{NH_3^+}_{\diagdown COOH}
$$

阴离子	两性离子	阳离子
溶液pH>pI	溶液pH=pI	溶液pH<pI

不同的蛋白质具有不同的等电点。大多数蛋白质的等电点接近 5.0。由于人体中的体液（如血液、组织液和细胞内液等）的 pH 值约为 7.4,所以体内蛋白质分子大

多以阴离子的形式存在,并与体液中的 K^+、Ca^{2+}、Na^+、Mg^{2+} 等阳离子结合成盐,称蛋白质盐。蛋白质盐可与蛋白质组成缓冲对,在体液中起重要的缓冲作用。表 18-2 列出了部分蛋白质的等电点。

表 18-2　部分蛋白质的等电点

蛋白质	等电点(pI)	来源	蛋白质	等电点(pI)	来源
胃蛋白酶	2.88	猪胃	肌蛋白酶	5.3	猪胰液
酪蛋白	4.6	牛乳	血红蛋白	6.7	血液
卵清蛋白	4.86	鸡蛋	肌球蛋白	7.0	肌肉
血清白蛋白	4.64	人血	细胞色素 C	10.7	组织细胞
尿酶	5.0	人尿	鱼精蛋白	12.3	鲑鱼精

在等电点时,蛋白质以两性离子存在,很容易聚集成较大的聚集体而析出。在一定 pH 值的溶液中,不同蛋白质分子等电点不同,所带净电荷的性质及电量不同,在电场中可发生电泳现象。利用此性质可以分离、纯化混合的蛋白质,这一方法目前在临床上已被广泛使用。

【想一想】
有一混合蛋白质溶液,各种蛋白质的 pI 为 4.6、5.3、5.0、6.7、7.3,电泳时欲使其中 1 种泳向负极,蛋白质缓冲液的 pH 值在哪个范围?

(三)水解

蛋白质在酸、碱或酶的作用下,逐步水解成相对分子质量较小的肽类化合物,最终得到各种 α-氨基酸。

蛋白质→䏡→胨→多肽→二肽→α-氨基酸

䏡和胨是蛋白质水解后生成的大小不同的片断。

食物中的蛋白质在人体内各种蛋白酶的作用下水解成各种 α-氨基酸,然后被肠壁吸收进入血液,再在体内重新合成人体所需要的蛋白质。

(四)盐析

少量的盐(如硫酸铵、硫酸钠、氯化钠等)能促进蛋白质溶解。当向蛋白质溶液中加入高浓度盐溶液时,会使蛋白质的溶解度降低而从溶液中析出,这种作用称为盐析。常用的盐析剂有 $(NH_4)_2SO_4$、Na_2SO_4、$NaCl$ 等。

盐析主要是破坏了蛋白质在水中的稳定因素之一:水化膜,由于加入的盐类在水中全部电离,这些小离子的水化能力比蛋白质强,从而使蛋白质分子失去水化膜而相互聚集沉淀。这样析出的蛋白质在继续加水稀释后仍能溶解,并不影响蛋白质原来的性质。

各种蛋白质由于所带电荷和水化程度不同,因此在盐析中析出时所需各种盐的浓度也不相同。利用这一性质,可以用不同浓度的盐使蛋白质分段析出,这种方法称为分段盐析。采用多次盐析和溶解,可以分离提纯蛋白质。

(五)变性

在某些物理因素(加热、加压、搅拌、振荡、紫外线照射等)或化学因素(强酸、强碱、重金属盐、三氯乙酸、乙醇等)作用下,蛋白质分子严密的空间结构发生改变,导致蛋白质的理化性质和生理功能发生变化的现象,称为蛋白质的变性。

蛋白质变性主要是由维系多肽链空间结构的次级键发生断裂而引起的,即二级、三级及四级结构的破坏;而变性一般不会导致一级结构的破坏。变性后的蛋白质表现为溶解度降低,凝结或产生沉淀,同时丧失原有的生理活性。

蛋白质变性在实际应用中具有重要意义。如在临床上解救重金属盐(Cu^{2+}盐、Pb^{2+}盐、Hg^{2+}盐等)中毒的患者时,服用大量蛋白质含量丰富的生鸡蛋、牛奶或豆浆,使重金属盐与之结合而生成变性蛋白质,减少了人体蛋白质的受损,以达到解毒的目的。在临床上用乙醇、蒸煮、高压和紫外线等方法进行消毒、杀菌,利用蛋白质受热凝固的性质来检验尿液中的蛋白质,在食品加工中腌制松花蛋等都是利用蛋白质变性作用。同时,我们在制备和存放血清、疫苗、酶、激素等蛋白质制剂时,应防止剧烈振荡、强烈照射及强酸、强碱污染,在低温下保存,避免其变性失去生物活性。

(六)颜色反应

1.缩二脲反应　蛋白质在碱性溶液(如 NaOH)中与微量硫酸铜溶液反应呈现紫红色。蛋白质的含量越多,产生的颜色也越深。医学上,利用这个反应来测定血清蛋白的总量及其中白蛋白和球蛋白的含量。

2.黄蛋白反应　在蛋白质溶液中加入浓硝酸就会有白色沉淀产生;加热,沉淀变黄色;冷却后碱化,沉淀变橙色,这个反应称为黄蛋白反应。含有苯基的蛋白质均能发生这个反应。皮肤、指甲不慎沾上浓硝酸会出现黄色就是这个缘故。

3.与茚三酮的反应　与氨基酸相似,蛋白质也与茚三酮反应,生成蓝紫色的化合物,可作为蛋白质的定性定量测定。

4.米伦反应　含有酪氨酸残基的蛋白质遇米伦试剂(硝酸汞和硝酸亚汞的硝酸溶液)即产生白色沉淀,加热后转变为砖红色。

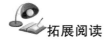拓展阅读

胰岛素

胰岛素是由胰腺内的胰岛 β 细胞受刺激而分泌的一种由 51 个氨基酸组成的双链蛋白质激素,相对分子质量为 5 374,等电点为 5.35,A 链含有 21 个氨基酸,B 链含有 30 个氨基酸。两条肽链之间由两个二硫键相连。A 链的第 6 位和第 11 位氨基酸残基之间也由二硫键相连。不同种属的胰岛素除 A 链的第 4、8、9、10 位及 B 链的第 3、9、29、30 位外,其他氨基酸成分是相同的。胰岛素的一级结构与其生物活性有密切关系。如用胰蛋白酶水解胰岛素,去掉 B 链 C 端的 8 肽,生物活性只剩 1%,B 链的 23 位甘氨酸、24 位苯丙氨酸等也是维持胰岛素生物活性所必需的。两条肽链之间的二硫键被还原,使胰岛素裂解为 A 链和 B 链后,胰岛素的生物活性完全丧失。胰岛素是机体内唯一降低血糖的激素,外源性胰岛素可用来治疗糖尿病。

1965 年,我国科学工作者经过多年坚持不懈的努力,获得了人工合成的牛胰岛素结晶。经鉴定,人工合成胰岛素的结构、生物活性、物理化学性质、结晶形状都与天然的牛胰岛素完全一样,这是世界上第一个人工合成的蛋白质。蛋白质是生命的重要物质基础。人工合成牛胰岛素的成功,标志着人类在探索生命奥秘的征途中向前迈进了重要的一步,为我国蛋白质的基础研究和实际应用开辟了广阔的前景。

小　结

1.**氨基酸分类**　构成蛋白质的氨基酸均为 α-氨基酸,即在与羧基相连的 α-碳原子上连有氨基。根据分子中所含氨基和羧基数目的不同,氨基酸可分为中性氨基酸、酸性氨基酸和碱性氨基酸。

2.**氨基酸的性质**　两性解离和等电点;成肽反应;受热后的反应;脱羧反应;与亚硝酸反应;与甲醛反应和与茚三酮反应。

3.**等电点**　氨基酸和蛋白质分子既可发生酸式解离又可发生碱式解离。调整溶液的 pH 值,使酸式解离和碱式解离程度恰好相等,则它们几乎全部以两性离子的形式存在,此时溶液的 pH 值称为该氨基酸或蛋白质的等电点(pI)。

pH>pI,氨基酸或蛋白质主要以阴离子形式存在,在电场中向正极移动。

pH=pI,氨基酸或蛋白质主要以两性离子形式存在,在电场中不定向移动。

pH<pI,氨基酸或蛋白质主要以阳离子形式存在,在电场中向负极移动。

4.**蛋白质的结构**　α-氨基酸按不同的排列顺序以肽键相连形成多肽链(蛋白质的一级结构),多肽链通过氢键等次级键卷曲、折叠形成蛋白质的空间结构(蛋白质的二级结构、三级结构、四级结构)。蛋白质的空间结构在维持其生理活性上有重要的意义。

5.**蛋白质的性质**　胶体性质、两性电离、等电点、水解、盐析、变性和颜色反应,其中颜色反应可用于蛋白质的定性和定量测定,包括缩二脲反应、黄蛋白反应和与茚三酮的反应。

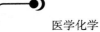

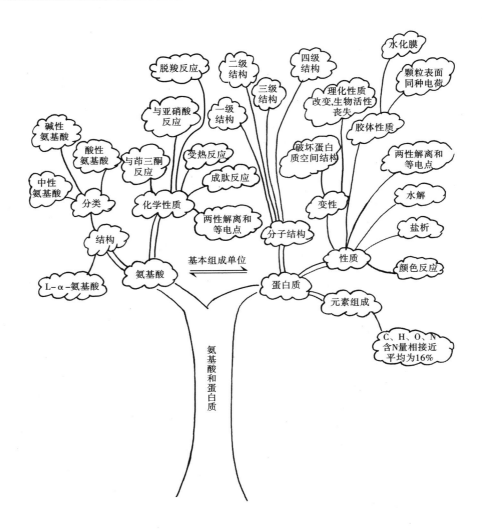

同步练习

一、填空题

1. 氨基酸是_____分子中的烃基上的氢原子被_____取代后的产物。氨基酸分子中既有酸性基团_____,又有碱性基团_____,所以氨基酸具有_____。

2. 蛋白质主要是由_____、_____、_____、_____4种元素构成,它的一级结构是多个 α-氨基酸通过_____结合而成。

3. 某氨基酸在电泳仪中不移动,此时溶液的 pH 值应等于_____。若向溶液中加酸,此氨基酸应向_____极移动。

4. 单纯蛋白质水解的最终产物是_____,结合蛋白质水解的最终产物是_____。

二、选择题

1. 构成蛋白质的氨基酸中,人体营养必需的氨基酸有 （   ）

　　A. 10 种　　　　　　　　　　B. 9 种

　　C. 8 种　　　　　　　　　　D. 6 种

2. 蛋白质溶液中,加入碱性 $CuSO_4$ 溶液显紫红色的反应是 （   ）

A. 黄蛋白反应　　　　　　　B. 缩二脲反应

C. 成肽反应　　　　　　　　D. 水解反应

3. 某蛋白质在人体体液中主要以阴离子形式存在,该蛋白质的等电点(pI)最合理的数值为 （　　）

A. 8.4　　　　　　　　　　B. 4.9

C. 7.0　　　　　　　　　　D. 7.4

4. 在烹制动物性蛋白质的过程中都要有加热过程。破坏蛋白质的空间结构达到味美,并有利于吸收,主要是利用 （　　）

A. 盐析　　　　　　　　　　B. 水解

C. 变性　　　　　　　　　　D. 电离

5. 维系蛋白质分子一级结构的化学键是 （　　）

A. 肽键　　　　　　　　　　B. 氢键

C. 二硫键　　　　　　　　　D. 疏水键

E. 配位键

6. 在蒸馏水中带正电荷的是 （　　）

A. Cys　　　　　　　　　　B. Glu

C. Lys　　　　　　　　　　D. Tyr

E. Val

7. 不能与茚三酮显色的氨基酸是 （　　）

A. 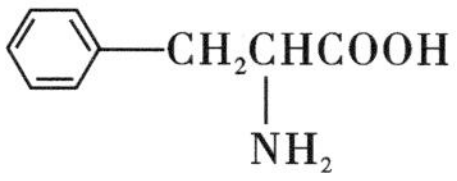 苯基-$CH_2CHCOOH$（NH_2）　　　　B. $HS-CH_2CHCOOH$（NH_2）

C. 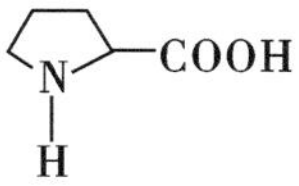 吡咯烷-COOH（N-H）　　　　　D. $HO-CH_2CHCOOH$（NH_2）

8. 由动、植物中提取的蛋白质,其中 N 的质量分数是 （　　）

A. 50% ~ 55%　　　　　　B. 6.0% ~ 7.0%

C. 19% ~ 20%　　　　　　D. 15% ~ 17%

E. 20% ~ 30%

9. 在 $pH = 8$ 的溶液中,主要以阳离子形式存在的氨基酸是 （　　）

A. 甘氨酸　　　　　　　　　B. 谷氨酸

C. 苯丙氨酸　　　　　　　　D. 亮氨酸

E. 赖氨酸

10. 精氨酸在蒸馏水中带正电荷,它的等电点可能是 （　　）

A. 3.22　　　　　　　　　　B. 10.76

C. 7.00　　　　　　　　　　D. 5.98

E. 6.65

11. 在 $pH = 10$ 的溶液中,天冬氨酸主要存在形式是 （　　）

A. $H_2N-CH-CH_2COOH$（COO^-）

B. $H_2N-CH-CH_2COO^-$（COO^-）

C. $H_3\overset{+}{N}-\underset{\underset{COO^-}{|}}{CH}-CH_2COOH$

D. $H_3\overset{+}{N}-\underset{\underset{COO^-}{|}}{CH}-CH_2COO^-$

E. $H_3\overset{+}{N}-\underset{\underset{COO^-}{|}}{CH}-CH_2COO^-$

12. 下列氨基酸,在 pH=4.6 的缓冲溶液中向正极泳动的是　　　　　　　(　　)

   A. 赖氨酸 　　　　　　　　　　B. 精氨酸

   C. 组氨酸 　　　　　　　　　　D. 天冬氨酸

三、命名或写出结构式

1. 命名下列化合物

(1) $HOOCCH_2CH_2\underset{\underset{NH_2}{|}}{CH}COOH$

(2)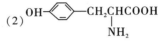

(3) $H_2N-\underset{\underset{CH_2OH}{|}}{\overset{\overset{COOH}{|}}{C}}-H$

(4) $CH_3\underset{\underset{OH}{|}}{CH}-\underset{\underset{NH_2}{|}}{CH}-COOH$

2. 写出下列化合物的结构式

(1) L-半胱氨酸　　　　　　　　(2) 赖氨酸

(3) α-苯丙氨酸　　　　　　　　(4) 精氨酸

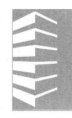

医学化学实验

一、基础知识

(一)医学化学实验的目的和要求

医学化学实验课的教学目的主要是增加感性认识,要求学生通过本课程实验操作的练习,巩固相关理论知识,掌握一些常用的化学基本操作技能,培养学生独立操作和分析解决问题的能力。

实验课要求掌握常用的化学实验理论与常用技术:化学的常用量度法,溶液和缓冲溶液的配制原理,常压蒸馏操作,有机化合物有效成分提取技术等。了解相关实验技术在科研实验中的实际应用。教学过程中要求学生进行预习,认真操作,记录结果,分析讨论,并书写实验报告。

(二)实验规则

1. 课前认真预习,了解实验目的、步骤、操作要求及注意事项。

2. 准时进入实验室,按规定就座,安静守纪,未经允许不可乱动实验台上的物品和仪器。

3. 实验开始前先检查仪器和试剂,如有缺损及时报告老师。

4. 实验中要严格遵守操作规程,不得将其他药品私自带入实验室中;必须按规定用量取用试剂,特别是危险试剂的使用步骤、方法、用量更应小心谨慎。

5. 实验结束后谨慎处理易腐蚀、易燃、易爆及有毒物质。废液和废物要分别放入废液桶和废物瓶里,下课时再将废液集中倒入指定的大废液桶内。实验完毕后做好整理工作,洗净仪器,整理好桌凳,经老师同意方可离开。

6. 以原始记录为依据,认真书写实验报告,按时上交。

(三)实验试剂的取用规则

实验室中,试剂都是装在不同的试剂瓶中:固体试剂一般放在广口瓶内,液体试剂放在细口瓶或滴瓶内,见光易分解的试剂放在棕色瓶内。每一个试剂瓶上都必须贴有标签,标明试剂的名称、浓度和配制日期,并且最好在标签外面涂上蜡来保护它。实验所用的试剂,有的有毒性,有的有腐蚀性,因此一律不准用口尝它的味道或用手直接去拿药品。

1. 固体试剂的取用

（1）取粉末或小颗粒的药品，要用洁净、干燥的药匙。往试管里装粉末状药品时，为了避免药品沾在试管口和管壁上，可将试管平放或倾斜，把装有药品的药匙（或用洁净硬纸片折成"V"字形的纸槽）小心地送到试管底，然后将试管竖直，取出药匙或纸槽。

（2）取块状药品或金属颗粒，要用洁净的镊子夹取。装入试管时，应先把试管平放，把药品或颗粒放进试管口内后，再把试管慢慢竖立，使药品或颗粒缓慢地滑到试管底部。

注意：药匙和镊子用完后应立即擦洗干净，绝不能用沾有某种药品的药匙或镊子伸到试剂瓶中另取药品。

（3）固体的颗粒较大时，可在清洁、干燥的研钵中研碎，研钵中所盛固体的量不要超过研钵容量的 1/3。

2. 液体试剂的取用

（1）从滴瓶中取用试剂时，要用滴瓶中配套的滴管，做到专管专用。滴管使用的时候，用中指和无名指夹住滴管，用拇指和示指捏住胶头，挤出胶头里的空气（不要挤压到尽头，以免试剂吸入过多进入胶头而被污染或腐蚀胶头），把玻璃尖嘴插入对应的试剂瓶中，将拇指和示指放松，液体就吸进管里，然后将胶头滴管移出试剂瓶，放到准备接受液体的玻璃容器口上方（滴管不能伸入接受容器中，以免接触器壁而污染试剂），轻轻挤压胶头，使液体流出（实验图 1-1）。

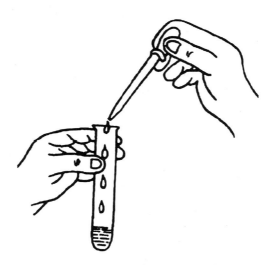

实验图 1-1　用滴管取液体至试管中

（2）从细口试剂瓶中取用液体时，用倾注法。如实验图 1-2 所示，取用时，先取下瓶塞，将瓶塞倒放在实验台上，右手握住试剂瓶上贴标签的一面（以免倒完溶液后，残留在瓶口的溶液流下腐蚀标签），左手拿试管，逐渐倾斜试剂瓶，使溶液沿试管壁缓慢流入试管中。如果是向量筒或烧杯中倒取液体，也可用玻璃棒引流（实验图 1-3）。根据用量取用试剂，不必多取，这样不仅能节约药品，还能取得良好的实验结果；取完试剂，盖严瓶塞，切不可"张冠李戴"，以防污染；然后将试剂瓶放回原处，保持实验台的整洁。

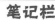

笔记栏

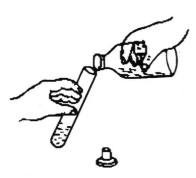

实验图1-2　往试管中倾注液体

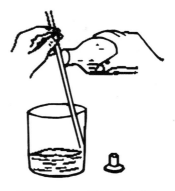

实验图1-3　用玻璃棒引流

（3）粗略量取一定体积的液体时可用量筒。应根据被量取液体试剂的量选用合适规格的量筒。读取量筒内液体体积的数据时,量筒应放平稳,且使视线与量筒内液体的凹液面最低处保持在一个水平（实验图1-4）,再读出所量液体的体积;如果仰视或俯视,都会造成读数不准,引起误差（实验图1-5）。倾注完毕,可轻触容器壁使残留液滴流入容器。

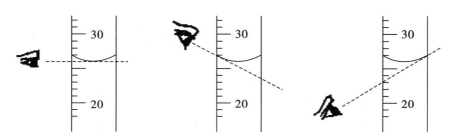

实验图1-4　量筒的正确读数方法　　　实验图1-5　量筒的错误读数方法

（4）准确量取一定体积的液体时,应使用吸量管、移液管或滴定管。

（四）实验室安全规则

1. 凡进行有危险的实验,工作人员应先检查防护措施,确保防护妥当后,学生方可进入实验室,可以进行实验。实验中不得擅自离开,实验完成后立即做好善后清理工作,以防发生事故。

2. 加强个人防护意识,取样时戴好劳动保护用品并及时更换,凡有害或有刺激性易挥发气体,取样时应在通风柜内进行。腐蚀和刺激性药品,如强酸、强碱、冰醋酸等,取用时尽可能戴橡皮手套和防护眼镜,倾倒时切勿对容器口俯视,吸取时应使用洗耳球。禁用裸手直接拿取上述物品。

3. 不使用无标签（或标志）容器盛放试剂。

4. 实验中产生的废液、废物应集中处理,不得任意排放;酸、碱或有毒物品溅落时,应及时清理及除毒。

5. 一旦发生失火事故,首先应撤除一切火源,关闭电闸,然后用沙子或干粉灭火器灭火,及时向主管领导汇报情况。

6. 实验结束,必须洗手后方可进食,并不准把食物、食具带进实验室。人员离开实验室前要检查水、电、燃气和门窗是否关闭,确保安全。

(五)实验事故的预防及处理

1. 玻璃割伤　受伤后要仔细观察伤口有没有玻璃碎片,如果有,要先取出伤口内异物。若伤势不重,让血流片刻,再用双氧水或消毒棉花洗净伤口,擦上碘酒后包扎好;若伤口深,血流不止时,可在伤口上方或下方约 10 cm 处用纱布扎紧,减慢出血,有助于血凝,并立即送医院治疗。

2. 烫伤　首先除去热源,用水浸、水淋等方式,立即把烫伤部位浸入洁净的冷水中。烫伤后用冷水浸泡愈早,效果愈佳;水温越低效果越好,但不能低于-6 ℃。如果隔着衣服,最好迅速用剪刀剪开。用冷水浸泡时间一般应持续半个小时以上。这样经及时散热可减轻疼痛或烫伤程度。烫伤不严重(指烫伤表皮发红并未起疱的Ⅰ度烫伤),用冷开水(或淡盐水)冲洗清洁创面后,可涂上烫伤药膏,外用纱布包敷即可;如果创面起水疱,甚至起黑色干痂,说明烫伤已经相当严重,此时千万不要弄破水疱或干痂,应尽快去医院处理和治疗。

3. 化学试剂灼伤

(1)酸灼伤　常见的强酸(如硫酸、硝酸、盐酸)都具有强烈的刺激性和腐蚀性。硫酸灼伤皮肤一般呈黑色;硝酸灼伤呈灰黄色;盐酸灼伤呈黄绿色。若皮肤上沾到较大量的浓硫酸时,不宜先用水冲洗(以免烫伤),可迅速用干布或脱脂棉拭去,再用水、稀氨水冲洗;其他酸灼伤时,立即用大量水冲洗,再分别用 3%~5% 的碳酸氢钠溶液淋洗,最后再水洗 10~15 min 即可。

(2)碱灼伤　强碱具有腐蚀性和刺激性,使体内脂肪皂化,组织胶凝化变为可溶性化合物,破坏细胞膜结构,使病变向纵深发展。一旦强碱灼伤皮肤,应立即用大量水冲洗,至碱性物质消失为止,再用 2% 醋酸或 3% 硼酸溶液进一步冲洗。眼灼伤先用大量流水冲洗,再选择适当的中和药物如 2% 硼酸溶液大量冲洗,特别要注意穹隆部要冲洗彻底。

(3)溴灼伤　液溴和溴蒸气对皮肤和黏膜具有强烈的刺激性和腐蚀性。液溴与皮肤接触产生疼痛且易造成难以治愈的创伤,严重时会使皮肤溃烂。溴蒸气能引起流泪、咳嗽、头晕、头痛和鼻出血,重者死亡。若溴滴落到皮肤上,立即用大量水冲洗,再分别用 10% 硫代硫酸钠溶液淋洗,最后再水洗 10~15 min 即可;若眼睛受到溴蒸气的刺激,暂时不能睁开眼睛时,应对着盛有乙醇的瓶口尽力注视片刻。

(4)酚灼伤　酚侵入人体后,分布到全身组织,透入细胞引起周身性中毒症状,酚直接损害心肌和毛细血管,使心肌变形和坏死。若苯酚的浓溶液沾到皮肤上,应立即用 30%~50% 的乙醇除去污物,再用清水冲洗干净,然后用饱和硫酸钠溶液湿敷 4~6 h,但不可用水直接冲洗,否则有可能使创伤加重。

4. 触电　发生触电时,应立即切断电源,或用非导电工具将电线从触电者身上移开,并移至室外通风处,解开衣领和纽扣,必要时实施心肺复苏,严重者立即送医院治疗。

5. 火灾　实验室一旦起火,一方面要立即灭火,一方面要防止火势蔓延(切断电源、移走易燃物品)。

(1)根据火势情况可采用湿抹布、石棉布或沙子覆盖燃烧物灭火,或采用灭火器灭火。

（2）有机化合物或能与水发生剧烈化学反应的化学药品着火,应采用沙子或灭火器灭火。

（3）电器设备引起的火灾,应立即切断现场电源,移开易燃、易爆物品,并采用灭火器灭火。

（4）衣服着火时,应立即脱下衣服,或者就地卧倒打滚。

（5）火势较大,应立即拨打火警电话 119 报警。

二、常用仪器的使用方法及注意事项

医学化学实验中常用的玻璃仪器见实验表 1-1。

实验表 1-1　医学化学中常用的玻璃仪器

试管	烧杯	酒精灯	锥形瓶	集气瓶
烧瓶	量筒	试剂瓶	滴瓶	滴管
漏斗	长颈漏斗	分液漏斗	容量瓶	移液管

（一）试管

1. 用途　用作少量试剂的反应容器,在常温或加热时使用,可用酒精灯直接加热;可用于收集少量气体;可用作简易气体发生器;作洗气瓶用。

笔记栏

2. 注意事项

(1)装液体时,液体不超过试管容积的1/2,如需加热,则不超过1/3。

(2)加热试管时要用试管夹。加热前先把试管外壁擦干,再使试管均匀受热,以防炸裂。

(3)加热液体时,试管口不要对着人,保持试管与台面倾斜角为45°。

(4)加热固体时,试管横放,试管口略向下倾斜,先均匀受热,然后固定加热。

(5)振荡试管时应用拇指、示指、中指持拿,离试管口的1/3处,用腕力甩动试管底部。

（二）烧杯

1. 用途　用作溶解试剂,配制一定浓度溶液;用作常温或加热时较多试剂之间的反应器;用于浓缩、稀释溶液;盛放具有腐蚀性药品进行称量。

2. 注意事项

(1)烧杯用作反应容器和加热液体时,液体体积不超过烧杯容积的1/3。

(2)在烧杯里配制溶液时,选用烧杯的容积应比所配溶液的体积大1倍为宜。

(3)加热前烧杯外壁必须擦干,并垫上石棉网。

(4)用玻璃棒搅拌烧杯中的溶液时,应注意不要碰触烧杯壁及底部。

(5)从烧杯中倾倒液体时应从杯嘴向外倾倒。

（三）酒精灯

酒精灯由灯壶、陶瓷芯头、灯帽组成。

1. 用途　酒精灯是化学实验时常用的加热热源。火焰温度一般为500~600 ℃。

2. 注意事项

(1)灯壶内的乙醇不超过其容积的2/3(低于灯体最大直径),防止溢出而着火;也不能少于1/4,防止灯壶内的乙醇蒸气过多而点火时发生爆炸。

(2)严禁两只酒精灯互相引燃,防止乙醇倾出而引起燃烧。

(3)严禁向燃着的灯内添加乙醇,防止引起燃烧。

(4)灯芯要平整,不得过松或过紧。

(5)要用外焰加热,直接加热时,玻璃仪器底部不得触及灯芯,防止骤冷而炸裂。

(6)熄灭酒精灯时要用灯帽盖灭,不得吹灭。

（四）量筒

1. 用途　用于测定注入量器中液体的体积。当液体在量筒内时,其体积为从分度表直接读取的数值。量筒属粗量器,精确度≥0.1 mL。

2. 使用方法

(1)未知液体体积的测量　选择合适的量筒(略比所测溶液体积大),直接注入未知液,水平置于桌面,稍等片刻再直接读取体积(尽可能减少测量次数以降低误差)。

(2)量取所需体积的溶液　选择比所需体积稍大的量筒,如果量取15 mL的稀酸,应选用20 mL（容量）的量筒为宜,不能选用50 mL或100 mL的量筒,否则误差过大(一次量取液体,量筒越大,误差越大,故不宜选用过大的量筒)。当所需体积较大时,先可直接向量筒注入测取液,再改用滴管滴加至所需体积的刻度;当所需体积较小时,可直接用滴管滴加。

3.注意事项

(1)不能用量筒配制溶液或进行化学反应。

(2)不能加热,也不能盛装热溶液,以免炸裂。

(3)量取液体时应在室温下进行,否则会因液体热膨胀造成实验误差。

(4)读数时,视线应与液体凹液面的最低点水平相切。若仰视,造成读数偏小,所量液体体积偏大;俯视则反之。

(五)试剂瓶

1.用途 实验室盛放各种液体、固体试剂的容器。

2.注意事项

(1)广口、细口试剂瓶均不能加热。

(2)根据盛装试剂的物理、化学性质选择所需试剂瓶的一般原则:固体试剂—选用广口瓶;液体试剂—选用细口瓶;见光易分解或变质试剂—选用棕色(或茶色)瓶;易挥发试剂—选用具磨砂玻璃塞瓶;碱性试剂—选用带胶塞试剂瓶;汽油、苯、四氯化碳、乙醇、乙醚等有机溶剂—选用带磨砂玻璃塞瓶,不能用胶塞瓶等。

(3)氢氟酸不能用玻璃瓶而应用塑料瓶盛装。

(六)滴瓶

1.用途 用于盛装实验时需按滴数加入液体的容器;棕色试剂瓶可盛见光不稳定试剂。

2.注意事项

(1)不能盛热溶液,也不能加热。

(2)滴管不能互换使用。内磨砂滴瓶不能长期盛放碱性溶液或对玻璃有腐蚀作用的试剂(如氢氟酸),以免腐蚀、粘结。

(3)滴液时,滴管不能伸入加液容器内,以免污染试液或损伤滴管;也不能横放或倒放,以免试液腐蚀橡皮。

(七)胶头滴管

1.用途 胶头滴管用于吸取和滴加少量液体。

2.注意事项

(1)胶头滴管必须专用,用过后应立即洗净。滴瓶上的滴管与滴瓶必须配套使用。

(2)每次用滴管吸入的液体量不宜超过管长的2/3。

(3)装有试剂的滴管,不得横放或滴管口向上倾斜。滴加试剂时不要与其他容器接触。

(八)漏斗

1.用途 用作向小口径容器加液,或配上滤纸作过滤器(分离固-液混合物),有时也有其他一些作用,如气体吸收时防倒吸等。

2.注意事项

(1)过滤时,漏斗应放在漏斗架上,漏斗的下端要紧贴承接器内壁,滤纸应紧贴漏斗内壁,滤纸边缘应低于漏斗边缘约5 mm,事先用蒸馏水润湿,使滤纸和漏斗之间不残留气泡。

(2)倾倒分离物时,沿玻璃棒引流入漏斗,玻璃棒紧贴3层滤纸的一边。分离物的液面要低于滤纸的边缘。

(3)漏斗内的沉淀物不得超过滤纸高度的1/2,便于洗涤沉淀。

(4)漏斗不能用火直接加热。若需趁热过滤时,应将漏斗置于金属夹套中进行,若无金属夹套,可事先把漏斗用热水浸泡预热。

(5)吸收溶解度大的气体时,为防止倒吸,应用漏斗倒置稍微罩住液面,不可深入液面过多,否则达不到防倒吸的目的。

(九)长颈漏斗

1.用途 用于加液体,常用于装配气体发生器。

2.注意事项

(1)不能用火直接加热。

(2)漏斗的长颈末端应伸入液面以下,使之形成液封。

(十)分液漏斗

1.用途 用作向气体发生器中加液体,也常用作互不相溶的两种液体的分离(分液)。

2.注意事项

(1)使用前应检查分液漏斗是否漏液。

(2)使用前玻璃活塞应涂少量凡士林(防止漏液)。使用时,左手虎口顶住漏斗球部,用右手的拇指、示指转动玻璃活塞。上部玻璃塞的小槽应与漏斗口侧的小孔对齐(或取下玻璃塞),才可进行放液。

(3)作加液器时,漏斗颈不浸入液面下。作气体发生器时,漏斗颈应插入液面下。

(4)分液时,下层液体从漏斗颈下放出(操作同放液),上层液体从漏斗上口倾出。

(十一)移液管

移液管(又称吸量管)是准确定量地取用一定体积的液体试剂的仪器,有2种(实验图1-6):一种是中间有一膨大部分的玻璃管,管颈上端刻有一条环形标线,膨大部分标有其容积和标定时的温度,只能准确移取某一固定体积的溶液,称为移液管或腹式吸管;另一种是直线型的内径均匀的玻璃管,管上有分刻度,管上标量为最大容量,这种带有分刻度的移液管又称为吸量管或刻度吸管,可以准确移取刻度范围内任何体积的液体。

移液前,先把移液管洗涤干净,再用少量被量取的液体洗涤2~3次,以保证移取的溶液浓度不变。

用移液管量取液体时,用右手拇指和中指拿住移液管上端,将移液管插入待吸的液面下,左手拿洗耳球,压出洗耳球内的空气,将球的尖端对准移液管上口,并使其密封,然后慢慢松开左手指,使溶液吸入管内。待液面超过移液管刻度时,迅速移去洗耳球并用右手的示指按紧管口。将移液管提离液面,使管尖靠着容器内壁,稍稍转动移液管,使液面缓缓下降至液体凹液面下缘与刻度线相切,紧按示指使液体不再流出。将移液管移至接受溶液的容器中,使出口尖端靠着容器内壁,容器稍倾斜,移液管应保持垂直,松开示指,使溶液顺壁缓慢平稳地流下,待溶液流尽后,等约15 s,再取出移液管(实验图1-7)。不要将移液管尖端剩余的少量液体吹入接受容器内(标有吹字的除外)。使用移液管后,应及时将其清洗干净。

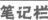

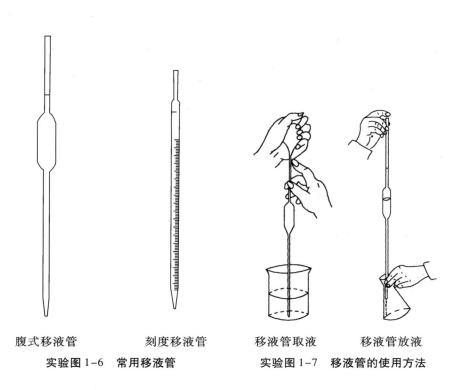

| 腹式移液管 | 刻度移液管 | 移液管取液 | 移液管放液 |

实验图 1-6　常用移液管　　　实验图 1-7　移液管的使用方法

(十二) 容量瓶

容量瓶是一种细长颈梨形平底瓶,带有磨口玻璃塞或塑料塞,是用来准确配制一定体积、一定浓度溶液的量器。容量瓶颈部的刻度线表示在所指温度下,当瓶内液体到达刻度线时,其体积恰好与瓶上所注明的体积相等。

1. 容量瓶的检漏　使用前,先检查容量瓶是否漏水。检查的方法如实验图 1-8 所示,加自来水至标线附近,塞紧磨口塞,用右手示指按住瓶塞,其余手指拿住瓶颈标线以上部分,左手指尖托住瓶底边缘。将瓶倒立 2 min,观察瓶塞周围有无渗水现象,如不漏水,将瓶直立,转动瓶塞 180° 后,再倒立 2 min,如不漏也不渗,洗净后即可使用。容量瓶的磨口塞与瓶是配套的,瓶塞不可互换。

2. 容量瓶的洗涤　先用自来水冲洗至不挂水珠后,再用蒸馏水荡洗 3 次后备用。若不能洗净,需用洗液洗涤,再依次用自来水冲洗、蒸馏水荡洗。

3. 溶液的配制　将精确称量的试剂放入小烧杯中,加少量蒸馏水,搅拌使之完全溶解。然后右手拿玻璃棒,将玻璃棒悬空伸入容量瓶口中,棒的下端应靠在瓶颈内壁上;左手拿烧杯,使烧杯嘴贴紧玻璃棒,慢慢倾斜烧杯,使溶液沿着玻璃棒和瓶颈内壁流入容量瓶中(实验图 1-9)。烧杯中溶液流完后,将烧杯沿玻璃棒轻轻上提,同时将烧杯直立,使附着在玻璃棒和烧杯嘴之间的液滴回到烧杯中,将玻璃棒放回烧杯中。用少量蒸馏水洗涤小烧杯 3~4 次,将洗液完全转入容量瓶中,加蒸馏水至容量瓶体积的 2/3 左右,按水平方向旋摇容量瓶数次,使溶液大体混匀,但此时切勿倒转容量瓶。继续加蒸馏水接近标线 1~2 cm 处时,等待 1~2 min,再用滴管逐滴加蒸馏水至溶液的凹液面与标线相切为止。最后旋紧瓶塞,用示指压住瓶塞,另一只手托住容量瓶底部,倒转容量瓶,加以摇荡,再倒转过来。如此反复 10~20 次,以保证溶液充分混合均匀(图 1-10)。

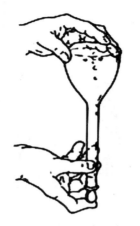

实验图 1-8　容量瓶检漏

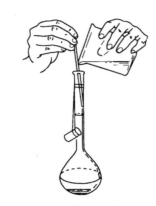

实验图 1-9　向容量瓶中转移溶液

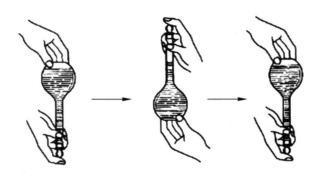

实验图 1-10　容量瓶中的溶液混匀操作

4. 溶液的贮存　容量瓶不宜存放溶液,配好的溶液如需存放,应转移到干净的磨口试剂瓶中,试剂瓶应先用配好的溶液荡洗 2~3 次。贴好标签备用。

5. 使用完毕及时清洗　容量瓶使用完毕应及时用水清洗干净。如长期不用,磨口处应洗净擦干,用纸片将磨口隔开。

(十三)托盘天平

托盘天平用于物质的粗略称量,一般能准确称量到 0.1 g,由托盘、指针、刻度盘标尺、调节零点的平衡螺丝、游码等组成(实验图 1-11)。

1. 调节零点　天平空载时的平衡点称为零点。在称量前,把托盘天平水平放置,先将游码拨到游码标尺的"0"位处,检查天平的指针是否停在刻度盘上的中间位置或指针左右摆动时距刻度盘中间的格数相近;否则调节天平托盘下面的平衡调节螺丝,使指针指在中间的零点。

2. 称量　称量时,把被称量物放在托盘天平左盘中央,在右盘中央放置砝码。药品不能直接放在托盘上,干燥的固体试剂应放在纸上称量,易潮解、有腐蚀性的试剂(如氢氧化钠)必须放在玻璃器皿里称量。加砝码时要用镊子夹取,先将质量大的砝码放在右盘的中央,再将质量小的砝码放在大砝码的四周,10 g 或 5 g 以下可移动游码。当添加砝码到天平的指针停在刻度盘的中间位置时,砝码和游码的数值之和就是托盘天平左盘中被称量物的质量。

3.复原 应用镊子将砝码放回砝码盒中原来位置,游码移至刻度"0"处,天平的两个托盘重叠后,放在天平的一侧,使天平静止,以保护天平的刀口。

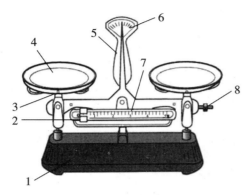

实验图 1-11 托盘天平

1.底座 2.游码 3.托盘架 4.托盘 5.指针 6.刻度盘 7.游码标尺 8.平衡调节螺丝

三、基本实验操作

(一)玻璃仪器的洗涤

通常要求洗涤后的器皿内壁只附着一层均匀的水膜,不挂水珠。洗涤时可根据具体情况,选择不同的洗涤方法。

1.用水洗涤 一般洗涤可先用自来水冲洗,再用毛刷刷洗,然后用自来水冲洗数次,最后用蒸馏水淋洗 2~3 次,将水沥干、倒置,整齐摆放在实验台或试管架上。

2.用洗涤剂(或去污粉)洗涤 对沾有油污等较脏的仪器,可用毛刷蘸取肥皂液或洗涤剂刷洗,然后用自来水冲洗干净,最后用蒸馏水淋洗。

3.用铬酸洗液洗涤 对一些用上述方法仍不能洗涤干净的容器,可用铬酸洗液浸泡处理,浸泡后将洗液先小心倒回原瓶中供重复使用(铬酸洗液用过后如果不显绿色,可反复使用),然后依次用自来水和蒸馏水淋洗。

4.铬酸洗液的方法和注意事项

(1)铬酸洗液为重铬酸钾($K_2Cr_2O_7$)和浓硫酸的混合液,呈深橙色,氧化能力很强。当洗液反复使用变为绿色时,洗液即失去强氧化性,就不再具有去污能力,不能继续使用。

(2)向滴定管中注入洗液的量约为器皿总量的 1/5,然后慢慢转动仪器,使仪器内壁全部被洗液润湿,过几分钟后再将洗液倒回原洗液瓶中,如仪器内部沾污严重,可将洗液充满仪器浸泡数分钟或数小时后,将洗液倒回原试剂瓶,用自来水把残留在仪器上的洗液冲洗干净。如为碱式滴定管,应把橡皮管取下,换上旧橡皮滴头,再倒入洗液。

(3)铬酸洗液有很强的腐蚀性,能灼伤皮肤和腐蚀衣物,使用时需格外小心,避免溅在皮肤或衣服上。

(4)洗净的仪器还应用少量蒸馏水淋洗2~3次,已洗净的仪器不可再用纸或布擦拭,以免玷污仪器。

5.针对性洗涤　对于仪器内一些不溶于水的沉淀垢迹,需根据其性质,选用适当的试剂,通过化学方法清除。

(1)若仪器内壁附有"银镜"或"铜镜",可选用稀硝酸洗涤,再反复用水冲洗。

(2)若仪器内壁附着不溶于水的碱、碳酸盐和碱性氧化物等物质,可先用少量稀盐酸溶解,再反复用水冲洗,必要时可稍加热。

(3)若仪器内壁附有碘,可选用硫代硫酸钠溶液洗涤,再反复用水冲洗。

(4)若仪器内壁附有硫磺,可选用氢氧化钠溶液洗涤,再反复用水冲洗。

(5)若仪器内壁附有二氧化锰,可选用浓盐酸并稍加热后洗涤,再反复用水冲洗。

(二)干燥方法

玻璃仪器有时需要干燥,可根据具体情况,选择不同的干燥方法。

1.晾干　洗净后不急用的玻璃仪器可以倒置在实验柜内或仪器架上晾干。

2.烘干　有些实验严格要求无水,可将洗干净的玻璃仪器沥干水后放在电烘箱内烘干。

3.烤干　急用的试管可以直接烤干,烧杯等玻璃仪器可放在石棉网上用小火烤干。操作时,试管口向下,来回移动,烤到不见水珠时,使管口向上,以便赶尽水气。

为加速干燥,也可把洗干净的仪器沥干水,用少量丙酮或乙醇涮洗,倒置于气流烘干器上;或用电吹风机吹干,先用冷风吹1~2 min,然后用热风吹。

注意:带有刻度的计量仪器不能用加热的方法进行干燥,以免影响仪器的精密度。可用易挥发的有机溶剂(如乙醇或乙醇与丙酮体积比为1:1的混合液)荡洗晾干。

(三)物质的加热

1.用酒精灯加热　酒精灯是医学化学实验室最常见的加热器具,一般由玻璃灯体、陶瓷灯芯管和带有磨口的灯帽三部分组成(实验图1-12),常用于加热温度不需太高的实验。

(1)用法　酒精灯的火焰分焰心、内焰、外焰三部分。焰心含有没有燃烧的乙醇蒸气,温度最低;内焰燃烧得不充分,外焰温度最高。物体用酒精灯火焰加热时,应使用酒精灯的外焰。往酒精灯内添加乙醇的正确操作方法如实验图1-13所示。

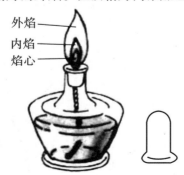

实验图1-12　酒精灯的构造

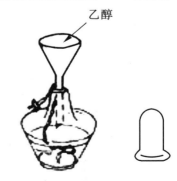

实验图1-13　往酒精灯里添加乙醇

(2)意外事故处理　万一酒精灯被碰倒,乙醇洒出,燃烧起来,应迅速用湿抹布盖灭。

医学化学实验室常用的加热仪器除酒精灯外,还有酒精喷灯、煤气灯、电炉、箱式电炉和管式电炉等。为控制一定温度,有时还采用水浴、沙浴和油浴等加热方式。

2. 用试管加热 用酒精灯火焰直接给盛有少量固体或液体试剂的试管加热,是医学化学实验中最常用的加热操作。加热时,应把试管置于酒精灯火焰的外焰上,并注意使试管受热均匀。

(1)加热试管里的液体 加热时,必须使用试管夹。夹持试管时,将张开的试管夹从试管底部往上套,以防试管夹上带有的污物落入试管中。试管夹应夹在靠近试管口的中上部,手应握住试管夹的长柄,切忌把拇指按在短柄上,以防试管脱落。试管内盛装液体的量不宜超过试管容积的1/3。加热时试管宜倾斜,约与台面成45°角。给试管加热之初要进行预热,试管应先在火焰上移动,使试管整体均匀受热,待试管受热均匀后,才能小心地加热液体的中下部(实验图1-14),并不时地上下移动,注意防止液体沸腾冲出。为了避免管内液体沸腾迸溅而伤人,给液体加热时试管口绝不可对着自己或旁人。

(2)加热试管里的固体 给试管里的固体加热时,必须使试管口稍微向下倾斜(实验图1-15),以免试管口冷凝的水珠倒流到灼热的试管底而使试管破裂。可用试管夹夹住试管或将试管固定在铁架台上。加热时,要先进行预热使试管均匀受热,对没有固定的试管,可使试管在灯焰上来回移动;对已固定的试管,可在试管下面来回移动酒精灯,然后再把灯焰固定在装有固体试剂的部位加热。

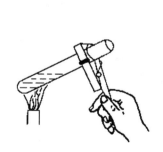

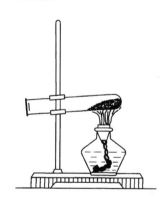

实验图1-14 试管中液体的加热　　　　实验图1-15 试管中固体的加热

3. 用烧杯或烧瓶加热 在实验室中加热较多量液体时常使用烧杯,蒸馏或加热液体以制取气体时常使用烧瓶,液体不能超过容器总容量的一半。烧杯和烧瓶不能直接加热,底部必须垫上石棉网,否则容易受热不均而破裂。石棉网放置在铁架台的铁圈上(实验图1-16),使用烧瓶时要用铁夹夹住瓶颈。

4. 固体物质的灼烧 若需要高温加热固体或熔融固体时,可以使用坩埚。将固体试剂置于坩埚内,把坩埚放于泥三角上,可直接加热。灼烧开始时,先用小火烘烧坩埚,使坩埚受热均匀,然后加大火焰至高温灼烧,根据实验要求控制加热温度和时间。用坩埚灼烧时应使用坩埚钳夹取,并避免骤冷。

5. 注意事项 为避免仪器受热不均或加热后仪器骤冷导致仪器破裂,加热时应注意以下几点。

（1）加热前将玻璃仪器外壁的水擦干。

（2）加热时严禁使玻璃容器的底部与灯芯接触。

（3）加热后应等玻璃仪器逐渐冷却后再进行处理。

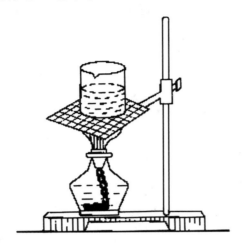

实验图 1-16　用烧杯加热

（四）过滤

过滤是分离固体与液体（或结晶与母液）的一种方法。通常用漏斗和滤纸进行过滤。常用玻璃漏斗,滤纸一般为圆形。

过滤时选择大小合适的圆形滤纸,沿直径对折,使其圆边重合,再把半圆折成90°角,打开滤纸成圆锥形,尖端朝下放入漏斗中,使滤纸紧贴漏斗内壁,用左手示指按住滤纸并以蒸馏水润湿。再小心地用示指按压滤纸,赶走留在滤纸与漏斗壁之间的气泡。

过滤时应注意以下几点。

（1）漏斗放在铁架台的铁圈上,漏斗颈的下端要紧贴在接受容器壁的内壁上,使滤液沿器壁流下而不致飞溅。

（2）向过滤漏斗中转移液体时要用玻璃棒接引,并把液流滴在三层滤纸处,以防液流把滤纸冲破。倾液时烧杯尖嘴要紧贴玻璃棒,当每次倾液完了应将烧杯沿玻璃棒上提,并使烧杯壁与玻璃棒几乎平行后再离开,这样做可以防止液体流到烧杯外壁。

（3）过滤时宜先以倾泻法转移上层清液,然后再转移沉淀,这样做可以减少沉淀堵塞滤纸孔隙的机会,缩短过滤时间。倾入漏斗中的液体,其液面必须低于滤纸的上沿。

四、溶液的配制与稀释

（一）实验目的

1. 掌握溶液浓度的计算方法和溶液的配制方法。

2. 掌握托盘天平、量筒、移液管和容量瓶的使用方法。

（二）实验原理

溶质 B 的物质的量除以溶液的体积,称为 B 的物质的量浓度;溶质 B 的质量除以溶液的体积,称为 B 的质量浓度;溶质 B 的体积与混合物的体积之比,称为 B 的体积分数。

溶液稀释的特点:稀释前后溶质的量不变。

（三）实验仪器与试剂

仪器:10 mL 量筒、50 mL 烧杯、50 mL 量筒、托盘天平、25 mL 移液管、50 mL 容量瓶、玻璃棒、胶头滴管。

试剂:浓盐酸、NaCl、0.200 mol/L HAc 溶液、95% 乙醇。

（四）实验内容和方法

1. 配制 1 mol/L 盐酸溶液

（1）计算　先计算配制 50 mL 物质的量浓度为 1 mol/L 的盐酸溶液所需浓盐酸(质量分数为 37%,密度为 1.19 g/mL)的体积。

（2）配制　用 10 mL 量筒量取所需浓盐酸的体积,倒入 50 mL 烧杯内,加少量水稀释,将上述溶液转移到 50 mL 量筒中,用少量蒸馏水洗涤烧杯 2~3 次,将洗液并入量筒,加蒸馏水至刻度,混匀。配制好的溶液倒入回收瓶。

2. 生理盐水的配制

（1）计算　配制 50 mL 生理盐水所需氯化钠的质量。

（2）配制　在托盘天平上称取所需氯化钠的质量,置入 50 mL 烧杯内,加水使其溶解,转到 50 mL 量筒中,用少量蒸馏水洗涤烧杯 2~3 次,将洗液并入量筒,加蒸馏水至刻度,混匀。配制好的溶液倒入回收瓶。

3. 配制 0.100 mol/L 的 HAc 标准溶液

（1）计算　计算配制 0.100 mol/L 的 HAc 标准溶液所需 0.200 mol/L 的 HAc 溶液的体积。

（2）配制　用 25 mL 移液管准确移取 25.00 mL 的 0.200 mol/L 的 HAc 溶液,置于 50 mL 容量瓶中,加蒸馏水至刻度,摇匀。配制好的溶液倒入回收瓶。

4. 配制 75% 的乙醇

（1）计算　计算用体积分数为 95% 的乙醇稀释成 75% 的乙醇 50 mL 所需 95% 乙醇的体积。

（2）配制　用 50 mL 量筒量取所需 95% 乙醇的体积,小心加蒸馏水至刻度,混匀。配制好的溶液倒入回收瓶。

（五）注意事项

1. 在配制溶液时,应首先根据所需配制溶液的组成标度、体积,计算出溶质的用量。

2. 在配制溶液时,应根据配制要求选择所用仪器。如果要求溶液的浓度比较准确,则应用分析天平、容量瓶、刻度吸管或移液管等仪器进行配制;若对溶液浓度的准确度要求不高,可用托盘天平、量筒等仪器进行配制。

思考题

1. 能否在量筒或容量瓶中直接溶解固体试剂？为什么？

2. 为什么洗净的移液管还要用待取液润洗？容量瓶需要吗？

五、电解质溶液及缓冲溶液

（一）实验目的

1. 了解同离子效应对电离平衡的影响。

2. 学习缓冲溶液的配制并了解缓冲作用原理。

3. 掌握移液管的操作方法。

（二）实验原理

同离子效应能使弱电解质的解离度降低，从而改变弱电解质溶液的 pH 值。溶液 pH 值的变化可借助指示剂变色来确定。

缓冲溶液是由共轭酸碱对组成的，它们之间存在着质子传递平衡。

$$HB + H_2O \rightleftharpoons B^- + H_3O^+$$

缓冲溶液的配制主要是根据缓冲溶液的 pH 值计算公式。

$$pH = pK_a + lg \frac{[B^-]}{[HB]}$$

由于

$$[B^-] = \frac{c_{B^-} \cdot V_{B^-}}{V}, [HB] = \frac{c_{HB} \cdot V_{HB}}{V}$$

所以当 $c_{B^-} = c_{HB}$ 时，则有

$$pH = pK_a + lg \frac{V_{B^-}}{V_{HB}}$$

由于缓冲溶液中含有抗酸和抗碱成分，故加入少量酸或碱，其 pH 值几乎不变。但所有缓冲溶液的缓冲能力都有一定的限度，即都各具有一定的缓冲容量。

（三）实验仪器与试剂

仪器：点滴板、大试管、试管、试管架、10 mL 移液管和玻璃棒。

试剂：0.06 mol/L NaH_2PO_4、0.06 mol/L Na_2HPO_4、0.10 mol/L HCl 溶液、0.10 mol/L NaOH 溶液、0.10 mol/L HAc、0.10 mol/L $NH_3 \cdot H_2O$、NH_4Ac（固）、酚酞指示剂、溴甲酚绿-甲基橙指示剂、混合指示剂和精密 pH 试纸。

（四）实验内容和方法

1. 酸碱溶液的 pH 值　将 0.10 mol/L HCl、0.10 mol/L HAc、蒸馏水、0.10 mol/L NaOH、0.10 mol/L $NH_3 \cdot H_2O$ 各取 2 滴，分别置于点滴板上，用 pH 试纸测定 pH 值，并与计算值相比较。结果填入实验表 1-2。

实验表 1-2　不同酸碱溶液的 pH 值

	0.10 mol/L HCl	0.10 mol/L HAc	蒸馏水	0.10 mol/L NaOH	0.10 mol/L $NH_3 \cdot H_2O$
pH 测定值					
pH 计算值					

2. 同离子效应

（1）在试管中加入 5 滴 0.10 mol/L HAc 溶液和 1 滴溴甲酚绿-甲基橙指示剂，摇匀，观察溶液颜色。再加入固体 NH_4Ac 少许，振摇使之溶解，观察溶液颜色的变化，解释溶液颜色变化的原因。

（2）在试管中加入 5 滴 0.10 mol/L $NH_3 \cdot H_2O$ 溶液和 1 滴酚酞指示剂，摇匀，观察溶液颜色。再加入固体 NH_4Ac 少许，振摇使之溶解，观察溶液颜色的变化，解释溶液颜色变化的原因。

3. 缓冲溶液的配制　取洁净的大试管 3 支，分别编号，放在试管架上，然后用 10 mL 刻度移液管按实验表 1-3 中所示数量吸取 0.06 mol/L NaH_2PO_4 及 0.06 mol/L Na_2HPO_4 加入试管中。

实验表 1-3　缓冲溶液的配制

试管号	试剂量（mL）		pH 值
	Na_2HPO_4	NaH_2PO_4	
1	5.0	5.0	
2	6.2	3.8	
3	1.2	8.8	

计算所配制的缓冲溶液的 pH 值，记入表中。

4. 缓冲溶液的稀释　按实验表 1-4 所列顺序进行实验，记录观察到的现象并解释产生各种现象的原因。

实验表 1-4　缓冲溶液的稀释

试管号	缓冲溶液量	蒸馏水量	混合指示剂量	颜色
1	—	4 mL	2 滴	
2	自制缓冲溶液（1）4 mL	—	2 滴	
3	自制缓冲溶液（1）2 mL	2 mL	2 滴	
4	自制缓冲溶液（1）1 mL	3 mL	2 滴	

注：—表示无。

笔记栏

5.缓冲溶液的缓冲作用　按实验表 1-5 所列顺序进行实验,记录观察到的现象并解释产生各种现象的原因。

实验表 1-5　缓冲溶液的缓冲作用

试管号	试液及指示剂用量	加酸、碱量	颜色变化
1	蒸馏水 2 mL+混合指示剂 1 滴	0.10 mol/L NaOH 1 滴	
2	蒸馏水 2 mL+混合指示剂 1 滴	0.10 mol/L HCl 1 滴	
3	自制缓冲液(1)2 mL+混合指示剂 1 滴	0.10 mol/L NaOH 1 滴	
4	自制缓冲液(1)2 mL+混合指示剂 1 滴	0.10 mol/L HCl 1 滴	
5	自制缓冲液(2)2 mL+混合指示剂 1 滴	0.10 mol/L NaOH 1 滴	
6	自制缓冲液(2)2 mL+混合指示剂 1 滴	0.10 mol/L HCl 1 滴	
7	自制缓冲液(3)2 mL+混合指示剂 1 滴	0.10 mol/L NaOH 1 滴	
8	自制缓冲液(3)2 mL+混合指示剂 1 滴	0.10 mol/L HCl 1 滴	

(五)注意事项

1. 在使用点滴板之前,必须将其洗干净,并且不要用手直接拿取 pH 试纸,以防污染。

2. 严格按照实验指导书控制试剂用量。

3. 混合指示剂配方　称甲基黄 300 mg、甲基红 200 mg、酚酞 100 mg、麝香草酚蓝 500 mg、溴麝香草酚蓝 400 mg,混合后溶于 500 mL 乙醇中,逐滴加入 0.01 mol/L NaOH 溶液至橙黄色。

思考题

1. 为什么在缓冲溶液中加少量酸或碱时,pH 值无明显改变?

2. HCl 和 NaCl 也是共轭酸碱对,现将 0.10 mol/L 的 HCl 和 0.10 mol/L NaCl 等体积混合,能否组成缓冲溶液? 为什么?

六、常压蒸馏及沸点测定

(一)实验目的

1. 掌握常压蒸馏的基本操作及沸点测定方法。

2. 熟悉常压蒸馏及沸点测定的原理。

3. 了解常压蒸馏的应用及沸点测定的意义。

(二)实验原理

蒸馏是将液体加热,使之汽化,然后又使产生的蒸气冷凝液化为液体的操作过程。通常用于液体有机化合物的纯化、分离及溶剂的回收,也可用于液体有机化合物沸点的测定及粗略鉴定有机化合物的纯度。在常压下进行的蒸馏即为常压蒸馏。

分馏、蒸馏演示

沸点是化合物的重要物理参数之一。沸点是指液体的蒸气压与外界压力相等时的温度。同一液体,其沸点会因外界压力的不同而发生变化。但在一定压力下,纯的液体有机化合物具有一定的沸点。蒸馏过程中,开始溜出时和最后一滴时的温度差称为液体的沸程(沸点范围)。当液体不纯时,沸程较大;纯度越高,沸程越小。

对于混合液来说,在同一温度下,不同物质具有不同的蒸气压,沸点低的物质蒸气压较大,沸点高的物质蒸气压较小。当两种物质混合在一起加热至沸腾时,低沸点物质比高沸点物质更易气化,故沸腾时所生成的蒸气组分不同于液体的混合组分。随着低沸点组分的蒸出,混合液中高沸点组分的比例增高,致使混合液的沸点也随之升高,当温度升至相对稳定时,再收集馏出液,则主要是高沸点组分。因此,蒸馏法可用于液体有机化合物的纯化、分离及溶剂的回收。

(三)实验仪器与试剂

仪器:蒸馏烧瓶、蒸馏头、温度计、冷凝管、尾接管、接收器、铁架台、沸石、铁夹、电热套。

试剂:乙醇(95%)。

(四)实验内容和方法

1. 仪器的安装 常压蒸馏装置如实验图 1-17 所示,主要由圆底蒸馏烧瓶、直形冷凝管、蒸馏头、温度计、尾接管、接收器等组成。安装温度计时,其水银球的上限与蒸馏头支管口的下限在同一水平线上。仪器安装的顺序应先从热源开始,自下而上,从左到右。整个装置要求整齐、稳固。

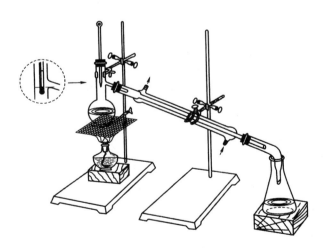

实验图 1-17　常压蒸馏装置

2. 方法 安装好仪器后,取下温度计,用玻璃漏斗将乙醇(约 30 mL)沿蒸馏烧瓶内壁倒入(切勿使其流入蒸馏头支管),乙醇的量应占烧瓶容积的 1/3~2/3。加入 2~3 粒沸石,安装好温度计。检查仪器安装是否正确,各连接部位是否紧密,常压蒸馏接液管处必须与大气相通。然后缓慢从冷凝管下口通入冷凝水,流速稳定后,开始加热,使液体的温度缓慢上升。液体开始沸腾时可看到蒸气缓慢上升,蒸气冷凝开始回流。当蒸气达到水银球时,温度计显示温度急剧上升,这时要控制加热速度,使温度计水银球上总保持有液珠悬挂,此时液体和蒸气保持平衡,同时要保持蒸馏速度达到每秒 1~2 滴馏出液。当温度计读数恒定时记录下第一滴馏出液流出时的温度及最后一滴馏出液流出时的温度,即为乙醇的沸程。蒸馏到烧瓶中剩下 1~2 mL 液体时停止加热。

3.蒸馏完毕 先停止加热,后停冷凝水,等烧瓶冷却后,按照与安装时相反的顺序拆卸装置,烧瓶中残留的乙醇倒入指定的回收瓶中。

（五）注意事项

1.蒸馏瓶是根据待蒸馏液体的量选择的,通常使待蒸馏液体的体积不超过蒸馏烧瓶容积的 2/3,也不少于 1/3。如果装料过多,沸腾激烈时液体可能冲出;装料过少,蒸馏结束时,过大的蒸馏烧瓶中会容纳较多的气雾,损失较大。

2.冷凝管应根据被蒸馏物的沸点选择,被蒸馏物质沸点在 130 ℃ 以下,一般选用直形冷凝管,130 ℃ 以上则选用空气冷凝管。

3.沸石为多孔性物质,它可以将液体内部的气体导入液体表面,形成汽化中心。如果加热中断,再加热时,应重新加入沸石。

4.蒸馏易挥发和易燃的物质,不能用明火直接加热,要用水浴,否则容易引起火灾。

5.若温度计安装过低,则其读数会偏高;反之,若安装过高,则水银球不能全部浸没,读数偏低。

6.蒸馏系统应保持与大气相通,以免形成密闭系统而发生危险。

7.蒸馏瓶内液体很少时,应停止蒸馏,无论进行何种蒸馏操作,蒸馏瓶内的液体都不能蒸干。

思考题

1.蒸馏时加热速度太快或太慢对沸点的测定结果有何影响?

2.安装仪器时,温度计位置过高或过低对测定沸点有何影响?

3.为什么蒸馏系统不能密闭?

七、醇、酚、醛、酮、羧酸的化学性质

（一）实验目的

1.掌握鉴别醇、酚、醛、酮和羧酸的方法。

2.验证醇、酚、醛、酮和羧酸的化学性质,了解分子结构和化学性质的关系。

（二）实验原理

1.醇 醇羟基上的氢易被金属钠取代生成醇钠,醇钠遇水分解生成醇和氢氧化钠。在氧化剂作用下,伯醇可氧化为醛,仲醇氧化为酮。醇与羧酸反应生成酯,醇与氢卤酸反应生成卤代烃,反应速度与氢卤酸的性质及醇的结构有关。通常用卢卡斯试剂来鉴别 6 个碳原子以下的伯醇、仲醇、叔醇。具有相邻羟基的多元醇（如甘油）与新制的氢氧化铜反应,生成深蓝色溶液。

2.酚 酚羟基具有弱酸性;容易被氧化;与氯化铁反应生成具有特征颜色的复杂

配合物;酚羟基为第一类定位基,使环活化而易发生亲电取代反应。

3. 醛和酮　醛能与托伦试剂、斐林试剂、希夫试剂反应;乙醛或甲基酮及氧化后能生成乙醛或甲基酮的醇都能发生碘仿反应;丙酮在碱性溶液中能与亚硝酰铁氰化钠反应显紫红色。

4. 羧酸　羧酸的酸性比盐酸和硫酸弱,但比碳酸强,因此,可与碳酸钠或碳酸氢钠成盐而溶解。饱和一元酸中甲酸的酸性最强,二元酸中草酸的酸性最强;羧酸和醇在浓硫酸催化下发生酯化反应,生成有香味的酯;在适当条件下羧酸可发生脱酸反应。

（三）实验仪器与试剂

仪器:试管、烧杯、量筒、锥形瓶、恒温箱、酒精灯、铁架台、石棉网、试管架、温度计、带塞导管、药匙、托盘天平、水浴锅。

试剂:金属钠、无水乙醇、酚酞指示剂、甘油、正丁醇、仲丁醇、叔丁醇、冰醋酸、异戊醇、卢卡斯试剂、饱和碳酸氢钠溶液、液体苯酚、饱和溴水、浓硫酸、2.5 mol/L 氢氧化钠溶液、0.3 mol/L 硫酸铜溶液、0.2 mol/L 苯酚溶液、0.2 mol/L 邻苯二酚溶液、1.5 mol/L 硫酸溶液、0.2 mol/L 苯甲醇溶液、0.06 mol/L 氯化铁溶液、0.2 mol/L 重铬酸钾溶液、40% 甲醛水溶液、乙醛、丙酮、苯甲醛、2,4-二硝基苯肼、2.0 mol/L 氨水、1.0 mol/L 氢氧化钠溶液、0.1 mol/L 硝酸银溶液、希夫试剂、斐林试剂（甲、乙）、饱和亚硫酸钠溶液、0.05 mol/L 亚硝酰铁氰化钠溶液、碘溶液、甲酸、乙酸、草酸、苯甲酸、无水碳酸钠、水杨酸、澄清石灰水、甲醇。

（四）实验内容和方法

1. 醇的化学性质

（1）醇钠的生成和水解　在编号为 1、2 的两只干燥试管中分别加入 1.0 mL 无水乙醇和 1.0 mL 正丁醇,再各加洁净的金属钠一小粒,观察反应放出气体和试管发热情况,以及反应速度的差异。当 1 号试管内金属钠完全溶解后,冷却,试管内液体将凝成固体（必要时水浴加热）。然后滴加水使其溶解,再滴入一点酚酞试剂,观察并解释发生的现象。

（2）醇的氧化　取 4 只试管分别加入正丁醇、仲丁醇、叔丁醇、蒸馏水各 3 滴,然后各加入 1.5 mol/L 硫酸 1.0 mL、0.2 mol/L 重铬酸钾溶液 2~3 滴,振荡,观察并解释发生的现象。

（3）与卢卡斯试剂的反应　取 3 只试管,分别加入正丁醇、仲丁醇、叔丁醇各 5 滴,在 50~60 ℃ 水浴中预热片刻。然后同时向 3 只试管中加入卢卡斯试剂各 1.0 mL,振荡、静置,观察反应液是否变浑浊,记录反应液开始变浑浊所需时间,解释发生的现象。

（4）酯化反应　在干燥的试管内加入 2.0 mL 冰醋酸、2.0 mL 异戊醇及 0.5 mL 浓硫酸,然后将试管水浴加热 10 min。加热完毕,将试管内的溶液倒入盛有冷水的小烧杯中,观察有何现象,是否有香味,并解释发生的现象。

（5）与氢氧化铜的反应　取 2 只试管,各加入 2.5 mol/L 氢氧化钠溶液 1.0 mL 和 0.3 mol/L 硫酸铜溶液 10 滴,摇匀。然后分别加入乙醇、甘油各 1.0 mL,振荡,观察并解释发生的现象。

2. 酚的化学性质

（1）酚的酸性　取 2 只试管,各加液体苯酚 3 滴和 1.0 mL 水,振荡,观察现象。往 1 只试管中加入饱和碳酸氢钠溶液 1.0 mL,振荡,观察现象。往另 1 只试管中滴加 2.5 mol/L 氢氧化钠溶液数滴,振荡并观察现象,继续加入 1.5 mol/L 硫酸使溶液呈酸性,观察并解释发生的现象。

（2）与溴水反应　在试管中加入 0.2 mol/L 苯酚溶液 4 滴,逐滴加入饱和溴水,振荡,直到有白色沉淀生成,观察并解释发生的现象。

（3）与氯化铁的反应　取 3 只试管,分别加入 0.2 mol/L 苯酚溶液、0.2 mol/L 邻苯二酚溶液和 0.2 mol/L 苯甲醇溶液数滴,再各加入 0.06 mol/L 氯化铁溶液 1 滴,振荡,观察并解释发生的现象。

（4）酚的氧化反应　在试管中加入 0.2 mol/L 苯酚溶液 10 滴和 2.5 mol/L 硫酸溶液 5 滴,再加 0.2 mol/L 重铬酸钾溶液 4~5 滴,观察并解释发生的现象。

3. 醛和酮的化学性质

（1）与 2,4-二硝基苯肼反应　取 2 只洁净的试管,各加入 1.0 mL 2,4-二硝基苯肼溶液,然后分别加入乙醛、丙酮各 3~4 滴。用力振荡,静置片刻,观察有无沉淀析出。

（2）与托伦试剂反应　取 1 只洁净的试管,在其中加入 1.0 mL 0.1 mol/L 硝酸银溶液,滴加 2.0 mol/L 氨水,边加边振荡,直到生成的氢氧化银沉淀恰好溶解为止,所得澄清溶液即为托伦试剂。将托伦试剂分别加入 2 只洁净的试管中,然后分别加入乙醛、丙酮各 5 滴,摇匀,放在 60 ℃ 的水浴中加热 5 min,观察并解释发生的现象。

（3）与斐林试剂反应　取 1 只洁净的试管,在其中加入斐林试剂甲溶液和乙溶液各 2.0 mL,摇匀后所得蓝色溶液即为斐林试剂。将制得的斐林试剂分装于 2 只洁净的试管中,分别加入乙醛、丙酮各 5 滴,振摇,水浴加热 3~5 min,观察并解释发生的现象。

（4）与希夫试剂反应　取 2 只试管,各加入希夫试剂 1.0 mL,然后分别加入乙醛、丙酮各 5 滴,振荡混匀,观察并解释发生的现象。

（5）碘仿反应　取 2 只试管,分别加入乙醛、丙酮、乙醇各 2 滴,加水 10 滴,再加入碘溶液各 10 滴,摇匀,然后分别滴加 1.0 mol/L 氢氧化钠溶液至碘颜色褪去为止。注意有无沉淀析出,能否闻到碘仿的气味,解释发生的现象。

（6）丙酮的检验　取 1 只洁净的试管,在其中加入丙酮 2.0 mL,然后加入 0.05 mol/L 亚硝酰铁氰化钠 10 滴,再加入 1.0 mol/L 氢氧化钠溶液 5 滴,观察并解释发生的现象。

4. 羧酸的化学性质

（1）羧酸的酸性

1）酸性比较　取 3 只试管,分别加入甲酸、乙酸、草酸各少许,再加入 1.0 mL 水,振荡。用 pH 试纸测其近似 pH 值,解释 3 种羧酸酸性强弱顺序。

2）与碱反应　在 1 只试管中加入少许苯甲酸,再加入 1.0 mL 水,振荡。在所得的浑浊液中滴加 1.0 mol/L 氢氧化钠溶液至澄清,观察并解释发生的现象。

3）与碳酸盐反应　在 1 只试管中加入少量无水碳酸钠,再滴加乙酸数滴,观察并解释发生的现象。

（2）脱羧反应　在1个干燥的大试管中,加入约3.0 g草酸,用带有导管的塞子塞紧,试管口稍微向下倾斜固定在铁架台上。另取1只小烧杯加入约20 mL澄清石灰水,将导管插入石灰水中,小心加热试管,观察烧杯中石灰水的变化并解释。

（3）酯化反应　在干燥的小锥形瓶中溶解0.5 g水杨酸和5.0 mL甲醇,加入10滴浓硫酸,摇匀后放在水浴中温热5 min,然后将锥形瓶中的混合物倒入盛有10 mL水的小烧杯中,充分振荡,静置几分钟后,观察并解释发生的现象。

（五）注意事项

1.卢卡斯试剂的配制方法　将34 g熔化过的无水氯化锌溶于23 mL纯的浓硫酸(密度1.19 kg/L)中,搅拌,同时冷却,以防氯化氢逸出,所得溶液冷却后即可。

2.卢卡斯试剂适用于3~6个碳原子的醇,生成不溶解的氯代烷,出现浑浊,静止后分层。含6个碳原子以上的醇因不溶于试剂,摇匀后即浑浊,不利于观察,而含1~2个碳原子的醇反应后产物易挥发。

3.酚与氯化铁反应中,氯化铁的量不宜过多,否则氯化铁的颜色将掩盖反应产生的颜色。

4.斐林试剂甲溶液　将3.5 g硫酸铜晶体溶解于100 mL水中,如浑浊可过滤,将溶液倒入试剂瓶中保存。

5.斐林试剂乙溶液　将17 g酒石酸钾钠溶解于20 mL热水中,加入20 mL 5.0 mol/L的氢氧化钠溶液,并稀释到100 mL,将溶液倒入试剂瓶中保存。斐林试剂乙溶液与斐林试剂甲溶液分别保存,用时等量混合。

6.希夫试剂的配制　取0.5 g品红盐酸盐,用研钵研细,加水溶解并稀释至500 mL,过滤。另取500 mL水,通入二氧化硫至饱和。两者混匀即可,密封保存在棕色试剂瓶中备用。

7.碘溶液的配制　称取碘2.0 g、碘化钾5.0 g至量杯中,加水稀释至100 mL。

8.进行托伦反应的注意事项　在配制托伦试剂时应加入1~2滴氢氧化钠溶液,使溶液呈碱性,因为碱性条件下,有利于醛的氧化;试管内壁应十分干净,避免产生黑色的银细粒而不是形成银镜。氨水加入量应以沉淀消失为准,过多的氨水会影响实验结果;反应物不能直接用明火加热,反应完毕应加入少量硝酸分解银镜。

思考题

1.为什么卢卡斯试剂可以鉴别伯醇、仲醇、叔醇? 如何判别?

2.为什么苯酚溶于氢氧化钠溶液而不溶于碳酸氢钠溶液?

3.如何配制托伦试剂? 银镜反应时应注意什么?

5.能发生碘仿反应的物质具有哪些结构特征?

6.如何鉴别甲酸、乙酸和草酸?

笔记栏

八、油脂、糖、蛋白质的性质

（一）实验目的

1. 掌握油脂、糖、蛋白质的鉴别方法。
2. 熟悉油脂、糖、蛋白质的主要化学性质。

（二）实验原理

1. 油脂　油脂是高级脂肪酸的甘油酯。不同油脂所包含的高级脂肪酸不同,有饱和高级脂肪酸和不饱和高级脂肪酸,后者可与卤素发生加成反应;油脂极性很小,难溶于水。

2. 糖　糖是多羟基醛、多羟基酮及其脱水缩合产物。单糖中均存在游离的苷羟基,所以都具有还原性和变旋光现象,能与班氏试剂反应生成砖红色氧化亚铜沉淀,与托伦试剂反应发生银镜反应。双糖中除蔗糖是非还原糖外,麦芽糖、乳糖因有游离苷羟基而具有还原性和变旋光现象。多糖不具有还原性。双糖和淀粉、糖原、纤维素等多糖均能发生水解,水解最终产物是还原性单糖,所以双糖、多糖的水解液具有还原性。

淀粉与碘液作用呈现蓝紫色。当淀粉水解时,分子逐渐变小,遇碘液的颜色也由蓝色向紫色、红色变化;当淀粉水解到麦芽糖、葡萄糖时,遇碘液则不显色。因此,可用碘液检验淀粉的水解程度。

糖在浓硫酸存在下,与 α-萘酚反应显紫色,此颜色反应称为莫立许(Molisch)反应。

3. 氨基酸和蛋白质　α-氨基酸是组成蛋白质的基本单位。α-氨基酸分子中既有氨基,又有羧基。氨基使其显碱性,能与强酸作用生成盐;羧基使其显酸性,能与碱作用生成盐。因此,氨基酸是两性化合物,在水中存在两性电离和等电点。

α-氨基酸与茚三酮的水合物在水溶液中加热时,生成紫色化合物。

蛋白质是由 α-氨基酸残基通过肽键连接起来的一条或多条多肽链组成,有复杂的空间结构。蛋白质溶液稳定,向蛋白质溶液中加入大量的电解质(无机盐类),到一定浓度时,蛋白质便沉淀析出,这种作用就是盐析。盐析所得的固体蛋白质仍具有生理活性。固体蛋白质加适量水后会溶解。

在强酸、强碱、重金属、有机溶剂和一些生物沉淀剂等的作用下,蛋白质的空间结构发生改变,蛋白质失去了原来的生理活性,从而导致性质发生变化。变性后的蛋白质大多数变成固体沉淀析出,加水后不能再次溶解。

蛋白质与茚三酮的水合物在水溶液中加热时,能生成蓝紫色的化合物。

含有苯丙氨酸、色氨酸或酪氨酸残基的蛋白质,与浓硝酸作用,可以生成硝基衍生物而显黄色,称为黄蛋白反应。

（三）实验仪器与试剂

仪器:试管、试管夹、烧杯、玻璃棒、点滴板、量筒、酒精灯、水浴锅。

试剂:花生油、氯仿、苯、丙酮、溴、四氯化碳、100 g/L 葡萄糖溶液、20 g/L 果糖溶液、20 g/L 蔗糖溶液、50 g/L 淀粉溶液、托伦试剂、班氏试剂、莫立许试剂、100 g/L 氢氧化钠、浓硫酸、碘试剂、溴水、0.15 mol/L 甘氨酸溶液、0.15 mol/L 酪氨酸溶液、蛋白质溶液、甲醛溶液、0.1 mol/L 硝酸银溶液、1.0 mol/L 的氢氧化钠溶液、0.1 mol/L 的硫酸铜溶液、浓硝酸、浓氨水、20 g/L 醋酸铅溶液、饱和鞣酸溶液、饱和苦味酸溶液、茚三酮试剂、乙酸。

(四)实验内容和方法

1. 油脂的化学性质

(1)溶解性　取 4 只试管各加入 5 滴花生油(或菜油),再分别加入水、氯仿、苯、丙酮各 1.0 mL,振荡,观察花生油溶解情况。

(2)不饱和性　于 1 只干燥大试管中,加入 2 滴花生油,并滴加四氯化碳至花生油溶解,然后滴加 30 g/L 溴的四氯化碳溶液,振荡,观察现象。

2. 糖的化学性质

(1)单糖的还原性

1)与托伦试剂反应　取 4 只洁净的试管,编号。各加托伦试剂 2.0 mL,再分别加入葡萄糖、果糖、蔗糖、淀粉溶液各 1.0 mL,把试管放入 60~70 ℃ 的水浴中加热数分钟。观察并解释发生的现象。

2)与班氏试剂反应　取 4 只洁净的试管,编号。各加班氏试剂 1.0 mL,再分别加入葡萄糖、果糖、蔗糖、淀粉溶液各 1.0 mL,摇匀,然后小火加热数分钟。观察并解释发生的现象。

(2)糖的颜色反应

1)与莫立许试剂反应　取 4 只洁净的试管,编号。分别加入葡萄糖、果糖、蔗糖、淀粉溶液各 1.0 mL,再分别滴加 2 滴莫立许试剂,摇匀。把试管倾斜45°,沿管壁慢慢加入浓硫酸 1.0 mL,使硫酸与糖溶液有明显分层,观察两层界面的颜色变化。数分钟后若无颜色出现,可在水浴中温热,再观察变化(注意不要摇动试管),解释发生的现象。

2)淀粉与碘的反应　在点滴板的凹穴中滴入淀粉溶液 2 滴,滴加碘试剂 1 滴,观察并解释发生的现象。

(3)蔗糖和淀粉的水解

1)蔗糖的水解　取 1 只试管,加入蔗糖溶液 4.0 mL、浓硫酸 2 滴,摇匀,加热数分钟,使蔗糖水解。放冷,用氢氧化钠中和至弱酸性,加入班氏试剂 1.0 mL,摇匀,继续加热。观察并解释发生的现象。

2)淀粉的水解　取 1 只试管,加入淀粉溶液 4.0 mL、浓硫酸 2 滴,摇匀,放在沸水浴中加热 3~5 min 后,每隔 1~2 min 用玻璃棒蘸取溶液 1 滴,放入滴有碘试液的点滴板凹穴中观察,直至不再呈现颜色时停止加热。取出 2.0 mL,用氢氧化钠中和至弱酸性,加入班氏试剂 1.0 mL,摇匀,继续加热。观察并解释发生的现象。

3. 氨基酸和蛋白质的化学性质

(1)颜色反应

1)茚三酮反应　取 3 只试管,分别加入甘氨酸溶液、酪氨酸和蛋白质溶液各 1.0 mL,然后各加入茚三酮试剂 2 滴,在沸水浴中加热 10~15 min,观察颜色变化。

2)黄蛋白反应　取 3 只试管,分别加入甘氨酸溶液、酪氨酸和蛋白质溶液各 1.0 mL,然后分别加入 6~8 滴浓硝酸,观察颜色变化;在沸水浴中加热,观察颜色如何变化;放冷,再分别加入 1.0 mL 的浓氨水,观察颜色变化。

3）缩二脲反应　在 1 只试管中加入 1.0 mL 蛋白质溶液和 1.0 mL 1.0 mol/L 的氢氧化钠溶液,摇匀,滴入 2 滴 0.1 mol/L 的硫酸铜溶液,振荡,观察并解释发生的现象。

（2）蛋白质的变性

1）重金属盐对蛋白质的作用　取 3 只试管,分别加入蛋白质溶液 1.0 mL,然后分别加入醋酸铅、硫酸铜和硝酸银溶液各 2 滴,边滴边振荡,观察并解释发生的现象。

2）有机溶剂对蛋白质的作用　取 1 只试管,加入 2.0 mL 蛋白质溶液和 2.0 mL 甲醛溶液生成沉淀,用 1 只试管取上述溶液加入 5.0 mL 蒸馏水,观察并解释发生的现象。

3）加热对蛋白质的作用　在 1 只试管中,加入 1.0 mL 蛋白质溶液,小心加热,观察并解释发生的现象。

4）生物碱对蛋白质的作用　取 2 只试管分别加入 1.0 mL 蛋白质溶液,再分别加入 2 滴醋酸酸化,然后分别加入饱和鞣酸溶液和苦味酸溶液各 2 滴,观察并解释发生的现象。

（五）注意事项

1.班氏试剂的配制　在烧杯中用 100 mL 热水溶解 20 g 柠檬酸钠和 11.5 g 无水碳酸钠。搅拌下,将含 2.0 g 硫酸铜晶体的 20 mL 水溶液慢慢加入上述柠檬酸钠和碳酸钠溶液中,必要时过滤,得澄清溶液。

2.莫立许试剂的配制　10 g α-萘酚溶于 95% 乙醇,再用 95% 乙醇稀释至 100 mL。

3.蛋白质分子中有许多肽键,与铜盐在碱性条件下出现紫红色,即发生缩二脲反应。此反应中硫酸铜不能过量,否则会有氢氧化铜产生,干扰颜色的观察。

4.取鸡蛋清用生理盐水稀释 10 倍,通过 2~3 层纱布滤去不溶物即得所需的蛋白质溶液。

5.几乎所有蛋白质在加热时都凝固。不同蛋白质的凝固温度不同,有些在 50~55 ℃ 时即凝固,也有一些能经受短暂煮沸而不凝固。凝固时蛋白质变性,临床检验蛋白尿的方法即是利用蛋白质受热凝固的性质。

思考题

1.什么是还原糖、非还原糖、醛糖、酮糖?

2.怎样证明淀粉已完全水解?

3.如何解释浓硝酸滴在皮肤上能使皮肤变黄?

4.蛋白质有哪些颜色反应和沉淀反应?对蛋白质的分离和鉴别有何意义?

九、乙酰水杨酸的制备

（一）实验目的

1.掌握减压过滤和重结晶操作。

重结晶演示

2. 了解酰化反应的原理及乙酰水杨酸的制备方法。

（二）实验原理

乙酰水杨酸又称为阿司匹林，是具有百年历史的解热镇痛药。

制备乙酰水杨酸最常用的方法是将水杨酸乙酰化。水杨酸（salicylic acid，邻羟基苯甲酸）是既含有羟基，又含有羧基的双官能团化合物，能发生两种不同的酯化反应。羟基发生乙酰化得乙酰水杨酸；羧基和过量甲醇酯化，生成水杨酸甲酯，俗称"冬青油"。本实验用乙酸酐作酰化剂，将羟基酰化制备乙酰水杨酸。

$$
\underset{\text{OH}}{\underset{\text{COOH}}{\bigcirc}} + (CH_3CO)_2O \xrightarrow[70\sim80\ ^{\circ}\text{C}]{\text{浓硫酸}} \underset{\text{OCOCH}_3}{\underset{\text{COOH}}{\bigcirc}} + CH_3COOH
$$

阿司匹林制备演示

在生成乙酰水杨酸的同时，会发生一些副反应，生成少量聚合物等杂质。如果控制反应温度不高于 90 ℃，产物中的主要杂质是水杨酸、乙酸酐及生成的乙酸。水杨酸的存在是由乙酰化不完全造成，反应时乙酸酐过量，所以，未作用完的水杨酸很少，可用乙醇–水混合溶剂重结晶除去。过量的乙酸酐在水中分解为乙酸，乙酸溶于水，水杨酸和乙酰水杨酸不溶于水，据此可除去产物中大部分乙酸酐和乙酸，残留的乙酸在重结晶时可同时除去。

水杨酸分子中的酚羟基遇氯化铁可以显色，乙酰水杨酸不能发生此显色反应，故用氯化铁检验提纯效果。

（三）实验仪器与试剂

仪器：100 mL 锥形瓶、温度计（100 ℃）、烧杯、布氏漏斗、滤纸、水浴锅、抽滤瓶、真空泵。

试剂：水杨酸、乙酸酐、浓硫酸、乙醇、1.0% 氯化铁溶液。

（四）实验内容和方法

在 100 mL 干燥锥形瓶中加入水杨酸 5.0 g 和乙酸酐 9.0 mL，再加入浓硫酸 10 滴，充分振摇。在 70~80 ℃ 水浴中振摇锥形瓶使固体物质溶解后，在此温度下继续加热并旋摇 10~15 min。取出锥形瓶冷却至室温，然后加入 50 mL 水，搅拌后将锥形瓶放在冰水浴中静置冷却，使结晶完全。待结晶完全析出后，抽滤，用少量蒸馏水洗涤 2~3 次，抽干，即得乙酰水杨酸粗品。

取少量粗品溶于几滴乙醇中，加入 1~2 滴氯化铁溶液，检查水杨酸的存在。

将乙酰水杨酸粗品移入一个干净的小烧杯中，加 95 % 的乙醇 10 mL。水浴加热使其溶解，趁热抽气过滤，将滤液倒入干净小烧杯中，加入 30 mL 蒸馏水，搅拌，放入冰水中冷却结晶。结晶完全析出后，抽滤，用少量蒸馏水洗涤 2~3 次，抽干。干燥后称重，计算产率。用氯化铁溶液检查纯度。

（五）注意事项

1. 重结晶时加热至沸如仍有不溶物或溶液浑浊，说明反应中生成了水杨酸聚合物，要趁热过滤，过滤前，滤纸先用热乙醇润湿。

2. 乙酸酐具有强烈刺激性,遇水猛烈分解,取用时要小心。

3. 水杨酸聚合物不溶于水,加入饱和碳酸氢钠溶液,使乙酰水杨酸生成盐溶于水,过滤可除去聚合物。

思考题

1. 水杨酸的乙酰化反应中,加入浓硫酸的目的是什么?

2. 为什么副产物聚合物不溶于碳酸氢钠溶液,而水杨酸本身则能溶解?

3. 如何检验乙酰水杨酸是否纯净?

十、葡萄糖旋光度的测定

(一)实验目的

1. 掌握旋光度的测定方法。

2. 熟悉旋光度测定的原理和意义。

(二)实验原理

旋光性物质使平面偏振光的偏振面发生旋转的角度称为旋光度。使偏振面按顺时针方向旋转(向右旋转)的称为右旋,用"+"表示;使偏振面按逆时针方向旋转(向左旋转)的称为左旋,用"−"表示。测定物质旋光度的仪器称为旋光仪,常用旋光仪有两种类型,一种是目测旋光仪,另一种是自动旋光仪。

物质的旋光度与测定时所用溶液的浓度、测试管的长度、溶剂性质、温度、所用光源的波长等许多因素有关。因此,旋光仪测定的旋光度并非旋光性物质的特征物理常数,旋光性物质的特征物理常数是比旋光度,比旋光度是指单位浓度、单位液层厚度的旋光性物质的旋光度,用"$[\alpha]_\lambda^t$"表示。

$$[\alpha]_\lambda^t = \frac{\alpha}{c \cdot l}$$

上式中:α 为旋光度;c 为样品质量浓度(单位为 g/mL);l 为测试管长度(单位为 dm);t 为测定时的温度;λ 为钠光灯的波长。

通过测定旋光度,可以鉴定物质的纯度、测定溶液的浓度和鉴别光学异构体。

(三)实验仪器与试剂

仪器:旋光仪、洗瓶、容量瓶、胶头滴管、滤纸。

试剂:蒸馏水、葡萄糖溶液。

(四)实验内容和方法

准确称取一定量的样品,在 50 mL 容量瓶中配成溶液。通常可以选用水、乙醇、氯仿作溶剂。由于葡萄糖溶液具有变旋光现象,所以待测葡萄糖溶液应该提前 24 h 配好,以消除变旋光现象。

按仪器说明书对仪器预热,并用蒸馏水调零。

测定葡萄糖溶液的旋光度并计算其浓度。

（五）注意事项

1.供试样品溶液不应浑浊或含有混悬微粒,否则应过滤并弃去初滤液。

2.用目测旋光仪测旋光度时,对观察者来说,偏振光的振动平面若是顺时针旋转,则为右旋(+),这样测得的+α,也可以代表 α±(n×180)°的所有值。如读数为+38°,实际上还可以是 218°、398°、−142°等角度。因此,在测定未知物的旋光度时,至少要做一次改变浓度或者液层厚度的测定。如观察值为+38°,在稀释 5 倍后,所得读数为+7.6°,则此未知物的旋光度 α 应该为+7.6°×5＝+38°。

思考题

1.旋光度的测定具有什么实际意义?

2.旋光度和比旋光度有何不同?

3.为什么新配制的葡萄糖溶液要放置一段时间方可测定其旋光度?

十一、从茶叶中提取咖啡因

（一）实验目的

1.学习天然活性成分提取分离的一般方法。

2.熟悉索氏提取器的使用方法。

3.了解升华的基本操作。

（二）实验原理

咖啡因提取演示

从固体混合物中萃取所需的物质,通常用浸出法和加热提取法。浸出法效率不高,时间长,且溶剂用量大。加热提取一般在索氏提取器(或称脂肪提取器)中进行,如实验图 1–18 所示。索氏提取器是利用回流及虹吸的原理,使一定量的溶剂多次与固体接触,而每次接触的溶剂都是新鲜的溶剂,效率很高,而且节约溶剂。

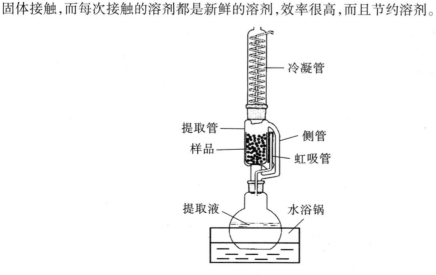

冷凝管

提取管
样品
侧管
虹吸管

提取液
水浴锅

实验图 1–18　索氏提取器装置

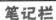

茶叶中含有多种生物碱,其中以咖啡因为主,占 1.0% ~ 5.0% ,另外还含有 11.0% ~ 12.0% 的丹宁酸(鞣酸)和 0.6% 的色素,以及维生素、蛋白质等。

咖啡因的结构:

化学名称为 1,3,7-三甲基-2,6-二氧嘌呤,含一个结晶水的咖啡因为无色针状晶体,味苦,能溶于水、乙醇、氯仿等。在 100 ℃ 时失去结晶水开始升华,120 ℃ 时升华显著,178 ℃ 时升华最快。无水咖啡因的熔点为 238 ℃ 。

本实验就是利用咖啡因易溶于乙醇、易升华等特点,以 95% 乙醇作溶剂,通过索氏提取器进行连续抽提,然后浓缩、焙烘得到粗品咖啡因。利用升华进一步提纯。

(三)实验仪器与试剂

仪器:索氏提取器、200 mL 圆底烧瓶、漏斗、冷凝器、蒸发皿、小刀。

试剂:茶叶末、95% 乙醇、生石灰粉。

(四)实验内容及方法

称取茶叶末 10 g,装入索氏提取器的滤纸套筒中,在圆底烧瓶中加入 80 mL 95% 的乙醇和几块沸石,装好索氏提取器,接通冷凝水,水浴加热,连续提取 2.0 h 后,当冷凝液刚刚虹吸下去时,立即停止加热。

取出滤纸套筒及茶叶末,采用原装置回收乙醇,继续水浴加热,将乙醇蒸馏至索氏提取器中。当乙醇快要达到虹吸管的最高点时,立即停止加热。

将圆底烧瓶中的残液倾入蒸发皿中,拌入 3~4 g 生石灰,在不断搅拌下用蒸气浴蒸干。最后将蒸发皿移至热源上焙炒片刻,务必使水分全部除去。冷却后,擦去沾在边上的粉末,以免升华时污染产物。

取一只合适的玻璃漏斗罩在隔以刺有许多小孔的滤纸的蒸发皿上,用沙浴小心加热升华。当纸上出现白色毛细状结晶时,暂停加热,冷至 100 ℃ 左右,揭开漏斗和滤纸,把附在纸上及器皿周围的咖啡因用小刀刮下。残渣经拌和后,再用较大火加热片刻,以达升华完全,合并两次产品,称重,计算产率。

(五)注意事项

1. 滤纸套筒大小既要紧贴器壁,又要能方便取放,其高度不得超过虹吸管;滤纸包茶叶末时要严紧,防止漏出堵塞虹吸管。纸套上面折成凹形,以保证回流后均匀浸润被萃取物。

2. 若提取液颜色很淡时,即可停止提取。

3. 生石灰起吸水和中和作用,以除去部分杂质。

4. 如无沙浴,也可用简易空气浴加热升华,即将蒸发皿底部稍离开石棉网进行加热。并在附近悬挂温度计指示升华温度。

5. 在升华过程中,始终都需用小火间接加热,温度太高会使滤纸炭化变黑,并把一些有色物质烘出来,使产物不纯。第二次升华时,火亦不能太大,否则会使被烘物大量冒烟,导致产物损失。

思考题

1.从茶叶中提取出的粗咖啡因有绿色光泽,为什么?

2.升华前加入生石灰起什么作用?

3.为什么升华前要将水分除尽?

参考文献

[1]李峰,李杰红.医用化学[M].郑州:郑州大学出版社,2016.

[2]杨志军,刘振岭.医用化学[M].郑州:郑州大学出版社,2016.

[3]姜小丽,陈崇高.基础化学实训教程[M].北京:化学工业出版社,2016.

[4]曹兆华,张玉军.医用化学[M].北京:人民卫生出版社,2016.

[5]杨艳杰,彭裕红.医用化学[M].西安:第四军医大学出版社,2015.

[6]许新,陈任宏.有机化学[M].北京:高等教育出版社,2012.

[7]李炳诗.医学化学[M].北京:高等教育出版社,2012.

元素 周 期 表

图例说明

- 原子序数 — 92 U
- 元素名称（注 * 的是人造元素）— 铀
- 外层电子层分布，括号指可能电子层分布 — 5f³6d¹7s²
- 相对原子质量 — 238.03

元素符号，灰色指放射性元素

| 金属 | 稀有气体 |
| 非金属 | 过渡元素 |

族 →	I A	II A	III B	IV B	V B	VI B	VII B	VIII			I B	II B	III A	IV A	V A	VI A	VII A	0	电子层	0族电子数

第1周期
- 1 H 氢 1s¹ 1.008
- 2 He 氦 1s² 4.003 — K 2

第2周期
- 3 Li 锂 2s¹ 6.941
- 4 Be 铍 2s² 9.012
- 5 B 硼 2s²2p¹ 10.81
- 6 C 碳 2s²2p² 12.01
- 7 N 氮 2s²2p³ 14.01
- 8 O 氧 2s²2p⁴ 16.00
- 9 F 氟 2s²2p⁵ 19.00
- 10 Ne 氖 2s²2p⁶ 20.18 — L K 8 2

第3周期
- 11 Na 钠 3s¹ 22.99
- 12 Mg 镁 3s² 24.31
- 13 Al 铝 3s²3p¹ 26.98
- 14 Si 硅 3s²3p² 28.09
- 15 P 磷 3s²3p³ 30.97
- 16 S 硫 3s²3p⁴ 32.06
- 17 Cl 氯 3s²3p⁵ 35.45
- 18 Ar 氩 3s²3p⁶ 39.95 — M L K 8 8 2

第4周期
- 19 K 钾 4s¹ 39.10
- 20 Ca 钙 4s² 40.08
- 21 Sc 钪 3d¹4s² 44.96
- 22 Ti 钛 3d²4s² 47.87
- 23 V 钒 3d³4s² 50.94
- 24 Cr 铬 3d⁵4s¹ 52.00
- 25 Mn 锰 3d⁵4s² 54.94
- 26 Fe 铁 3d⁶4s² 55.85
- 27 Co 钴 3d⁷4s² 58.93
- 28 Ni 镍 3d⁸4s² 58.69
- 29 Cu 铜 3d¹⁰4s¹ 63.55
- 30 Zn 锌 3d¹⁰4s² 65.39
- 31 Ga 镓 4s²4p¹ 69.72
- 32 Ge 锗 4s²4p² 72.61
- 33 As 砷 4s²4p³ 74.92
- 34 Se 硒 4s²4p⁴ 78.96
- 35 Br 溴 4s²4p⁵ 79.90
- 36 Kr 氪 4s²4p⁶ 83.80 — N M L K 8 18 8 2

第5周期
- 37 Rb 铷 5s¹ 85.47
- 38 Sr 锶 5s² 87.62
- 39 Y 钇 4d¹5s² 88.91
- 40 Zr 锆 4d²5s² 91.22
- 41 Nb 铌 4d⁴5s¹ 92.91
- 42 Mo 钼 4d⁵5s¹ 95.94
- 43 Tc 锝* 4d⁵5s² [97.99]
- 44 Ru 钌 4d⁷5s¹ 101.10
- 45 Rh 铑 4d⁸5s¹ 102.91
- 46 Pd 钯 4d¹⁰ 106.42
- 47 Ag 银 4d¹⁰5s¹ 107.87
- 48 Cd 镉 4d¹⁰5s² 112.41
- 49 In 铟 5s²5p¹ 114.82
- 50 Sn 锡 5s²5p² 118.71
- 51 Sb 锑 5s²5p³ 121.76
- 52 Te 碲 5s²5p⁴ 127.60
- 53 I 碘 5s²5p⁵ 126.90
- 54 Xe 氙 5s²5p⁶ 131.29 — O N M L K 8 18 18 8 2

第6周期
- 55 Cs 铯 6s¹ 132.91
- 56 Ba 钡 6s² 137.33
- 57~71 La~Lu 镧系
- 72 Hf 铪 5d²6s² 178.49
- 73 Ta 钽 5d³6s² 180.95
- 74 W 钨 5d⁴6s² 183.84
- 75 Re 铼 5d⁵6s² 186.21
- 76 Os 锇 5d⁶6s² 190.23
- 77 Ir 铱 5d⁷6s² 192.22
- 78 Pt 铂 5d⁹6s¹ 195.08
- 79 Au 金 5d¹⁰6s¹ 196.97
- 80 Hg 汞 5d¹⁰6s² 200.59
- 81 Tl 铊 6s²6p¹ 204.38
- 82 Pb 铅 6s²6p² 207.20
- 83 Bi 铋 6s²6p³ 208.98
- 84 Po 钋 6s²6p⁴ [209.21]
- 85 At 砹 6s²6p⁵ [210.0]
- 86 Rn 氡 6s²6p⁶ [222.0] — P O N M L K 8 32 18 8 2

第7周期
- 87 Fr 钫 7s¹ [223.0]
- 88 Ra 镭 7s² [226.0]
- 89~103 Ac~Lr 锕系
- 104 Rf 𬬻* (6d²7s²) [261]
- 105 Db 𬭊* (6d³7s²) [262]
- 106 Sg 𬭳* (6d⁴7s²) [263]
- 107 Bh 𬭛* (6d⁵7s²) [264]
- 108 Hs 𬭶* (6d⁶7s²) [265]
- 109 Mt 䥑* (6d⁷7s²) [268]
- 110 Uun 𫟼* [269]
- 111 Uuu 𬬮* [272]
- 112 Uub * [277]

镧系

| 57 La 镧 5d¹6s² 138.91 | 58 Ce 铈 4f¹5d¹6s² 140.12 | 59 Pr 镨 4f³6s² 140.91 | 60 Nd 钕 4f⁴6s² 144.24 | 61 Pm 钷* 4f⁵6s² [147] | 62 Sm 钐 4f⁶6s² 150.36 | 63 Eu 铕 4f⁷6s² 151.96 | 64 Gd 钆 4f⁷5d¹6s² 157.25 | 65 Tb 铽 4f⁹6s² 158.93 | 66 Dy 镝 4f¹⁰6s² 162.50 | 67 Ho 钬 4f¹¹6s² 164.93 | 68 Er 铒 4f¹²6s² 167.26 | 69 Tm 铥 4f¹³6s² 168.93 | 70 Yb 镱 4f¹⁴6s² 173.04 | 71 Lu 镥 4f¹⁴5d¹6s² 174.97 |

锕系

| 88 Ac 锕 6d¹7s² [227.0] | 90 Th 钍 6d²7s² [232.04] | 91 Pa 镤 5f²6d¹7s² [231.04] | 92 U 铀 5f³6d¹7s² [238.03] | 93 Np 镎 5f⁴6d¹7s² [237.0] | 94 Pu 钚 5f⁶7s² [239.24] | 95 Am 镅* 5f⁷7s² [243.0] | 96 Cm 锔* 5f⁷6d¹7s² [247] | 97 Bk 锫* 5f⁹7s² [247] | 98 Cf 锎* 5f¹⁰7s² [252] | 99 Es 锿* 5f¹¹7s² [252] | 100 Fm 镄* 5f¹²7s² [257] | 101 Md 钔* (5f¹³7s²) [258] | 102 No 锘* (5f¹⁴7s²) [259] | 103 Lr 铹* (5f¹⁴6d¹7s²) [262] |

注：
1. 相对原子质量录自2002年国际原子量表。
2. 中括号内的数据为放射性元素的同位素的质量数。最长的同位素的半衰期。

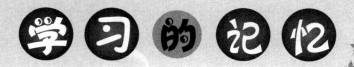

小事拾遗： --------------------------------------

学习感想： --------------------------------------

　　学习的过程是知识积累的过程，也是提升能力、稳步成长的阶梯，大家的注释、理解汇集成无限的缘分、友情和牵挂，请简单手记这一过程中的某些"小事"，再回首时定会有所发现、有所感悟！

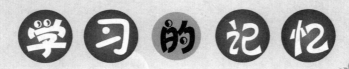

姓名：_____

本人于20____年____月至20____年____月参加了本课程的学习

此处粘贴照片

任课老师：_____ _____ 班主任：_____

班长或学生干部：_____ _____ _____

我的教室（请手写同学的名字，标记我的座位以及前后左右相邻同学的座位）